Mathias Hirsch

Mütter und Söhne – blasse Väter

Das Anliegen der Buchreihe BIBLIOTHEK DER PSYCHOANALYSE besteht darin, ein Forum der Auseinandersetzung zu schaffen, das der Psychoanalyse als Grundlagenwissenschaft, als Human- und Kulturwissenschaft sowie als klinische Theorie und Praxis neue Impulse verleiht. Die verschiedenen Strömungen innerhalb der Psychoanalyse sollen zu Wort kommen, und der kritische Dialog mit den Nachbarwissenschaften soll intensiviert werden. Bislang haben sich folgende Themenschwerpunkte herauskristallisiert:

Die Wiederentdeckung lange vergriffener Klassiker der Psychoanalyse – beispielsweise der Werke von Otto Fenichel, Karl Abraham, Siegfried Bernfeld, W. R. D. Fairbairn, Sándor Ferenczi und Otto Rank – soll die gemeinsamen Wurzeln der von Zersplitterung bedrohten psychoanalytischen Bewegung stärken. Einen weiteren Baustein psychoanalytischer Identität bildet die Beschäftigung mit dem Werk und der Person Sigmund Freuds und den Diskussionen und Konflikten in der Frühgeschichte der psychoanalytischen Bewegung.

Im Zuge ihrer Etablierung als medizinisch-psychologisches Heilverfahren hat die Psychoanalyse ihre geisteswissenschaftlichen, kulturanalytischen und politischen Bezüge vernachlässigt. Indem der Dialog mit den Nachbarwissenschaften wieder aufgenommen wird, soll das kultur- und gesellschaftskritische Erbe der Psychoanalyse wiederbelebt und weiterentwickelt werden.

Die Psychoanalyse steht in Konkurrenz zu benachbarten Psychotherapieverfahren und der biologisch-naturwissenschaftlichen Psychiatrie. Als das ambitionierteste unter den psychotherapeutischen Verfahren sollte sich die Psychoanalyse der Überprüfung ihrer Verfahrensweisen und ihrer Therapieerfolge durch die empirischen Wissenschaften stellen, aber auch eigene Kriterien und Verfahren zur Erfolgskontrolle entwickeln. In diesen Zusammenhang gehört auch die Wiederaufnahme der Diskussion über den besonderen wissenschaftstheoretischen Status der Psychoanalyse.

Hundert Jahre nach ihrer Schöpfung durch Sigmund Freud sieht sich die Psychoanalyse vor neue Herausforderungen gestellt, die sie nur bewältigen kann, wenn sie sich auf ihr kritisches Potenzial besinnt.

BIBLIOTHEK DER PSYCHOANALYSE
HERAUSGEGEBEN VON HANS-JÜRGEN WIRTH

Mathias Hirsch

Mütter und Söhne – blasse Väter

Sexualisierte und andere Dreiecksverhältnisse

Psychosozial-Verlag

Bibliografische Information der Deutschen Nationalbibliothek
Die Deutsche Nationalbibliothek verzeichnet diese Publikation in der Deutschen Nationalbibliografie; detaillierte bibliografische Daten sind im Internet über http://dnb.d-nb.de abrufbar.

2. Auflage 2017

E-Mail: info@psychosozial-verlag.de
www.psychosozial-verlag.de

Umschlagabbildung: Gustave Moreau, »Die triumphierende Sphinx«, 1888
Umschlaggestaltung und Innenlayout nach Entwürfen von
Hanspeter Ludwig, Wetzlar
www.imaginary-world.de
Satz: metiTEC-Software, me-ti GmbH, Berlin
ISBN 978-3-8379-2602-6

Inhalt

Vorwort

Als dunkelsten Kontinent möchte ich das kaum erforschte, fast verborgene Gebiet der Mutter-Sohn-Beziehung bezeichnen, in das ich mit diesem Buch ein wenig mehr Licht bringen will. Es soll kein weiteres Buch über sexuelle Perversion (des Mannes, der einmal der Sohn einer Mutter und eines Vaters war) sein; ich denke die beiden klassischen Autoren Masud Khan und Robert Stoller haben die wesentlichen Grundlagen bereits gelegt. In den 80er Jahren des letzten Jahrhunderts kam Estela Welldon hinzu, die auf der Existenz der Perversion der Frau bestand und sie so klar wie niemand bis dahin beschrieben hat. »Sexuelle Perversion« hat man versucht mit »sexuell deviantem Verhalten« zu umschreiben, aber abweichend von was? Also sagt man wieder: »sexuell perverses Verhalten«, denkt dabei aber in Beziehungsdimensionen. Das heißt, man denkt an sexuelles Verhalten in irgendwelchen oder in bestimmten Beziehungen, die sich durch Entpersönlichung auszeichnen sowie eine Verdinglichung des Liebesobjekts, wenn es sich um Menschen handelt und nicht um absolut beherrschbare Dinge – Fetische. Mich interessieren mehr die Grenzfälle wie die »Borderline-Perversion« und die Männer, die kein konstantes, mit strenger Ritualisierung verbundenes Sexualverhalten zeigen, unter massiven Beziehungsstörungen leiden und in ihrer geschlechtlichen Identität extrem verunsichert sind.

Das Thema sexueller Missbrauch in der Familie ist inzwischen in unser Bewusstsein gedrungen, auf geheimnisvolle Weise hatte sich das gesellschaftliche Klima in den 80er Jahren des letzten Jahrhunderts so geändert, dass plötzlich gedacht und ausgesprochen werden konnte, was vorher zwar existent, aber verborgen war. Ich selbst habe offenbar die Brisanz und auch den ungeheuren Umfang früh begriffen und darüber veröffentlicht. Aber denken wir nicht alle immer noch an den sexuellen Missbrauch von Mädchen durch Männer der Familie – Väter,

Stiefväter, Großväter, durch den Freund der Mutter, vielleicht durch Nachbarn? Es ist so, und ich denke, es ist leichter hinzusehen (wenn es auch schrecklich ist, was man sieht), wenn es um Vater und Tochter geht, denn sie sind bei aller ungleicher Machtverteilung zwischen Erwachsenem und Kind viel mehr getrennte Personen als Mutter und Sohn, auch Mutter und Tochter. Inzestuöse Nähe zur Mutter hat einen archaischen, bedrohlichen Charakter; der schwarze Schlund, aus dem wir kommen und in den wir in Gefahr sind wieder eingesaugt und verschlungen zu werden, schimmert auf, wenn wir uns in der sexuellen Erregung die körperliche Verschmelzung mit der Mutter vorstellen. Hinzu kommt, dass die inzestuöse Ausbeutung durch die Mutter nicht so leicht abzugrenzen ist von der wünschenswerten (Körper-)Pflege und von mütterlicher Zärtlichkeit. Um ein Bild zu verwenden: Der erigierte Penis (des Vaters) ist eindeutig sexuell und sichtbar, die Erregung der Mutter mehr verborgen und als solche schwer zu erkennen. Dazu kommt, dass der Junge (der Mann) aufgrund seiner »männlichen« Sozialisation größere Schwierigkeiten hat als das Mädchen (die Frau), sich als Opfer zu zeigen. Der Mann hat Täter zu sein, die Macht zu behalten; verliert er sie, verliert er sein Selbstbild, sein Identitätsgefühl – er hat viel zu verlieren. Die Frau dagegen definiert sich selbst schon als Opfer und kann, wenn sie sich zeigt (zum Beispiel in einer Psychotherapie), nur gewinnen, indem sie die Chance ergreift, ihre Opferidentität hinter sich zu lassen.

Es geht mir also um die männlichen Opfer einer sexualisierten Mutter-Macht, durch die der Junge zum ent-individualisierten Objekt gemacht wird und eigentlich nur sein Geschlecht libidinös besetzt wird, während der Vater oft genug gänzlich abwesend oder zwar anwesend, aber nicht in der Lage ist, ein Gegengewicht zu bilden und ein Objekt für die Identifikationsbedürfnisse des Jungen zu sein. Ist der Vater vorhanden, wird es ein ödipal erscheinendes Dreieck geben; ob es sich aber wirklich um Ödipalität handelt, steht absolut infrage. Wenn das ödipale Begehren von der Mutter ausgeht und der Vater entweder darüber hinwegsieht oder ab und zu als »kastrierender Rächer« auftritt – dann spricht man von Pseudoödipalität.

Familiäre Beziehungen sind immer transgenerational zu sehen. Freud dachte, die Hysterika, vom Vater missbraucht, wird einen Sohn haben, der seine Tochter wieder missbrauchen wird. Welldon dachte anders: Die Mutter, die ihre Tochter und besonders ihr Geschlecht ablehnt und sie nicht als ganze Person annehmen kann, trägt dazu bei, dass diese Tochter später ihren Sohn in derselben Weise funktionalisiert, ihn für eigene Zwecke verwendet und sich sein, nun männliches, Geschlecht aneignet. Der Hass gegen den Sohn ist eigentlich der gegen die Mutter, aber dem Sohn bleibt keine Wahl, er muss seine Beziehungen und seine Sexualität wiederum durch Entpersönlichung beherrschbar machen, um nicht wieder unter eine Mutter-Macht zu geraten. Im sexuell perversen Verhalten bringt er schließlich den Hass, der seiner Mutter gilt, unter. Das Konzept der transgenerationalen Weitergabe von (allen) Beziehungserfahrungen, besonders aber den traumatisierenden, schließt eigentlich aus, dass man irgendjemandem einen Vorwurf machen kann. Schuldig sind wir alle und können unserer Verantwortung (als Eltern) nie ganz gerecht werden. Die Weitergabe von einer zur anderen Generation geschieht mittels Identifikation, im Falle von traumatisierenden Erfahrungen durch die Identifikation mit dem Aggressor. Immer wieder komme ich in diesem Buch darauf zurück, wie das Opfer sich identifiziert mit dem, was ihm einmal angetan wurde. Es gibt zwei Formen der Identifikation mit dem Aggressor, deren Unterscheidung sehr wichtig ist: Die masochistisch-unterwerfende Opferidentifikation lässt das Opfer Opfer bleiben und die den Täter imitierende Täteridentifikation macht das Opfer zum Täter an wiederum Schwächeren. Immer noch neigen Mädchen und Frauen zur ersten Form, fühlen sich schuldig und wertlos, bleiben Opfer. Männer dagegen beißen die Zähne zusammen und schlagen eher zu, als dass sie sich (wieder) schlagen lassen. Hier geht es mir aber um Jungen als Opfer, und zwar um spätere Patienten, die die »weiblich-masochistische« Form der Identifikation mit dem Aggressor »wählten« – eben das ließ sie ja leiden und machte sie für eine Psychotherapie geeignet. Zwar kommt auch die andere, »männlich-sadistische« Form vor, aber der so identifizierte Mann müsste zunächst einen Zugang zu dem traumatisierten Kind in sich haben, um eine Veränderung (und damit eine Psychotherapie) überhaupt zu wollen.

Es kommen hier also hauptsächlich männliche Patienten »zu Wort«; eine Ausnahme bildet jedoch das Thema Prostitution. Auf diesem Feld kommen die »Nachrichten« von den Frauen, von den Prostituierten, die sich (selten) in Psychotherapie begeben – ihre Zuhälter und Freier jedoch noch seltener. Aber auch bei der Prostitution ist ein eindrucksvolles Beziehungsdreieck zwischen Prostituierter, Zuhälter und Freier zu beobachten: Prinzipiell treffen sich hier in gewisser Weise zwei Inzestopfer: der Zuhälter (Opfer einer Mutter) und die Prostituierte (Opfer des Vaters), jeder auf bestimmte Weise sexuell missbraucht. Auch der Freier hat seine Motive, das Dreieck komplett zu machen. Ist der Gedanke völlig absurd, in dieser Konstellation eine Karikatur der bürgerlichen Familie zu sehen? Der Zuhälter als brutal-herrschender Vater, die Prostituierte als unterdrückte Mutter, die sich aber entschädigt, indem sie Macht über die Kinder, die Freier, gewinnt?

Ich wurde oft gefragt, warum ich mich mit dem Vater-Tochter-Inzest so eingehend beschäftige – aus der Identifikation mit dem missbrauchten Kind heraus natürlich! Geht es um missbrauchte Jungen, bekommt die Identifikation mit dem Opfer für den männlichen Therapeuten und Autor hingegen noch eine andere, brisantere Qualität – wie ich die Mutter-Sohn-Verhältnisse sehe, hängt natürlich von eigenen Erfahrungen als Sohn einer Mutter ab. Aber schließlich ist alles, was man äußert (z. B. in jeder Therapiesitzung) und auch, was man sich entschließt, schwarz auf weiß hinzuschreiben, bestimmt von dem, was und wer man ist.

Ich danke den Patienten, die mir vertrauensvoll die Erlaubnis gaben, ihre Geschichten zu verwenden, um das zu illustrieren, was ich an psychoanalytisch-psychodynamischen Konstruktionen mitteilen möchte. Theorien sind ja aus den Geschichten der Patienten gewonnen, neue Geschichten bestätigen sie oder modifizieren sie auch; sie sind (mir) daher das Wichtigste. Und wieder danke ich Bianca Grüger für das »unermüdliche« Abtippen des Manuskripts bzw. der Diktate in den Computer.

Alte Schule, Jabel (Heiligengrabe, Brandenburg)
Mathias Hirsch

Pseudoödipales Dreieck

> »In grellen Fällen zeigt der Liebende keinen Wunsch, das Weib für sich allein zu besitzen, und scheint sich in dem dreieckigen Verhältnis durchaus wohl zu fühlen.«
>
> *Freud (1910h, S. 68f.)*

Heute arbeitet man in der psychoanalytischen Psychotherapie nicht so sehr mit Deutungen, vielmehr verwendet man Bilder und Metaphern, um besonders dem schwerer gestörten Patienten einen Weg zur Symbolisierung und Mentalisierung zu ebnen (vgl. Hirsch, 2004). Auch psychodynamische Theorien und Hypothesen können solche Bilder sein: Die Realität des familiären sexuellen Missbrauchs und ihre Dynamik zwischen Vater, Mutter und Kind kann man wie die Spitze eines Eisbergs als ein Bild für das entsprechende, häufig viel subtilere Beziehungsgeschehen im Sinne des latenten Inzests (Hirsch, 1993) verwenden.

Ähnlich der (latent oder offen) inzestuösen Vater-Tochter-Beziehung, deren Opfer heute einen Großteil unserer weiblichen Klientel ausmachen, lässt sich eine in unserer Gesellschaft inzwischen weit verbreitete Dynamik männlicher Patienten erkennen: *Die in ihrer weiblichen Identität unsichere Mutter verwendet den Sohn als Selbstergänzung, indem sie seinen idolisierten Penis vereinnahmt und verwaltet.* Wenn diese Dynamik auch auf den ersten Blick ödipal erscheint, sind es doch die Eltern – beim Jungen besonders die Mutter – von denen die erotisierten oder sexualisierten Impulse sich gegen das Kind richten, während »ödipal« natürlich die bekannten Phantasien des Kindes meint, die sich an die Eltern richten. Deshalb auch der Begriff pseudoödipal.

Da der Vater entweder real abwesend oder psychisch auch für die Mutter nicht präsent ist, entsteht eine innige, verführerische Partnerersatz-Beziehung zwischen Mutter und Sohn, in der der Vater einerseits als »triangulierender Retter« ersehnt, andererseits als »kastrierender Rächer« gefürchtet wird. Eine gelingende Identifikation mit einem solchen Vater und damit die Entwicklung einer sicheren männlichen Identität werden so behindert. Darüber hinaus bedeutet das pseudoödipale Versprechen der Mutter, das nie erfüllt wird und dem der Sohn ja auch gar nicht entsprechen könnte, für den Sohn eine massive Kränkung und ein traumatisierendes Gefühl des Verlassen-Werdens, verbunden mit verächtlicher Entwertung. Dies entspricht exakt dem Schwanken zwischen Grandiosität und Minderwertigkeitsgefühl, das wir gerade bei schwerer gestörten männlichen Patienten so häufig antreffen.

Der Psychotherapeut oder Analytiker, die Psychotherapeutin oder Analytikerin braucht theoretische, zum Teil auch schematische Konzepte, um Symptome und Verhalten eines individuellen Patienten in der jeweiligen Beziehungssituation – auch Übertragungsbeziehung – einordnen zu können. Man braucht einen sicheren Grund, um nicht von der Vielfalt der verbalen und nonverbalen Mitteilungen überwältigt und verwirrt zu werden. Nur so können letztlich neue Bedeutungen gefunden und Vorstellungen (und immer wieder neue Vorstellungen) gewonnen werden, sodass man nach und nach verstehen kann, wie es »dazu«, also zur psychischen Störung, kommen konnte. Lange Jahre war das für die Psychoanalyse der Ödipuskomplex, mit dem das Kind aufgrund seiner Triebhaftigkeit die Beziehungen zu den Eltern gestaltete bzw. selbst ein Opfer der Triebe wurde, was zu heftigen Konflikten führte, mit denen das Kind (und der spätere Erwachsene) relativ alleingelassen fertig werden musste. Der Ursprung der Probleme lag also im Kind, die Bedeutung der sozialen Umgebung, das heißt der Beziehungen und der Beziehungserfahrungen bis hin zur Traumatisierung blieb akzidentell, sekundär.

Manchmal allerdings berücksichtigt Freud – allzu selten – das Einwirken der Erwachsenen auf das Kind. Bei der Über-Ich-Entwicklung ist es ganz deutlich – dort sind es ja die Vorstellungen der Eltern, die das Kind in sich aufnimmt und mit denen es sich identifiziert –, aber auch Traumatisierungen durch die Eltern lässt Freud besonders im späteren Alter wieder als zusätzlichen pathogenetischen Faktor gelten. Einmal schreibt Freud (1910c, S. 187):

> »So nahm sie nach der Art aller unbefriedigten Mütter den kleinen Sohn anstelle ihres Mannes an und raubte ihm durch die allzu frühe Reifung seiner Erotik ein Stück seiner Männlichkeit. Die Liebe der Mutter zum Säugling, den sie nährt und pflegt, ist etwas weit tiefgreifenderes als ihre spätere Affektion für das heranwachsende Kind. Sie ist von der Natur eines vollbefriedigenden Liebesverhältnisses, das nicht nur alle seelischen Wünsche, sondern auch alle körperlichen Bedürfnisse erfüllt, und wenn sie eine der Formen des dem Menschen erreichbaren Glückes darstellt, so rührt dies nicht zum mindesten von der Möglichkeit her, auch längst verdrängt und pervers zu nennende Wunschregungen ohne Vorwurf zu befriedigen.«

Das ist ein singulärer Ausspruch Freuds, sozusagen ein Geistesblitz, eher eine Ausnahme. Heute, im Zeitalter der Intersubjektivität, können wir mit Laplanche (1986) von einer »allgemeinen Verführungstheorie« sprechen, das heißt, das Triebleben des Kindes, das es als Potenzial mit auf die Welt bringt, entfaltet sich in seiner jeweiligen Besonderheit durch die mehr oder weniger kindgerechten, auch erotisierten Einwirkungen auf die Entwicklung des Kindes. Welchem Jungen wünschte man nicht eine lebensfrohe, erotische, sozusagen vollbusige Mutter, die ihm ihre nun allerdings kindgerechte, uneigennützige Liebe schenkt.

Nie aber kommt der Mensch aus der Mutter-Ambivalenz heraus; auch noch die am meisten kindgerechte Mutterliebe enthält etwas Bedrohliches, Verschlingendes, schränkt Freiheit und Individualität ein. Und so wünscht man dem Kleinkind ein ausgleichendes Moment, man stellt sich einen Vater vor, der die allzu innige Mutter-Kind-Symbiose relativiert, und zwar durch das, was man *frühe Triangulierung* nennt.

Wenn inzwischen Beziehungen und Beziehungserfahrungen im Zentrum der psychoanalytischen Wissenschaft und der psychoanalytischen Praxis stehen, wird man nicht umhin können, die positiven und negativen, zum Teil extremen und traumatisierenden Einflüsse der Erwachsenen auf die sich entwickelnden Kinder zu untersuchen. Seit 30 Jahren ist das für die typische »Inzestfamilie« (Vater-Tochter-Inzest) zunehmend geschehen (vgl. Hirsch, 1987). Dabei geht es weder darum, den Beteiligten eine Schuld zuzuschieben noch sie zu entschulden; vielmehr geht es darum, die Dynamik der verschieden Beteiligten zu untersuchen. Es gilt also, die Einwirkungen mancher Mütter auf ihre Söhne zu erforschen, welche später Psychotherapie in Anspruch nehmen wollen oder müssen. Gegenstand der Untersuchung ist jedoch nicht die »Schuld der Mütter« (Rohde-Dachser, 1989), sondern die Dynamik der Beteiligten, wozu auch der Vater und dessen Beitrag gehört. Sophinette Becker (2003, S. XII) schreibt in ihrem Vorwort zum Buch von Estela Welldon *Perversionen der Frau* (1988):

> »Das Verständnis perverser Mütterlichkeit bedeutet ebenso wenig eine Verleugnung männlicher Gewalt wie eine neue Phase des ›mother-huntings‹. Es geht vielmehr darum, die von Müttern an ihren Kindern ausgeübte Gewalt zu enttabuisieren, transgenerationell besser zu verstehen und adäquater therapeutisch zu behandeln.«

Es wird also im Wesentlichen um den Beitrag der Mutter zur Entwicklung einer männlichen Identität des Sohnes gehen sowie um die Frage, ob sich die Mutter ihrem Sohn gegenüber eine Macht herausnimmt, die sie sonst (auch gesellschaftlich) nicht hat – und ob sie das nicht umso eher kann, je weniger der Vater seine Funktion als Triangulierender wahrnimmt und sich als Identifikationsobjekt für den Sohn entzieht.

Mit Welldon kann man die Perversion der Frau von der des Mannes unterscheiden: Der Mann wählt oder schafft sich das perverse Sexualobjekt in äußeren Objekten, während das perverse Objekt der Frau der eigene Körper und das aus ihm entstandene eigene Kind ist. Wie bei der Perversion des Mannes ist die Sexualisierung der Beziehung zum Kind mit Hass verbunden; Hass zusammen aber mit (Mutter-)Liebe lässt die Beziehung immer ambivalent bleiben. Welldon (1988, S. 23) legt Wert darauf, dass die Mutter verstrickt ist. Selbst traumatisiert, ist sie sozusagen gezwungen, sexualisierte Aggression in einer Täter-Opfer-Umkehr gegen ihren Sohn zu richten, als wäre er ein Teil von ihr. Im Gegensatz zu Freud, der die *Hysterie* der Mutter am Ursprung der Perversion ihres Sohnes sah (vgl. das Kapitel *Transgenerationale Weitergabe*, S. 113–123), versteht Welldon die Traumatisierung der »pervers machenden« Mutter als Mutter-Trauma, also als einen einmal erfahrener Mangel an Mütterlichkeit, insbesondere einen Mangel an Akzeptanz ihres weiblichen Geschlechts durch die eigene Mutter. Eine so traumatisierte Mutter neigt dazu, die traumatische Erfahrung durch Verbindung von Aggression und Sexualisierung an ihren Sohn weiterzugeben, der entsprechende perverse Persönlichkeitszüge entwickelt.

Mein Gegenstand soll aber nicht die verfestigte, erstarrte Pathologie der ausgeprägten sexuellen Perversion des Mannes sein, die sich durch Phantasiearmut und weitgehende Unzugänglichkeit der frühkindlichen Beziehungsdynamik auszeichnet. In dieser eher stabilen Pathologie wird die traumatisierende Mutter-Sohn-Beziehung reinszeniert, in der sich das sexualisierte Trauma ereignete:

> »Das […] erwähnte Kindheitstrauma hat sich tatsächlich ereignet, es wird in den Einzelheiten der Perversion abgebildet. […] Perversion [ist] das erneute Durchleben eines gezielt gegen das eigene Geschlecht […] oder die Geschlechtsidentität […] gerichteten tatsächlich vorgekommenen Traumas […], und die Vergangenheit [wird] in der perversen Handlung ungeschehen gemacht« (Stoller, 1975, S. 29).

Hier sollen vielmehr die Grenzfälle untersucht werden, die Khan (1963, S. 82) meint, wenn er schreibt:

> »Die klinischen Forschungen Freuds und seiner Nachfolger haben uns jedoch immer wieder gezeigt, wie wichtig eine gründliche Untersuchung weniger extremer

> und bizarrer Beispiele und Manifestationen menschlicher psychosexueller Pathologie für das bessere Verständnis der Psychopathologie schwerer Störungen und Erkrankungen sexueller wie seelischer Natur, d. h. echter Perversionen und Psychosen, wichtig ist.«

Die *Borderline-Perversion* zeichnet sich aus durch den Wechsel in den Beziehungen zu Liebesobjekten, die jeweils als nur »ganz gute« oder »ganz böse« Teilobjekte voneinander getrennt abgebildet werden, das heißt, es werden sowohl die Vater- als auch die Mutterbilder strikt gespalten erlebt. In dieser *doppelten Spaltung* wechseln sich die Sichtweisen von »gute Mutter/schlechter Vater« und »böse Mutter/guter Vater« im Laufe der rekonstruierten Lebensgeschichte ab, wie es sich zum Beispiel in einer Therapie darstellt.

Man kann den Begriff *Pseudoödipus* zweifach definieren bzw. verstehen. In der ersten Form (Grunberger, 1957, 1986; Chasseguet-Smirgel, 1986; McDougall, 1986) wurde er nach und nach umso mehr von einem »reifen« Ödipus unterschieden, je mehr man lernte, reife ödipale Beziehungen des Kindes als solche eines *ganzen* Selbst zu zwei *ganzen* Objekten *gleichzeitig* zu verstehen. Im Gegensatz dazu unterliegen frühe Beziehungen zu »nur guten« und »nur bösen« Teilobjekten Spaltungsmechanismen, und deren Gleichzeitigkeit kann immer nur ein Gegeneinander, nicht aber ein integriertes Miteinander bedeuten. Solche unreifen, »präambivalenten« Teilobjektbeziehungen können oberflächlich betrachtet den Eindruck einer ödipalen Dreieckskonstellation erwecken, sind aber von dieser zu unterscheiden. Liegt also eine »nur gute« Teilrepräsentanz der Mutter vor und eine »nur böse« des Vaters, könnte man für den Sohn eine ödipale Konstellation annehmen; im umgekehrten Fall (»böse« Mutter, »guter« Vater) einen »negativen Ödipus«. Es ist aber nicht »die gute Mutter« gemeint, sondern nur ein abgespaltener Teil von ihr (der Vater bildet sich umgekehrt negativ ab), und diese Teilobjektqualitäten können rasch oszillierend ins Gegenteil umschlagen. Melanie Klein hat *Frühstadien des Ödipuskonfliktes* unterschieden von seinen reiferen Formen, deren Erreichung für den Knaben an die Bedingung geknüpft ist, einen genügend guten Penis – auf der Basis der Erfahrung einer genügend guten Brust – zu introjizieren (Klein, 1945, S. 156). Auf die Bedeutung der Introjektion des väterlichen Penis, das heißt, das gelingende Durchlaufen eines negativ-ödipalen Stadiums (die identifikatorische Liebe des Jungen zu dem Vater) vor der positiv-ödipalen Phase weist auch Chasseguet-Smirgel (1986) hin. Denn die positiv-ödipale Beziehung ist der verschlingenden symbiotischen frühen Mutter-Beziehung zu ähnlich und bedrohlich, wenn nicht ein starker Penis – der des Vaters und dann der eigene – dieser Gefahr entgegengesetzt werden und sich mit gewonnener männlicher Identität »die Übertragungsliebe in der positiven Ödipussituation […] in ihrer Größe, ihrer Kraft, ihrer Heftigkeit« (Chasseguet-Smirgel, 1986, S. 105) entfalten kann. Die reife positiv-ödipale Beziehung ist die zwischen einem integrierten »ganzen« Selbst zum »ganzen« Mutter- *und* Vater-Objekt, die nicht nur präambivalent in Teilobjekten, sondern in ihren guten und bösen Teilen *integriert* und unter Umständen durchaus auch ambivalent erlebt werden können. Unreife Objektbeziehungen zeichnen sich aus durch ihre Polarität, ihr »Entweder-Oder« (Rotmann, 1978), zwischen Vater- und Mutter-Teil-Objekten fluktuierend.

Die zweite Definition des *Pseudoödipus*, der ich hier eher folge, leitet sich aus der Beobachtung ab, dass die ödipal erscheinenden Beziehungen nicht vom Kind initiiert werden, sondern dass die entsprechende – sexuelle und/oder aggressive – Beziehungsqualität von den Erwachsenen an das Kind herangetragen wird. Tragischerweise treffen das inzestuöse Begehren des Erwachsenen, seine sexuellen Übergriffe und Missbräuche exakt auf die vergleichsweise harmlosen ödipalen Bestrebungen des Kindes, sodass das Kind verwirrt sein muss über den Ursprung des Geschehens – liegt er innen oder außen, ist er Trieb oder traumatisierende Umwelt? Für Racamier (1995) ist Inzest das Gegenteil des Ödipuskomplexes, weil dieser eine phantasmatische Struktur ist, der Inzest aber eher ausagiert wird und real ist, auch wenn es zu keinen sexuellen Handlungen kommt. Racamier nennt das das »Inzestuelle«, ein transgenerationaler Übergriff in Form einer narzisstischen Verführung seitens eines Elternteiles. Abelin (1986) definiert den Pseudoödipuskomplex durch das ödipal anmutende Verhalten der Eltern in einem viel zu frühen Alter des Jungen. Ein derart zu früh dem Kind übergestülptes pseudoödipales Verhalten hat Abelin als einen Faktor bei der Entstehung von Psychosen (ebd., S. 48) beobachtet, und ich meine, dass auch bei der Borderline-Störung und insbesondere der Borderline-Perversion ein solches verwirrendes, eigentlich verrückt-machendes traumatisierendes Verhalten zugrunde liegt. Wenn auch Chasseguet-Smirgel (1986, S. 19f.) von der Perversion spricht, beschreibt sie doch ein real verführerisches Verhalten der Mutter dem Sohn gegenüber, das ich auch für die Entwicklung einer Borderline-Perversion gelten lasse; der Unterschied ist die größere Präsenz eines Vaters:

> »Man hat oft in der Ätiologie der Perversionen die sehr häufig verführerische Haltung und die Komplizenschaft der Mutter dem Kind gegenüber hervorgehoben. Meine klinische Erfahrung kann diese Behauptung völlig bestätigen. Die Perversen können ohne weiteres sagen: ›Ich brauchte nicht den Platz meines Vaters einzuneh-

> men, ich habe ihn ja immer gehabt‹, oder sie erzählen schon, dass die Mutter sie in ihr Bett nahm, während der Vater im Speisezimmer schlief, oder sie erinnern sich an Szenen, wo die Mutter sich vor ihnen entkleidete, sie auf den Mund küsste, ihnen ständig ihre Vergötterung zeigte durch Liebkosungen, zärtliche Worte, eine geistige Intimität verbunden mit einer ungewöhnlichen körperlichen Promiskuität. Dieser intensive Austausch zwischen Mutter und Sohn scheint sich in einem geschlossenen Kreis zu vollziehen, aus dem der Vater ausgeschlossen ist.«

Es erscheint mir ohne weiteres einleuchtend, dass *jede* traumatisierende Einwirkung eines Erwachsenen auf das Kind dyadisch ist, das heißt, es fehlt ein triangulierender Dritter (der das Geschehen verhindern würde), es fehlt ein Zeuge (Hirsch, 1987, S. 239, 246). Die »frühe Triangulierung« (»früh« als Gegensatz zur ödipalen Triangulierung gedacht) ist die Voraussetzung für die Loslösung aus der frühen, »symbiotischen« Mutter-Kind-Beziehung (Abelin, 1986). Das Trennungsbedürfnis des Kindes entsteht durch den Reifungsdruck, durch narzisstische Expansionsbedürfnisse sowie durch unvermeidliche Frustrationen innerhalb der symbiotischen Mutter-Kind-Beziehung, das sich aber nur mit Hilfe eines Dritten als von der Mutter getrennt und als getrenntes Selbst erleben lernen kann.

Zur Definition der frühen Triangulierung gehört einmal das Erleben des Vaters (als Kürzel für den »Dritten«) als von der Mutter getrennte Person, zum anderen das der *Beziehung* zwischen Vater und Mutter sowie die Internalisierung beider. Das heißt, der Vater wird nicht nur als Interaktionspartner, sondern als Identifikationsobjekt erlebt; die Mutter nicht nur als allspendend bzw. verschlingend, sondern als zunehmend getrenntes Objekt, das aber entsprechend weiter zur Verfügung steht, und die Beziehung der Eltern dient als Vorbild für die Möglichkeit relativen Getrenntseins ohne damit verbundene Vernichtung. Neben der Selbstfindung, die damit einhergeht (übrigens gehört dazu insbesondere auch die Entwicklung der sexuellen Identität), wird durch die frühe Triangulierung auch der Übergang vom Erleben »präambivalenter«, in »nur gut« und »nur böse« gespaltener Objekt-Imagines zur Konzeption von »ganzen« ambivalent erlebten Objekten ermöglicht. Die frühe Triangulierung wird damit zur unbedingten Voraussetzung der Entwicklung eines reifen Ödipus-Komplexes. Der Psychoanalytiker Abelin, der die Idee der frühen Triangulierung zuerst hatte (1986, S. 58f.) und den Begriff in den 1970er Jahren geprägt hat, spricht von der »Kristallisation von wohlunterschiedenen visuellen Vorstellungen einerseits von sich selbst und andererseits von der Mutter«, und behauptet, »dass dieser Sprung nur vermöge einer frühen Triangulierung vollzogen werden kann. [...] Die frühe Triangulierung definiert die Grenze und den Ursprung des Menschseins schlechthin, und [ist] mutmaßlich nur bei schweren Psychosen oder in tiefer Demenz nicht funktionstüchtig«. Besser als Dammasch (2008, S. 139) kann man die triangulierende Funktion des Vaters nicht ausdrücken:

> »Er erweitert die Dyade hin zu einer Triade und befreit den Sohn von den frühen Verschmelzungswünschen mit der Mutter und aus der archaischen Matrix des Ödipus-Komplexes. Er wird schon früh gesucht als libidinöse Personifizierung des Nicht-Mütterlichen und als Repräsentanz männlicher Geschlechtsgleichheit. Er wird auch zum Begrenzer ödipaler Größenillusionen des Sohnes, der Mann an der Seite der Mutter sein zu können. Durch seine Anwesenheit und seine exklusive sexuelle Beziehung zur Mutter kastriert er symbolisch den kindlichen Drang nach grenzenloser Wunschbefriedigung und sichert das Inzesttabu. Er wird idealisiertes Identifizierungsobjekt und Beschützer vor den archaischen und ödipalen Inzest-Ängsten. In den vielfältigen spielerischen libidinösen und aggressiven Auseinandersetzungen mit dem Vater bildet und sichert der Junge seine männliche Identität.«

In der Dynamik der Borderline-Perversion (deren Basis das »pseudoödipale Dreieck« ist) geht es also im Gegensatz zur fixierten Perversion (die Dynamik des *Don Juan* kommt dieser noch am nächsten, denn die Dynamik spielt sich zwischen Sohn und Mutter ab, während der Vater weitgehend fehlt; vgl. das Kapitel *Don-Juanismus*, S. 97–108) nicht nur um eine »verschlingende«, erotisiert-missbrauchende Mutter und ihren Sohn, während der Vater abwesend ist und keine Rolle spielt; es geht vielmehr um die Repräsentanzen *beider* Eltern, die sich aufgrund einerseits sexuell überstimulierender Beziehungsqualitäten, andererseits einer Unterversorgung durch Abwesenheit und Vernachlässigung der wahren Bedürfnisse des Kindes bilden. So bleiben die Eltern-Imagines, sowohl die Bilder der Mutter als auch die des Vaters, die das Kind entwickelt, zwiespältig, doppelt gespalten, beide sowohl negativ als auch positiv. Die Mutter ist sowohl ersehnt als auch gefürchtet; in der manischen Fusion garantiert sie ein Hochgefühl, wie sie andererseits jede Individualität und Freiheit des Knaben vernichtet. Der Vater ist – als aus der Mutterfusion rettende Triangulierungsmacht – sowohl ersehnt als auch gerade wegen der inzestuösen Mutterbeziehung als vernichtender Kastrator gefürchtet.

Psychodynamik der Mutter

Die Macht der Mutter über den Sohn entspringt einem Mangel: Fühlt sich die Mutter *als Frau* unvollständig, in ihrer Geschlechtsidentität verunsichert, muss ein männliches Kind umso mehr geeignet sein, die narzisstische Lücke auszufüllen. »In ihrem Sohn hat die Mutter nämlich die einzigartige Gelegenheit, sich *in männlicher Gestalt zu sehen*« (Olivier, 1980, S. 72). Das Kind vervollständigt die Mutter, es bildet mit ihr zusammen ein »allmächtiges Eins, verbunden mit der Phantasie der gegenseitigen Erschaffung« (Racamier, 1980, S. 99). Bereits das imaginäre Kind, also die *Vorstellung* von einem Kind, das die junge Frau einmal zur Mutter machen wird, verschafft der Frau ein Gefühl der Vollständigkeit, der Omnipotenz, wie es Soulé (1990, S. 23) besonders treffend herausgearbeitet hat:

> »Es wird alle Qualitäten und jede Macht haben und so die infantile Megalomanie seiner Mutter realisieren, die Dank seiner diejenige geworden ist, die ein allmächtiges Jesuskind hält, das die Welt in seiner Hand trägt. Auf sie fällt die Allmacht zurück, die sie ihm verleiht, sie wird Maria sein, Mutter eines Sohnes, der die Krone jedes Königtums bringt. [...] Es wird seine Mutter auf ideale Weise lieben, denn sie ist die beste der Mütter. Es wird der Frau ihr Ich-Ideal wiedergeben und sie so der idealen Mutter gleichmachen. *Es wird Vollständigkeit bringen* [Hervorh. M.H.]. Es wird seine Mutter vollkommen beglücken: Das sind Verkündigung und Heimsuchung. Die Mutter mit ihrem Kind ist der Phallus. Die Frau, die mit ihrem Kind spielt, hat einen Penis.«

Racamier (1980, S. 98) wendet dieses Modell der narzisstischen Vervollkommnung auch auf das *reale* Kind an. Besonders die depressive Mutter, die ihren libidinösen Wünschen feindlich gegenübersteht – und in ihrem Bedürfnis nach

Selbstverwirklichung und gesicherter weiblicher Identität frustriert ist –, wird zutiefst wünschen, »dass das Kind sie weiterhin vervollständigt.« In ihrer Untersuchung der psychoanalytischen Literatur zum je nach Geschlecht des Kindes differenten Verhalten der Mütter stellt Chodorow (1978) fest, dass Töchter eher wie eine identische Fortsetzung des mütterlichen Selbst, Söhne dagegen als Gegenüber und damit als andersgeschlechtliche Ausdehnung und Erweiterung erlebt werden. Die Autorin zitiert Grete Bibring (1953) die schon damals (!) bemerkte, »dass durch die zunehmende Abwesenheit des Vaters vom Heim die Frau ›genauso einen Sohn brauche wie der Sohn einen Vater‹« (Chodorow, 1978, S. 137). Im selben Sinne schreibt auch Olivier (1980, S. 74): »Die Frau hat unbewusst Schwierigkeiten, auf das einzige männliche Wesen zu verzichten, das sie je bei sich gehabt hat; denn der Vater war nicht für sie da, und ihr Mann ist meistens abwesend.« So wird hier eine enge Bindung zwischen Mutter und Sohn beschrieben, die ödipal anmutet, jedoch den Vater, den Dritten, gerade ausschließt. Joyce McDougall (1986, S. 1013) sieht es ähnlich:

> »Eine Mutter kann [...] das Baby bewusst oder unbewusst als libidinöse oder narzisstische Erweiterung ihres Selbst betrachten, dazu bestimmt, ein Gefühl persönlicher innerer Beschädigung zu beheben. Dies führt häufig zu dem Wunsch, den Vater sowohl in seiner realen als auch in seiner symbolischen Rolle auszuschließen.«

Die Wurzel der Perversion der Frau sieht Welldon (1988) in der fehlenden Akzeptanz durch die Mutter in der frühen Kindheit. Welldon (ebd., S. 67) versteht das Defizit der Mutter als durch fehlende Anerkennung *des eigenen Geschlechts* durch die Mutter damals verursacht; das Resultat ist der den Sohn wiederum traumatisierende Mangel an Mütterlichkeit zusammen mit einer idolisierenden Besetzung seines Geschlechts durch die Mutter. Cassel-Bähr (2013, S. 346) schreibt dazu:

> »Wird die ödipale Zurückweisung durch die Mutter vom Mädchen also als totale Zurückweisung seines Begehrens phantasiert, dann ist dies eine essentielle narzisstische Kränkung, die sich vornehmlich gegen das Geschlecht des Kindes richtet; exakt eine solche Kränkung, wie sie Übereinstimmung von vielen Autor/inn/en als Voraussetzung für die Entwicklung einer Perversion beschrieben wird.«

Eine so behandelte Tochter wird ihre Beziehungserfahrungen später als Mutter eines Sohnes gegen ihn richten; Welldons Theorie der *Perversionen der Frau* beruht ja darauf, dass diese den erotisierten Hass (entstanden aus dem Mutter-Trauma) gegen sich selbst richtet, gegen den eigenen Körper (deshalb Selbstbeschädigung, Ess-Störungen) oder gegen das wie eine Verlängerung aus ihm entstandene eigene Kind.

> »Während das Verhalten des Mannes auf ein äußeres Partialobjekt abzielt, ist das perverse Verhalten einer Frau gewöhnlich gegen sie selbst gerichtet, entweder gegen ihren Körper oder gegen ein Objekt, das sie als von sich selbst erschaffen betrachtet: ihr Kind. Sowohl der Körper als auch das Kind werden wie Partialobjekte behandelt« (ebd., S. 22).

Damit knüpft sie an Freud (1914c, S. 156) an, der in *Zur Einführung des Narzissmus* (wie in einem singulären Geistesblitz, den er nicht weiter verfolgte) bemerkte: »In dem Kinde, das sie gebären, tritt ihnen ein Teil des eigenen Körpers wie ein fremdes Objekt gegenüber, dem sie nun vom Narzissmus aus die volle Objektliebe schenken können.« In der Tat kann der *eigene Körper als Objekt* verwendet werden (Hirsch, 1989a), er ist dabei aber gleichzeitig ein Teil des eigenen Selbst, genauso wie das Kind als eine Verlängerung dieses Körpers oder aber auch als eine phantasmatische Verschmelzung mit ihm verwendet werden kann. Man denke an das Phänomen des *Münchhausen-by-proxy*, das heißt die artifizielle Erzeugung einer Krankheit des Kindes (bis hin zum Tod) durch die Mutter, wahrlich eine »Perversion der Frau« die auf der phantasmatischen Einheit zwischen Selbst, eigenem Körper und eigenem Kind beruht.

In den Vorstellungen der Dynamik der männlichen Perversion wurde schon längst die Analogie zum Übergangsobjekt hergestellt, das Winnicott (1953) so kreativ beschrieben hat als ein Objekt, das vom Kleinkind in der Phantasie selbst geschaffen wird (wenn es auch an einem konkreten Objekt wie dem berühmten Teddybär oder einer Schlafdecke festgemacht wird) und über das es eine Macht hat. Das Kind kann mit Hilfe des Übergangsobjekt die Angst vor dem Verlassen-Werden durch die Mutter, über die es keine Macht hat, oder vor ihrer Abwesenheit bewältigen. Das Übergangsobjekt kann durchaus auch Ziel der Aggression sein, die eigentlich der Mutter gilt (Hirsch, 1989b) und ebenso kann der eigene Körper wie ein Übergangsobjekt verwendet werden (ebd.). Und der Gedanke liegt nahe, dass in diesem Zusammenhang auch das eigene Kind wie ein Übergangsobjekt (als Verlängerung des eigenen Körpers) verwendet werden kann, über das sich eine Mutter Macht herausnimmt und es zum Ziel ihrer Aggression macht, die auch als Rache an der eigenen Mutter verstanden worden ist (Welldon, 1988, S. 89). Das erinnert an die Dynamik des Vater-Tochter-Inzests, in der die Vergewaltigung der eigenen Tochter zu einem Teil als Rache an der frühen Mutter des Täters verstanden wurde (Weiner, 1962; vgl. Hirsch, 1987, S. 124).

Welldon (1988, S. 22) meint, die Mutter sei selbst als Partialobjekt behandelt worden:

> »Die perverse Person glaubt, dass man ihr die Freude an der Entwicklung zu einer eigenständigen Persönlichkeit mit einer eigenen Identität verwehrt hat; mit anderen Worten, sie hat die Freiheit, sie selbst zu sein, nicht erlebt. Dadurch gelangt sie zu der festen Überzeugung, dass sie kein vollständiges Wesen ist, sondern ein Partialobjekt ihrer Mutter, genauso wie sie ihre Mutter erlebte [d.h. von ihrer Mutter erlebt wurde; Anm. M. H.], als sie noch sehr klein war. Von sehr früh an hatte sie das Gefühl, unerwünscht zu sein und nicht beachtet zu werden, oder aber ein sehr wichtiger, doch kaum identifizierbarer Teil des Lebens ihrer Eltern (gewöhnlich ihrer Mutter) zu sein. [...] Beide Situationen führen zu sehr großer Unsicherheit und Verletzlichkeit und erwecken einen großen Hass gegen den Menschen, der ihr das angetan hat und der für sie, als sie noch ein Säugling war, die größte Bedeutung hatte – ihre Mutter.«

Die frühe traumatisierende Erfahrung bzw. ein Mutter-Trauma (vgl. Hirsch, 1996b, S. 33) wird in einer Täter-Opfer-Umkehr aufgrund einer Täteridentifikation zu bewältigen versucht:

> »Sie behandeln ihre Opfer genauso, wie sie sich selbst behandelt fühlten: wie Partialobjekte, die ausschließlich der Befriedigung von Launen und bizarren Erwartungen dienten. In einem derart offensichtlich sexuellen Agieren ist eine manische Abwehrhaltung gegen die entsetzliche Angst vor dem drohenden Verlust der Mutter sowie der eigenen Identität zu sehen« (Welldon, 1988, S. 22f.).

Die Wurzel der Objektverwendung eines Sohnes durch die Mutter liegt bei Welldon also bei einem Mangel an mütterlicher Anerkennung und Wertschätzung, den die Mutter selbst als Kind erfahren hatte, während Freud ein »Vater-Trauma« annahm – die Hysterika, die ihren Sohn wiederum zu einem perversen (Inzest-)Täter mache, sei selbst vom Vater missbraucht worden (vgl. das Kapitel *Transgenerationale Weitergabe*, S. 113–123). Ich denke, beim Vater-Tochter-Inzest erleidet das Opfer anfangs ein »Mutter-Trauma« und in der so bewirkten Bedürftigkeit wendet es sich an den Vater, der diese schamlos für seine sexuellen Zwecke ausnutzt: Auf ein »Mutter-Trauma« folgt also ein »Vater-Trauma« (Hirsch, 1987).

Ambivalenz der Mutter

Durch die Besetzung des Geschlechts des Sohnes und seine Verwendung als Selbstergänzung hat die Mutter die Aggression auf ihn noch längst nicht überwunden, ihr Begehren bleibt ambivalent. Die libidinöse Besetzung seines Geschlechts und die Ding-Objekt-Verwendung ist allein schon eine Aggression, die sich gegen das Kind und seine Entwicklung richtet. Wenn nun die Mutter (von der eigenen Mutter) wegen ihres Geschlechts abgelehnt wurde, bleibt der Sohn immer nur ein unvollkommener Ersatz für die damals fehlende mütterliche Anerkennung. Cassel-Bähr (2013, S. 348) zufolge identifiziert sich eine Mutter mit dem aggressiven Partialobjekt der eigenen Mutter (»narzisstische Identifikation«), wodurch erklärt wird, dass sich die Aggression gegen dieses introjizierte »Mütterliche im Eigenen« richtet. Das wiederum erklärt,

> »weshalb sich die perversen Angriffe der Frau tatsächlich, wie von Welldon beschrieben, vornehmlich gegen die mütterlichen Funktionen im eigenen, weiblichen Körper und/oder gegen das Kind als Partial- bzw. Selbstobjekt richten. Die ›allmächtige Mutter‹, über die im perversen Symptom triumphiert werden soll, kann in der eigenen Mütterlichkeit wieder erscheinen« (ebd.).

Wenn es hier um die Perversion der Frau bzw. der Mutter eines Sohnes geht, *muss* hier eine Verbindung von Liebe, sexuellem Begehren und Hass vorliegen. Dass der Sohn die Mutter nicht wirklich verändern und das Defizit nicht wirklich ausfüllen kann, muss aggressiv machen – eine Enttäuschungswut, die eigentlich der eigenen Mutter gilt und auf den Sohn verschoben wird.

Die Wut auf den Sohn kann natürlich auch aus einem Neid entspringen, denn *er* ist der Mann. Und wenn sie von der eigenen Mutter (wo war ihr Vater?) wegen ihres Geschlechts abgelehnt oder nicht genügend angenommen wurde, hat ihre Mutter doch in der Realität oder wenigstens in der Phantasie des Kindes damals den Mann bevorzugt bzw. das Männliche, vielleicht einen Bruder. Jetzt erfährt ihr Sohn die Wut einer unzufriedenen Frau, die *allen* Männern gilt, aber eigentlich der frühen Mutter. Die Anerkennung des Geschlechts des Kindes, des Sohnes, hängt von der Anerkennung des eigenen Geschlechts durch die eigenen Eltern damals ab (Welldon, 1988, S. 67).

Da Liebe bzw. Hass sich gegen Teile des Liebesobjekts, das heißt des Sohnes richten und da außerdem die Liebe davon abhängt, ob der Sohn der Mutter zur Verfügung steht, können diese Gefühls- bzw. Beziehungsqualitäten abrupt umschlagen. Besonders in der Borderline-Perversion gibt es ja doch einen Vater –

vielleicht mehr oder weniger im Hintergrund, wie wir sehen werden – und auch er kann das Ziel extrem verschiedener Gefühle sein, und oft genug werden die beiden »Männer« der Mutter gegeneinander ausgespielt. Ist der Vater abwesend, erhöht und verführt die Mutter den Sohn als Partnerersatz, als ihren kleinen Mann, und entwertet den Vater, der die Familie nicht ernähren könne und es an sexueller Aktivität weiß Gott vermissen ließe ... Kommt der Vater aber nach Hause, verschwindet die Mutter mit ihm doch im Schlafzimmer, während der Junge ausgeschlossen wird und mit seiner narzisstischen Kränkung und dem Gefühl, massiv verraten worden zu sein, allein fertig werden muss: Das ist pseudoödipal.

Besonders deutlich wird die Aggression der Mutter, wenn der Sohn seine Männlichkeit, seinen Penis, den die Mutter doch als Partialobjekt besetzt hat, der ihr gehört, den sie »verwaltet« (siehe weiter unten), für seine eigenen Bedürfnisse verwenden will. Wenn der Sohn sich anderen Frauen bzw. Mädchen zuwendet, ist es immer ein Verlassen der Mutter, die von ihr als extremer Verrat erlebt wird.

> »Es geht um Aufrechterhaltung von Einfluss und Macht über den Sohn. Es geht darum, ihn nicht aus der heißbegehrten körperlichen und psychischen Nähe zu entlassen. Die Frau möchte ihren Sohn nicht verlieren; sie möchte ihn nicht abgeben an andere Frauen, die er sich früher oder später suchen wird. Sie macht sich zu seiner Geliebten« (Amendt, 1994, S. 53).

Nicht nur das Interesse an anderen Frauen, sondern überhaupt die Entwicklung des Sohnes im eigenen Recht, seine Expansivität, sein Neugierverhalten, sein Bedürfnis, Beziehungen zu anderen Menschen zu knüpfen, wird von einer solchen Mutter aktiv bekämpft.

Hierzu ein Beispiel: Herr Rintelen, ein Patient in meiner Praxis, der Medizin studierte, aber lieber Krankenpfleger geworden wäre (während seine Schwester brennend gern Ärztin geworden wäre, das Abitur aber nicht geschafft hat und Krankenschwester wurde) erzählte eine Szene mit Mutter und Vater, als er etwa fünf oder sechs Jahre alt war. Die drei genannten waren ausgegangen in ein Restaurant, um einen netten Abend zu haben. Der Junge blickte ein bisschen herum und sagte dann zur Mutter: »Guck mal, Mama, die schöne Frau am Nebentisch.« Die Mutter sagte kein Wort, wurde kreidebleich, brach in Tränen aus, warf ihre Serviette auf den Teller mit dem Essen, von dem sie nur einen Bissen genommen hatte, und flüchtete sich auf die Toilette. Der Vater griff nicht ein, der Vater erklärte nichts, der Vater glich nichts aus, sodass der Junge mit seiner

Beschämung und heftigen Schuldgefühlen allein gelassen war und diese Szene nie wieder vergessen konnte.

Wie sehr das Interesse des frühadoleszenten Sohnes die Mutter blindwütend machte und zu einer solchen Reaktion führte, werden wir im Fallbeispiel von Herrn Singer sehen. Ganz extrem wird das brutale Agieren einer den Sohn manifest missbrauchenden Mutter in dem Bericht *Härte* (Marquart, 2007, S. 41) geschildert. Die Mutter hatte allen drei ersten Freundinnen des Adoleszenten heimlich erzählt, er hätte gleichzeitig viele andere Mädchen, sodass sich alle drei empört von ihm getrennt hatten. Als der Sohn dieses Spiel endlich durchschaut und sie angesprochen hatte, sagte sie: »Wer weiß, was die wollen, die sind doch alle doof, die wollen nur einen Keil zwischen uns treiben« (ebd., S. 43).

Negation des Geschlechts des Sohnes

Sexuelle Überstimulierung in der Mutter-Sohn-Beziehung, um die es hier geht, behindert natürlich die Entwicklung des Kindes, insbesondere die Entwicklung seiner männlichen Identität (zumal der Vater in seiner Funktion als Identifikationsobjekt typischerweise ausfällt). Es gibt aber auch die Kehrseite, die Negation, die Verleugnung von sexuellen und erotischen Beziehungsqualitäten, deren Zulassen und Anerkennung für eine adäquate Entwicklung nötig sind. »Aber ebenso wenig machen Frauen sich Gedanken darüber, wie sie ihren Sohn sehen; wie sie ihn *übersehen*, nicht sehen *wollen* und nicht sehen *können*, und wie sie seinen Blick *nicht ertragen*« (Amendt, 1994, S. 27). Ist die Angst der Mutter vor der Männlichkeit ihres Sohnes zu groß, wird sie über sein Geschlecht – sowohl über seine beginnende Männlichkeit als auch seine Geschlechtsorgane – wie blind hinwegsehen; an dieser Stelle glänzt das Auge der Mutter nicht, sodass dementsprechend eine Leerstelle im Selbstbild des Jungen bleibt. Wiederum ginge es um die Akzeptanz und Förderung des Geschlechts des Sohnes, denn das Geschlecht der Mutter wurde ja damals schon nicht *gesehen* im Sinne von respektiert, akzeptiert und geliebt.

Körperliche, sexuelle und erotische Beziehungsanteile zwischen Eltern und ihren kleinen Kindern sind nicht nur unvermeidlich, sondern notwendig. Sophinette Becker (2013, S. 21) knüpft an Laplanches (1986) »rätselhafte Botschaften« an, die vom Unbewussten der Erwachsenen an das Kind gesendet werden, deren Bedürfnisse es enträtseln muss. In der notwendigen Körperlichkeit der Kinderpflege ist immer das unbewusste verborgene Begehren der Erwachsenen enthalten, wenn es nicht unterdrückt und mit Angst verbunden ist – aber auch das ist eine Botschaft. Es wird auf das mittlere, kindgerechte, entwicklungsfördernde Maß ankommen. Becker (ebd.) unterscheidet deshalb zwischen einer wünschenswerten »strukturbildenden Sexualisierung« und einer »strukturzerstörenden Sexualisierung« des Kindes durch die Eltern. »Das Ausmaß der Sexualisierung ist aber ebenso entscheidend wie ihre Legierung mit Empathie oder mit Gewalt und die Fähigkeit der Eltern zur ›Zielgehemmtheit‹« (ebd.).

Was verrät das Bewusste von Müttern?

Wenn das Interesse sich auf den mehr oder weniger unbewussten Anteil der Mütter richtet, der die Gestaltung der Mutter-Sohn-Beziehung beeinflusst, sollte eine Befragung von Müttern kaum Erkenntnisse bringen über die verborgenen Motive und Einstellungen. Trotzdem hat Gerhard Amendt (1994) erstaunliche Ergebnisse erzielt, als er im Jahre 1992 903 Frauen zu »ausgewählte[n] Problembereiche[n] der Mutter-Sohn-Beziehung« (S. 7) befragte. Solche »Beziehungs-Szenen« waren zum Beispiel:

> »Warum Frauen eine besonders intensive Sorge um den Penis ihres Sohnes entfalten […]; warum sie dem Kleinen den Platz in ihrem Bett überlassen, wenn der Große weg ist […]; warum sie verzückt sind, wenn der Sohn ihnen wunderschöne Unterwäsche schenkt; warum viele Mütter seinen Penis streicheln würden, wenn er sich das wünscht. […] [Wir] werden uns dem Phänomen des Penis-Küssens, den nicht enden wollenden Genital-Waschungen und den ungleichen Standards zuwenden, die viele Frauen beim Zugriff auf das Genital ihrer Kinder für sich im Gegensatz zum Vater gelten lassen« (ebd., S. 8).

Die Antworten der befragten Frauen präsentiert Amendt nicht etwa nur mit Zahlen und grafischen Darstellungen von prozentualer Häufigkeit etc., vielmehr zitiert er sehr weitgehend individuelle Antworten, die er dann aber doch als weit verbreitet oder umgekehrt eher als singuläre Meinungen kennzeichnet. Natürlich wird nach den erotisch-inzestuösen Bereichen gefragt, aber man staunt doch, mit welcher anscheinend naiven Ehrlichkeit in großer Häufigkeit Grenzüberschreitungen oder Übergriffe von den Frauen als im Rahmen des Üblichen betrachtet wird. Die Ergebnisse werden aber von Amendt nicht nur sehr anschaulich präsentiert, sie werden auch auf der Grundlage einer psychoanalytischen Traumatologie interpretiert – dabei wird Traumatisierung als destruktives Beziehungsgeschehen verstanden. »Die Ergebnisse dieser Studie werden unsere Sicht vom Verhältnis von Frauen und ihren Söhnen grundsätzlich verändern. Was uns lieb, eingängig und vertraut war, wird nur noch begrenzte Geltung haben« (ebd., S. 23). Die Untersuchung ist vor über 20 Jahren erschienen – wieweit sie eine gesellschaftliche Veränderung bewirkt hat, bleibe dahingestellt.

Ein erstes erstaunliches Ergebnis ist, dass nur ca. vier Prozent (!) der Frauen glauben, dass Mütter ihre Söhne *nicht* missbrauchen, sehr viele meinen aber, der Missbrauch gehe subtiler vor sich als der zwischen Vater und Tochter. Missbrauchsformen werden von den Frauen zum Beispiel so definiert:

> »Sie binden die Söhne mit Überbehütung bis zur totalen Abhängigkeit an sich, weniger körperlich als durch seelische Abhängigkeit bis zur Lebensunfähigkeit [...]; der Sohn darf dann nicht erwachsen werden [...]; der Sohn wird zum Partner gemacht durch Entmündigung, Grenzüberschreitung der Körperpflege, die Frau verführt den Sohn, um Bestätigung zu bekommen [...]; sie bringen ihre Söhne eher in seelische Abhängigkeit [...]; indem sie im Kind den Partner sehen [...]; Liebkosen am Penis; Herumfummeln am Pimmel wegen Vorhautverengung« (ebd., S. 40).

Die Sorge um das Geschlecht des Sohnes

Dabei wird die Betätigung am Genital des Sohnes als Zärtlichkeit oder Sorge verbrämt, wie überhaupt der Mutter weit überwiegend keinerlei Gewaltanwendung oder Machtbedürfnisse zugetraut werden. »So erstaunlich, wie es dünken mag, so ist das magische Ziel vieler Frauen der Penis ihres Sohnes. Ihr eindringlicher Blick führt sie immer wieder dort hin« (ebd., S. 60). Circa ein Drittel der befragten Frauen bejahten die Frage: »Es kommt sehr häufig vor, dass Mütter sich Sorgen machen, dass das Genital ihres Sohnes sich nicht richtig entwickeln könnte.« Diese Sorge teilen sie durchaus mit einer großen Zahl von Kinderärzten (»Kollusion«). Je weniger die Sorge der Mutter in der Realität begründet ist, desto mehr entspringt sie einer Phantasie, und diese wird keineswegs aus positiven Motiven gespeist sein, vielmehr muss es ja Aggression sein, die in der Phantasie das Organ krank *macht*.

Ich habe dieses Phänomen »Hypochondrie-by-proxy« (Hirsch, 2010, S. 272) genannt und in einem eindrücklichen Fallbeispiel beschrieben: Eine Mutter, von Beruf Kinderärztin, beantwortete die Autonomiebestrebungen aller ihrer adoleszenten Kinder mit der Vorstellung, sie seien an schweren, zum Teil todbringenden

Krankheiten erkrankt. Hinter dieser *Sorge* konnte nach und nach eine massive Aggression erkannt werden, weil sie sich von ihren Kindern verlassen, sozusagen sich selbst überlassen fühlte »nach allem, was ich für sie getan habe«. Richtet sich die Sorge der Mutter auf den Körper des Kindes bzw. seine Körperteile aus Angst, sie seien missgebildet, kann man von »Dysmorphophobie-by-proxy« sprechen. Es ist ja nicht so, dass die ständige Sorge der Mütter, die Kinder würden nicht richtig, zu wenig, zu viel oder zu ungesund essen, zwingend zu einer späteren Ess-Störung führt. Aber kann man nicht doch einen Zusammenhang vermuten? Natürlich projizieren viele Jugendliche ihre massiven Identitätsängste auf ihren Körper bzw. insbesondere auf ihre Genitalien; es entsteht die Angst, sie seinen missgebildet. Diese (Wahn-)Vorstellung beruht auf der Verschiebung der Identitätsangst auf den Körper; die eigentliche Angst ist, der Jugendliche würde die (insbesondere sexuelle) Identität eines Erwachsenen (als Mann oder Frau) nicht ausfüllen können.

Aber muss man nicht annehmen, dass diese Ängste und insbesondere auch ihre Projektion auf die geschlechtlichen Körperteile umso weniger nötig sind, je mehr die Kinder in ihrer gesamten Entwicklung in ihrer Geschlechtlichkeit, Körperlichkeit und in ihrem Autonomiebestreben mit einer liebevollen, wohlwollenden und abgegrenzten Akzeptanz durch die Eltern begleitet wurden? »Es handelt sich um Phantasien, die nichts mit dem Organ des Sohnes, sondern mit den Phantasien der Frau über die symbolischen Bedeutungen des Organs für sie selbst zu tun haben« (Amendt, 1994, S. 63). Wie bei der Hypochondrie und der Dysmorphophobie sind ja die Betroffenen immer davon überzeugt, dass es sich um Real-Ängste handelt, aber auf die Frage: »Welche Angst verbinden Sie mit der Entwicklung um das Genital ihres Sohnes?« (ebd.) antwortete immerhin knapp ein Fünftel der befragten Frauen, dass sie glaubten, *selbst* etwas falsch gemacht zu haben. Für Amendt ist das ein Hinweis auf eine Ahnung dieser Frauen, die *Phantasie* von der Missbildung selbst entwickelt zu haben, denn was hätten sie schon Falsches *tun* können? Hier wird sich die Ambivalenz der Mütter manifestieren, die mit der positiven Besetzung des Penis große Erwartungen verbinden (und solche im Knaben wecken), um ihn dann zu entwerten – beispielsweise indem sie ihn als zu klein bezeichnen. Die dysmorphophobische Angst des Adoleszenten ist immer: Der Penis ist zu klein. Ursprünglich war er in den Augen der Mutter zu klein. Ich denke, dazu passt das Bild der Hexe aus *Hänsel und Gretel*, die den Finger (Penis) des Jungen kontrolliert, ob er endlich dick (groß) genug ist, damit sie den Jungen fressen, das heißt, endlich als Partner für sich verwenden kann. Der Junge durchschaut das Spiel und verweigert sich mit dem bekannten Trick, aber welches Kind ist schon so souverän. Ein Fall von Verweigerung der Penis-Verwendung finden wir weiter unten im Beispiel des Patienten Herr Caldewey, der von einer operativen Geschlechtsumwandlung (d. h. Penis-Amputation) träumte und einmal versuchte, sich durch Selbstkastration von seiner Männlichkeit zu befreien – bloß, damit die Mutter seinen Penis nicht bekam!

In dem folgenden Fallbeispiel gehen die wahnhaft-unkorrigierbaren Vorstellungen, der Penis sei zu klein, auf die pseudoödipale Besetzung des Penis des damals achtjährigen Kindes durch die Mutter zurück – auf eine phantasmatische Aneignung durch die Sorge der Mutter, der Penis ihres Sohnes sei zu klein (ich habe diesen Fall bereits einmal vorgestellt; Hirsch, 2010, S. 282f.).

Herr Niethammer, 25 Jahre alt und arbeitslos, kein Beruf, bei der Mutter lebend, klagt unter heftigen Schamgefühlen: »Mein Penis ist unterentwickelt, zu klein und zu schmal; eine Erektion bekommt er zwar (wohlgemerkt, der vom Körperselbst dissoziierte Penis bekommt die Erektion, nicht der Patient selbst!), aber ich kann keine Frau glücklich machen.« Die Ängste und Befürchtungen habe er seit dem 15. Lebensjahr. Es falle ihm sehr schwer, darüber zu sprechen; erst vor einem Jahr habe er es geschafft, sich *seiner Mutter* zu öffnen. Weil der Penis zu klein sei, seien daraus seine Hemmungen entstanden. Bis zum Alter von 15 Jahren habe er einen riesigen Freundeskreis gehabt, dann habe er sich völlig zurückgezogen, »weil es sich herumgesprochen hat, dass ich eine Niete bin«. Er gehe kaum noch aus dem Haus, »allein die Blicke der Leute in der Straßenbahn halte ich nicht aus, als ob sie alles über mich wissen«. Wenn er Kontakt zu Frauen suche, habe er nur sein Problem im Kopf, er könne nicht mehr sprechen, alle wüssten gleich, er sei ein »Kerl ohne Selbstbewusstsein«. Die »heutigen Frauen« seien auf schnelle, gelingende Sexualität aus, »sie brauchen den Sex, den ich ihnen nicht bieten kann«. Alle seine Probleme seien auf sein Versagen und dieses auf die anatomische Beschaffenheit des Penis zurückzuführen, denn bis zum 15. Lebensjahr sei er voller Lebensfreude gewesen, erst das Symptom habe ihn »aus der Bahn geworfen«. Sein einziger Antrieb zu überleben sei immer gewesen, dass er sich operieren lassen würde, aber der Urologe, an den er sich gewandt habe, habe davon abgeraten – in Deutschland mache man das nicht. Er denke an die Möglichkeit einer Operation in einem osteuropäischen Land; gleichzeitig wisse er, dass er viele andere Probleme dahinter habe.

Die Mutter sei eine Fremde in Deutschland. Der Vater habe sie in einem Entwicklungsland kennengelernt, wo sie in einer katholischen Missionsschule aufgewachsen sei. Sie sei streng katholisch, Sexualität sei absolut tabu, nie habe jemand in der Familie darüber gesprochen. In Deutschland habe es viel Streit gegeben; die Eltern hätten sich getrennt, als der Patient sieben Jahre alt war. Der Vater habe zum Patienten keinen Kontakt aufrechterhalten, der Junge habe eng mit der Mutter zusammengelebt, ihr mit ihren Sprachschwierigkeiten geholfen, zum Beispiel bei Behördengängen. Im Alter von acht Jahren sei die Mutter mit ihm zum Kinderarzt gegangen aus Sorge, *sein Penis wäre zu klein*! Der Kinderarzt habe damals gesagt, es gäbe eben große und kleine; genau dasselbe habe ihm jetzt der Urologe gesagt. Der Patient schreibt im biografischen Fragebogen:

> »Mit sieben Jahren bin ich in die Eishockey-Mannschaft eingetreten. In der Dusche wurde ich von den Kameraden ausgelacht, da mein Penis so klein war. Obwohl ich den Eissport liebte, bat ich die Mutter, mich nach einem Jahr abzumelden. Ihr war der wahre Grund nicht bewusst. Aus heutiger Sicht erinnere ich mich an die empfundene Scham. Während der Grundschuljahre vergaß ich fast, dass mein Penis zu klein war. Mit Beginn der Pubertät empfand ich große Scham, wenn mich meine Mitschüler im Schwimmunterricht wegen meines Penis auslachten. Ich wechselte die Schule, aber hier wurde ich auch wieder gehänselt, man machte Witze über mich, da ich nie am Schwimmunterricht teilnahm oder nach dem Sportunterricht mit meinen Mitschülern duschte. Diese Scham konnte ich nicht ertragen und versagte in fast allen Fächern.«

Wegen seiner großen Schwierigkeiten habe ihn die Mutter jetzt ermutigt, wieder Kontakt zum Vater aufzunehmen. Dieser sei sehr froh darüber und hilfsbereit gewesen, habe versprochen, ihm zu helfen und sei deshalb zuerst selbst zum Urologen gegangen, um für den Patienten einen Termin zu vereinbaren.

Die Psychodynamik ist beherrscht von der engen Mutterbindung. Als einziger Sohn scheint er für die Mutter nach der Trennung vom Ehemann eine Partnerersatzfunktion bekommen zu haben, die weit über eine durchschnittliche ödipale Bindung hinausging. Die Mutter besetzte in pseudoödipaler Weise den Penis des Kindes übermäßig (vgl. Hirsch, 1988) – ein triangulierender Vater stand nicht zur Verfügung. Die Sorge der Mutter um die Größe des Penis des Kindes entspricht der später auftretenden dysmorphophobischen Angst; die Scham entspricht dem Versagen bezüglich den unbewussten Wünschen der Mutter, für diese ein Mann zu sein, obgleich er auch in den Augen der Mutter nicht genügen würde (»Immer zu klein«, Amendt, 1994, S. 42f.). Angst und Scham hindern den Patienten nun, sich von der Mutter zu lösen und sich anderen Frauen, die ihn in seinem So-Sein besser akzeptieren könnten, zuzuwenden. Interessant ist, dass die schließlich begonnenen Bemühungen, das Symptom zu bekämpfen, das heißt, die Loslösung von der Mutter zu betreiben, von den realen Aktivitäten des wieder in Erscheinung tretenden Vaters abhängig waren (Termin beim Urologen). In der Phantasie war der Chirurg, der einen adäquaten Penis schaffen würde, der Triangulierungsvater (auf den zum Teil noch immer Hoffnungen gesetzt werden). Eine Psychotherapie kam nicht zustande, weil die Spaltung zwischen einem Selbstanteil, der an der Dysmorphophobie festhielt, und einem anderen, der wohl wusste, dass es um tiefer liegende Identitätsprobleme ging, zu stark war, als dass eine integrierende Psychotherapie gewählt wurde. Vielmehr wollte Herr Niethammer sich erst einmal in einer Klinik für Sexualtherapie vorstellen, um das Symptom direkt anzugehen.

Vorhautfetischismus

Man fragt sich, welche unbewussten Phantasien hinter der Präokkupation mit der Vorhaut des Knaben verborgen sind, der weite Teile der Menschheit in vielen Kulturen folgen, und welche aggressiven, unbewussten Motive hinter dem Drang stehen, sie durch Beschneidung zu entfernen (vgl. Franz, 2006). Die Beschneidung wird massenweise ja nicht nur vor einem religiös-kulturellen Hintergrund des Judentums und des Islam vorgenommen, vielmehr waren zeitweilig 80 Prozent der überwiegend christlichen US-amerikanischen Männer beschnitten. Die Zahl ist inzwischen zurückgegangen, aber immerhin sind auch in Deutschland Amendt (1994, S. 69) zufolge 17 Prozent der Knaben in den neuen Bundesländern und noch 10 Prozent in den alten beschnitten. Das Irrationale zeigt sich auch daran, dass in den neuen Bundesländern 60 Prozent der Mütter eine Prophylaxe der befürchteten Vorhautverengung durch Zurückstreifen der Vorhaut betreiben, während es in den alten Bundesländern nur ca. 30 Prozent sind; trotz der häufigeren Vorsorge ist aber die Zahl der Beschneidungen im Osten viel größer. Amendt bemerkt, dass die Sorge der Mütter, die Söhne könnten später beim Geschlechtsverkehr Probleme bekommen, völlig ausblendet, dass ja schon viel früher die Masturbation, das heißt Sexualität mit (und für) sich *selbst*, die ersten Probleme bereiten würde. Man muss also denken, die Mütter blenden völlig aus, dass Sexualität die höchst private Angelegenheit des Knaben ist, dass die Mutter sich mit seiner späteren Frau identifiziert und die *Sorge* eigentlich eine ist, dass der Sohn sich von der Mutter trennt und eigene Bereiche ganz für sich reservieren möchte. Und so ist ja die Beschneidung seit dem 19. Jahrhundert, wenn sie nicht religiös motiviert wurde, offen mit dem Bestreben begründet worden, die Masturbation zu verhindern (vgl. Franz, 2006). Für meine Begriffe repräsentiert die Vorhaut so gesehen den Willen und das Recht des Jungen und des Mannes, über seine Sexualität selbst zu verfügen, und dieses Recht wird ihm wahrlich *beschnitten*.

Entwertung des Vaters

Eine andere Dimension der innigen Mutter-Sohn-Beziehung, nämlich die Bevorzugung des Sohnes und die Entwertung seines Vaters, erscheint deutlich in den Antworten auf die Frage: »Stellen Sie sich einmal vor, Ihr 14-jähriger Sohn würde Ihnen zum Geburtstag wunderschöne Unterwäsche schenken. Wie würden Sie darauf reagieren?« (Amendt, 1994, S. 119) Nur 15 Prozent der antwortenden Frauen, die sich in diese Situation hineinversetzten, würde das Geschenk »verlegen« machen oder sie wären »peinlich berührt«. Knapp die Hälfte ist ambivalent: »Einerseits davon angetan, aber andererseits auch komisch berührt« (ebd., S. 123). Nur eine einzige Frau sagte: »Ich würde ihm das Geschenk frustriert wieder zurückgeben – frustriert und auch verletzt.« Der Zusatzfrage, ob ein solches Geschenk nur erwachsene Männer machen sollten, stimmte zwar über die Hälfte der Frauen zu, aber 45 Prozent haben immerhin mit »stimmt nicht« oder »stimmt eher nicht« geantwortet. Die große Akzeptanz eines solchen Angebots erotischer Qualität ist verbunden mit der Entwertung des Partners der Mutter; Amendt versteht das als »die Hinwendung der unzufriedenen Frau zum Sohn« (ebd., S. 125).

> »Für diese Frauen sind die Ehemänner dann ›dumme Jungs‹ [!], die von Frauen nichts verstehen, und die Söhne die ›einfühlsameren Männer‹, die wissen, was Frauen wünschen. Diese Frauen bringen jenen Mannestyp hervor, von dem sie glauben, dass er besser sein wird als die Männer, mit denen sie die Söhne gezeugt haben. Diese Männer mögen zwar gute Brotverdiener sein, aber in der Sphäre der Befriedigung weiblicher Sexualbedürfnisse werden sie in den Augen der Frauen von der nachfolgenden Sohnesgeneration ›geschlagen‹« (ebd.).

Wir werden später solche Männer kennenlernen, die wie der Patient Jason von Joyce McDougall (1986) oder Herr Singer und Herr Altdorfer aus meiner Praxis »gute Ficker« sind, die Bedürfnisse ihrer Partnerinnen immer befriedigen, sozusagen »Frauenversteher« sind, die aber selbst zu kurz kommen in ihren Bedürfnissen, von den Frauen verwendet werden und sich im Grunde allein fühlen – wie damals als Sohn.

Man mag zu Fragebogen-Untersuchungen skeptisch eingestellt sein, da sie ja weitgehend nur die bewussten Meinungen und Vorstellungen der Befragten wiedergeben. Trotzdem wird durch die Untersuchungen Amendts deutlich, mit welcher Offenheit und Unbefangenheit sich die befragten Frauen zum großen Teil dem »Geschlecht« ihrer Söhne nähern (oder nähern würden), wie geradeheraus sie zugeben, sich eine Macht herauszunehmen, die sie aber gar nicht als Macht empfinden. Wieder möchte ich an das andere Extrem erinnern – daran, dass die Geschlechtlichkeit des Sohnes und das entsprechende Organ von der Mutter völlig negiert und ausgeblendet sein kann. Wieder kommt es auf eine mittlere kindgerechte Einstellung der Mutter (der Eltern) an, mit der die wahren Bedürfnisse des Kindes erkannt und berücksichtigt werden sollten, damit der Heranwachsende später mit seinem Körper, mit seiner Sexualität und überhaupt seiner Identität als Mann nicht allzu große Konflikte entwickelt.

Die Psychodynamik des Sohnes

Schildert man die Psychodynamik des Opfers familiärer Gewalt, steht man vor dem Problem, dass das Innere des Opfers (des Patienten) einmal außen war, nämlich in der Realität der Täter (auch ihres Unbewussten) oder auch der Familiendynamik. Durch Introjektion ist die Gewalt hineingenommen worden, durch Identifikation perpetuiert das Opfer die Gewaltszene, wie auch immer verändert – der Täter ist im Opfer (»Täteridentifikation«). Vielleicht hat es die Täter-Eltern nur so erlebt, die Erinnerung hat die Verhältnisse von damals verzerrt, das Eigene wird vielleicht auf die Täter von damals projiziert. Für die Therapie von Opfern eines Vater-Tochter-Inzests ist das Problem bekannt: Die vage Erinnerung lässt zweifeln, ob die Vergewaltigung wirklich stattgefunden hat. Ein Verdacht ist noch keine Tat, aber es gilt: Schon die Vermutung, der Vater könnte ein Täter gewesen sein, gehört zum Vater-Bild und wirft ein Licht auf die Beziehung zu ihm; letztlich können in einer Psychotherapie nur Vorstellungsbilder, Repräsentanzen der wichtigen Bezugspersonen erkannt, in neue Zusammenhänge gestellt und vielleicht modifiziert werden. Auch Glasser (1979, S. 36) kennt das Problem, wenn er schreibt:

> »Häufig haben wir keine objektiven Informationen, die das vom Patienten gezeichnete Bild seiner Mutter untermauern könnten. Ein charakteristisches Merkmal zeigt sich jedoch so regelmäßig in den Berichten der Patienten mit einer echten Perversion, dass man mit Sicherheit annehmen kann, dass es stimmt. Es handelt sich um die ausgeprägte narzisstische Persönlichkeit der Mutter und die narzisstische Beziehung zu ihrem Kind.«

Betrachtet man die Ambivalenz des Sohnes der Mutter gegenüber, sieht man automatisch auch die Ambivalenz der Mutter dem Sohn gegenüber. Ambivalenz hat sehr viel mit Grenzen und Selbstbehauptung einerseits bzw. mit Grenzenlosigkeit und Vereinnahmung andererseits zu tun: Der Sohn möchte von der Mutter geliebt werden als individuelle Persönlichkeit im eigenen Recht, er möchte geliebt werden als getrenntes Gegenüber. Die Mutter liebt den Sohn aber, wenn sie mit ihm eins ist, er ein Teil von ihr ist, über den sie verfügen kann wie es ihr gefällt. Daher reicht der Begriff Ambivalenz gar nicht; ihre Pole zwischen Liebe und Hass sind so weit voneinander entfernt, dass die Spannung nicht auszuhalten wäre. Das Hilfsmittel heißt Spaltung zwischen nur guten und nur bösen Teilobjekten; entsprechend ist das Selbst gespalten, und im Falle der Borderline-Perversion ist auch das Bild des Vaters teilobjektartig gespalten, da der Vater doch auch da war, wenn auch nur schwach.

Eine klassische Arbeit zur Genese der Borderline-Persönlichkeitsstörung ist fast vergessen, obwohl sie den zentralen Punkt genau benennt: Masterson und Rinsley (1975, S. 165ff.) knüpfen an den Gedanken von Margaret Mahler (1972) an, dass die Borderline-Persönlichkeit an die Wiederannäherungsphase fixiert sei, und schreiben:

> »Nach unserer Überzeugung muss man die Ursache der Fixierung der Borderline-Individuen in der Rücknahme *[withdrawal]* der libidinösen Verfügbarkeit der Mutter [ihrer libidinösen *supplies*] sehen, wenn das Kind Anstrengungen macht in Richtung Separation-Individuation während der Wiederannäherungsphase, und weiter, dass die Fixierung genau in dieser Zeit entsteht, weil die Individuation des Kindes eine größere Bedrohung des defensiven Bedürfnisses der Mutter wird, ihr Kind festzuhalten, so dass sie deshalb ihre libidinöse Verfügbarkeit zurückzieht. Das Zwillingsthema [Belohnung und Rücknahme, *reward and withdrawal*] dieser Interaktion wird nachfolgend vom Kind introjiziert, wird zum *leitmotif* [sic!] seiner psychischen Struktur und erscheint wieder in seinem pathologisch gespaltenen Selbst und den Objektrepräsentanten, wie sie auch in der therapeutischen Übertragungsbeziehung wiederhergestellt werden. […] Die Mutter ist verfügbar, wenn das Kind klammert und sich regressiv verhält, aber zieht sich zurück, wenn es versucht, ›zu separieren und zu individuieren‹. Das Kind braucht die mütterliche Fürsorge, um zu wachsen; wenn es aber wächst, wird sie ihm entzogen.«

Hier gibt es also wieder das Bild der »zwei Mütter«, das heißt, das widersprüchliche Verhalten der Mutter wird introjiziert und bildet gespaltene Mutterbilder. Ein solches Geschehen wird beide Geschlechter treffen können. Aber der Sohn wird es schwerer haben, wenn nicht nur sein Individuationsbestreben die Mutter aggressiv macht oder sie sich abrupt zurückziehen lässt, sondern auch noch ihre Ambivalenz seinem männlichen *Geschlecht* gegenüber hinzukommt. Dann wird die Mutter schwanken zwischen Idolisierung und feindlicher Ablehnung, wenn sie das Gefühl hat, der Sohn ergänzt sie ja doch nicht wirklich.

Genau so, wie es diese »zwei Mütter« gibt, werden auch »zwei Söhne« entstehen, die genau den beiden Müttern entsprechen: Ist der Junge mit der Mutter verbunden, auch sexuell, zumindest innig-erotisch, fühlt er sich in der manischen Fusion mit der Mutter grandios und omnipotent. So begegnen uns an mehreren Literaturstellen die »Könige der Welt«. Dammasch (2008, S. 129f.) berichtet aus den psychoanalytischen Therapien schwieriger Jugendlicher:

> »Ich möchte mich in meinem Beitrag mit der wachsenden Gruppe von durchaus intelligenten jungen männlichen Patienten aus meiner psychoanalytischen Praxis beschäftigen, die phasenweise oder konstant im Bett ihrer Mutter schlafen. Vor allem in der weiterführenden Schule zeigen einige von ihnen eine selbstschädigende Passivität [...]. Andere fallen durch phallische Großspurigkeit gemischt mit aggressiv-störendem Verhalten auf. Beide Verhaltensweisen sind im psychodynamischen Kern durch offene oder verdeckte Grandiositätsvorstellungen (ein Zwölfjähriger: ›Ich bin der Herr der Welt‹) bei gleichzeitigen [...] massiven Verfolgungsängsten gekennzeichnet. Der *Stolz und das Elend* dieser Jungen basiert zentral auf einer partnerschaftlichen Enge zur *unbefriedigten* alleinlebenden Mutter bei gleichzeitiger emotionaler oder konkreter Abwesenheit des Vaters.«

Herr Singer, den ich unten ausführlich vorstellen werde, führte im Alter von 17 Jahren zusammen mit der Mutter erfolgreich ein Geschäft, ließ sich von einem Chauffeur herumfahren, trug einen Nadelstreifenanzug und rauchte Zigarren – er hatte wahrlich den Vater überrundet. Oder Herr Zierfeld, der mit vielleicht zehn Jahren bereits Autofahren konnte, von der Mutter ein Kissen unter den Hintern gestopft und Vaters Hut auf den Kopf gesetzt bekam, um mit ihr den ständig betrunkenen Vater aus der Kneipe nach Hause zu befördern – wie muss er sich, mit der Mutter verbunden, mächtig gefühlt haben. Besonders in den Fällen von »consummated mother-son-incest«, realem Geschlechtsverkehr zwischen Mutter und Sohn also, wird öfter ein solcher Ausspruch getan, um dem manischen Hochgefühl Ausdruck zu verleihen:

> »Wir schliefen fast jede Nacht zusammen. Ich fühlte mich unglaublich; ich war im siebten Himmel *[on top of the world]*. Hier war ich, der zwölfjährige Junge,

der diese wundervolle sexuelle Beziehung mit einer schönen Frau hatte, der sie in die Stadt begleitete – ich spielte Papa. Ich war der Herr des Hauses. Während andere Kinder noch die Kleidung ihres Vaters anprobierten, war ich tatsächlich in seine Fußstapfen getreten« (Forward u. Buck, 1978, S. 67; Übers. Hirsch, 1987, S. 167).

Über einen Patienten berichtet Shengold (1980, S. 467): »For my patient the experiences of penetration and the one time of ejaculation had been ›*glorious*‹, and the entire incestuous contact was remembered as wonderful and beautiful.« Der Patient fühlte sich als »Sohn Fortunas« und erinnerte sich an seinen »geheimen Stolz, mit zwölf Jahren eine erwachsene Frau zu besitzen, während seine Freunde über Sex bestenfalls Tagträume haben konnten« (ebd., S. 468). Ganz ähnlich auch Andreas Marquardt (2007, S. 206):

> »In der Pause stand ich allein in einer Ecke auf dem Schulhof oder lehnte am Zaun, die Hände vor der Brust verschränkt und dachte, wenn ihr wüsstet, ihr habt doch alle keine Ahnung, ihr Zwerge. Ihr Armleuchter habt ja noch nicht einmal eine Mu gesehen. Schaut euch ruhig auf dem Klo harmlose Bildchen an und kichert verlegen rum, ich habe zu Hause alles live. Von euch kann mir doch keiner das Wasser reichen. Pah, ich begebe mich doch nicht zu euch herab, wer bin ich denn? Ich hab's nicht nötig, mich mit Kindern abzugeben, und mit ahnungslosen Gören will ich auch keine Freundschaft. [...] Ich doch nicht, was fällt denen denn ein? Ich war Andy, der König vom Schulhof, und mindestens drei Nummern zu groß für diese unreifen Dinger.«

Oder an anderer Stelle (ebd., S. 197f.):

> »Es war schön so, ich war voll dabei und regelrecht stolz auf meine Mutter. So eine Mutter hatte doch nicht jeder. Die anderen Jungen träumten nur davon, die wären grün geworden vor Neid, wenn sie geahnt hätten, was meine Mutter mir zu Hause alles beibrachte. [...] Ich empfand mich als einen Glückspilz.«

Marquardt zitiert auch einen komplementären Spruch der Mutter:

> »›Du bist ein ganz, ganz lieber Junge. Einen solchen Sohn findet man nicht alle Tage, da kann eine Mutter wirklich von Glück reden. So fleißig, und wie leicht und schnell du doch lernst.‹ Die Schule konnte sie nicht meinen, da lief es gerade einigermaßen durchschnittlich« (ebd., S. 198).

Ich habe einen Fallbericht von Margolis (1977) referiert, in dem ein Patient geschildert wird, der seit dem Alter von 18 Jahren Geschlechtsverkehr mit der Mutter hatte:

> »[D]ie Initiative ging [abwechselnd] von beiden aus, der Sohn forderte sexuellen Kontakt besonders dann, wenn er sich von der Mutter vernachlässig fühlte oder wenn es Streit gegeben hatte, in dem sie seine Männlichkeit angezweifelt hatte. Nach dem Geschlechtsverkehr fühlte er sich oft als ›king of the world‹, was in Zerknirschung umschlug, wenn sie ihm Vorwürfe wegen seines sexuellen Drängens machte« (Hirsch, 1987, S. 164).

Ödipus war schließlich auch ein »Sohn Fortunas«, dazu ein König, Kind und Mann Iokastes.

Aber es gibt natürlich auch die Kehrseite:

> »Wie allen Kindern, die in ihren Familien wie in Fallen hocken, blieben mir nur zwei Möglichkeiten: Die Flucht in diese Allmachtsphantasien – ich bin was ganz Besonderes – oder der Rückzug nach innen: ich armes, geschundenes Kind. [...] In mir waren zwei Andies – ein harter und ein weicher. [...] Wochenlang gab's ein elendes Gezerre zwischen den beiden Andys. Hin, her, hin, her« (Marquardt, 2007, S. 222f.).

Der »weiche« entspricht dem kleinen Jungen, der von der Mutter aufgebaut, aber dann wieder entwertet und erniedrigt wird – manisch-depressiv. Den »harten Andy« werden wir gleich weiter unten kennenlernen. Glasser (1979, S. 20f.) hat dieses Doppelte als »Kernkomplex der sexuellen Perversion« eindrücklich beschrieben:

> »Eine wesentliche Komponente des Kernkomplexes ist ein tief verankertes und weitreichendes Verlangen nach einer intensiven und innigsten Verbundenheit mit einer anderen Person, das auf einer ›Verschmelzung‹ einen ›Zustand der Einheit‹, ein ›seliges Einssein‹ hinauswill. [...] Solche Sehnsüchte sind natürlich keineswegs pathologischer Natur; im Gegenteil, sie sind Bestandteil der normalsten Liebeswünsche. Beim Perversen bleiben sie jedoch in dieser frühesten Form bestimmend, auch wenn sich ihre manifeste Erscheinungsform unter dem Einfluss späterer Entwicklungsstufen verändert. Für ihn hat ein solches ›Verschmelzen‹ nicht den Charakter eines begrenzten Zustandes, aus dem er wieder auftauchen wird: Er glaubt, dass sich darin ein *dauerhafter* Verlust des eigenen Selbst ereignet, dass seine Existenz als ge-

> trenntes, unabhängiges Individuum im Objekt verschwindet, so als würde man von einem ›schwarzen Loch‹ eingesaugt. In Abhängigkeit vom jeweiligen Schicksal der beteiligten libidinösen und aggressiven Elemente ergeben sich dabei individuelle Unterschiede: Der eine Patient erlebt es passiv als ein Aufgehen im Objekt, der andere, als würde er vom Objekt verschlungen, wieder ein anderer, als würde er gewaltsam in das Objekt eindringen oder das Objekt in ihn und so weiter. So oder so erscheint das Endresultat jedoch als eine völlige Inbesitznahme durch das Objekt, in deren Folge sich der Perverse von vollkommener Vernichtung bedroht sieht.«

Der »schwarze Schlund« ist natürlich ein Bild für die »verschlingende Mutter«, der Schlund steht für das weibliche Genital. Sein Anblick ist Freud (1927e) zufolge Angst erregend wegen des fehlenden Penis der Frau; der kleine Junge muss denken, er sei abgeschnitten worden, also ist auch er von der Kastration bedroht. Aus Abwehr dieser Angst phantasiert sich der Knabe (das Mädchen muss das nicht) einen Penis der Frau oder ersetzt diesen im Falle der Perversion durch einen nicht Angst machenden, beherrschbaren Fetisch. Anders herum gesehen hat jedoch – jedenfalls in unserem Zusammenhang – eine in der einen oder anderen Weise erotisch-sexuell übergriffig bemächtigende Mutter doch tatsächlich einen Phallus, wenn man dieses Bild verwendet für die Macht, die sie sich herausnimmt. Insofern würde der Fetisch nicht den fehlenden Penis der Mutter ersetzen; er wäre vielmehr der symbolische Ersatz für die Macht der Mutter, mit der man gerade durch den Fetisch verbunden bleiben kann, ihn aber nun aus eigener Macht beherrschen und kontrollieren kann: *Im Fetisch wird der »Penis der Mutter« verwaltet!*

Abwehr durch Härte – Täteridentifikation

Die Kastrationsangst, die Freud annahm, scheint mir so gesehen also die »Angst vor dem Weib« zu sein, die Nähe- oder Symbioseangst (Stoller, 1975, S. 191), die in Schach gehalten werden muss.

> »Aber die Angst vor der Frau wird sich in ein aggressives Verhalten gegenüber Frauen umgewandelt haben, und man wird sie ›männlich‹ nennen. Sie werden vergessen haben, dass sie ihre Kindheit damit verbrachten, sich vehement gegen das Begehren ihrer Mutter zu schützen« (Olivier, 1980, S. 136).

Der »weiche Andy« verwandelt sich in den »harten«, um zu überleben, er entwickelt eine »männliche« Aggressivität. »Der Mann sollte erkennen, dass sein

Hang zum Herrschen daher rührt, dass er sich fürchtet, unter die weibliche Beherrschung von damals zurückzufallen« (ebd., S. 167). Der kleine Junge muss reaktiv als »starker Mann« denken, fühlen und handeln, um nicht unterzugehen:

> »Wie kommt also das ›Bild vom starken Mann‹ in den zarten Knaben, das ihm das Erinnern so schwer oder sogar unmöglich macht? Dieses Bild ist kein von außen kommendes gesellschaftliches Mannsbild. Das Bild vom starken Mann *im Sohn* weist auf die Beziehung zur Mutter hin. Es basiert auf der individuellen Verarbeitung von unangemessenen Erlebnissen mit ihr. [...] Er ist für die mütterlichen Wünsche immer zu klein und nicht nur, wenn er sich mit dem Vater/Partner der Mutter misst. Er wird beständig gekränkt. [...] Es trifft zu, dass hinter den größten Männlichkeitsgesten und überbordenden Machismusgebärden sich die tiefsten Abgründe unbewusster Angst auftun. Jene Angst, welche die Frau mit ihren grenzenauflösenden Erwartungen in ihrem kleinen Sohn auslöste« (Amendt, 1994, S. 42f.).

Zum Doppelten, sozusagen Manisch-Depressiven, passt auch der Patient, über den Wirth (2001, S. 1227f.) berichtet. Der Patient »Ivo« schlief seit (!) seinem zehnten Lebensjahr im Bett der Mutter, »der Vater schläft im Zimmer des Sohnes« (ebd., S. 1228). Die pädophilen Neigungen des Patienten werden als »Schutzwall gegen den Inzest« (ebd.) verstanden,

> »die Familiendynamik stellt sich folgendermaßen dar: Der Patient hat eine inzestuös aufgeladene Beziehung zu seiner Mutter. Er fühlt sich als ödipaler Sieger, als naturwissenschaftliches Genie, das den Vater überflügelt und dessen Platz bei der Mutter eingenommen hat. Andererseits erlebt er sich als von der Mutter klein gemacht, überwacht, kastriert und infantilisiert« (ebd.).

Zugegeben, der Fall von Andreas Marquardt ist ein extremer Mutter-Sohn-Inzest-Fall, aber was von ihm selbst so überdeutlich geschildert wird, lässt sich wohl auf mildere Fälle übertragen. Marquardt hatte sich als Jugendlicher räumlich halbwegs von der Mutter getrennt (er war in die Mansarde im selben Haus gezogen) und hatte altersgemäß eine Freundin, mit der er Sex haben konnte. Nachdem das Mädchen sich abrupt und wütend von ihm getrennt hatte, war er wieder mit einem anderen zusammen – und wieder trennte sich das Mädchen plötzlich. Als sich das Spiel ein drittes Mal wiederholte, erfuhr er, dass die Mutter durch Intrigen die Mädchen aufgehetzt hatte. Fortan gab es keinen »weichen Andy« mehr. Er konnte nur noch Sex haben, wenn er die Frau misshandelte und erniedrigte, absolute Macht über sie hatte, schließlich viele Frauen auf den Strich schickte. Diese »Entwicklung« vom weichen »Jungen« zum harten »Mann« zeigte sich deutlich in seinem sexuellen Verhalten:

> »Mutter sah ich immer seltener. [...] Trotzdem wurde ich sie nicht los. Sie ließ sich einfach nicht abhängen, immer wieder funkte sie aus der Ferne dazwischen. Ich nahm aus der Disco eine Braut mit nach Hause, und mitten beim Bumsen fiel Mutter mir ein. [...] Die ersten Minuten waren o. k., aber dann verabschiedete sich der Steife sang- und klanglos, lustmäßig war ich runter auf Null. [...] Was ich inzwischen im Bett ablieferte, war eine Katastrophe« (Marquardt, 2007, S. 90f.).

Dann entdeckte Andreas Marquardt, dass die meisten Frauen (die er sich ausgesucht hatte) Lust empfanden, wenn er sie misshandelte und erniedrigte – und unter dieser Bedingung stellte sich seine Potenz wieder ein.

> »Eine brüllte ich übelst nieder – was die auch noch gut fand. Ich war überrascht und knallte ihr eine links, eine rechts, das gefiel ihr noch besser. Da war ja überhaupt keine Abwehr. [...] Als hätte ich jahrelang Wut getankt, stürzte ich mich wie ein Nahkämpfer überfallartig auf die Frau: ›Ja, du Sau‹, brüllte ich sie an, ›du brauchst mich!‹. [...] Ich verabscheute und hasste Frauen. [...] Die harte Tour funktionierte super. Und das allerbeste: Mir tat nichts mehr weh in meiner Seele« (ebd., S. 94ff.).

Unterwerfung als Abwehr – Opferidentifikation

Während die Abwehrform des »starken Mannes« der Täteridentifikation entspricht, der Identifikation mit dem Aggressor, die den Täter imitiert, um der Mächtige zu sein und nicht Opfer zu bleiben, folgt eine andere Abwehr des Traumas der unterwerfenden Identifikation mit dem Aggressor, mit der das Opfer dem Täter sozusagen Recht gibt und weiter Opfer bleibt (Ferenczi, 1933; Hirsch, 1996a; vgl. das Kapitel *Transgenerationale Weitergabe* S. 113–123). Die Unterwerfung bedeutet in unserem Zusammenhang, der Frau als Nachfolgerin der Mutter zu Willen zu sein, der Mann einer dominierenden Frau zu sein (die er gesucht und gefunden hat), für die er da ist und funktioniert, auch sexuell. Im ausführlichen Beispiel von Herrn Singer werden wir sehen, dass »der Frau zu Willen sein« eine Hoffnung enthält, dass wie durch ein Wunder eine solche »Täter-Frau« sich in eine liebende Mutter verwandelt, aber damit dieses Wunder geschieht, muss es erst mal eine der ursprünglich traumatisierenden Mutter entsprechende »phallische« Frau sein, die ja auch (unbewusst) gewählt worden war. Diese Form der Identifikation mit dem Aggressor kann man auch »weiblich«-masochistisch nennen, ist sie doch üblicherweise bei weiblichen Opfern von (besonders sexueller) Gewalt zu sehen; Ferenczi hat das Konzept ja aus der Erfahrung mit sexuell missbrauchten Patientinnen entwickelt. Die »männlich«-sadistische Form folgt mehr dem Konzept Anna Freuds (1936; vgl. Hirsch, 1996a): Bloß kein Opfer mehr sein, wie wir oben gesehen haben.

Herr Singer (s. ausführlich weiter unten) »bediente« die Frauen, die sich danach stumm von ihm abwandten; er selbst konnte keine Lust empfinden, Sexualität nicht »für mich selbst« haben. Verbittert sagte er einmal: »Ein guter Ficker war ich, aber immer noch kein Mann.« Auch Jason, der Patient Joyce McDougalls (1986) war ein »guter Ficker« und hörte nicht auf, sich nach einem starken, väterlichen Mann zu sehnen, mit dem er sich hätte identifizieren können. Diese Männer sind abhängig in Beziehungen und in ihnen frustriert, enttäuscht in ihrer Hoffnung, endlich wirklich gemeint zu sein, und sie sind nicht »Manns genug«, eigene Kinder zu haben und eine Familie zu gründen, als ob sie so festgelegt vernichtet würden.

Vater-Sehnsucht: »Der Mann hinter der Frau«

Als Söhne waren diese Männer die »Partner« der Mutter, die ihren Mann vor den Kindern gründlich entwertet hat: Amendt (1994, S. 125) beschreibt diese familiäre Dreiecksdynamik von Mutter, Vater und Kind so: »Diese [Ehe-]Männer [d.h. die Väter der Söhne] mögen zwar gute Brotverdiener sein, aber in der Sphäre der Befriedigung weiblicher Sexualbedürfnisse werden sie in den Augen der Frauen [d.h. Mütter] von der nachfolgenden Sohnesgeneration ›geschlagen‹.« Später stellen die Söhne dieselben Verhältnisse her in der Hoffnung, dass sie sich zum Guten wandeln werden – sie suchen hinter der Frau nun aber den *starken* Mann, den *starken* Vater, damit die so zurechtgerückten Verhältnisse endlich die perverse Familie von damals reparieren mögen.

Das war auch der Fall bei meinem Patienten Herrn Rintelen, dem Medizinstudenten, der lieber Krankenpfleger gewesen wäre und dessen Mutter einen Eifersuchtsanfall in einem Restaurant hatte, als der Junge etwa fünf Jahre alt war. In einer fortgeschrittenen Phase seiner Therapie konnte er zärtliche Gefühle für mich entwickeln und auch äußern, dann aber hatte er gleich die Phantasie, mir ein

Messer in den Rücken zu stechen. Nachdem er diese ambivalenten Gefühle mit beträchtlicher emotionaler Beteiligung geäußert hatte, erzählte er, dass einmal ein Mädchen bei ihm übernachtet hat, mit ihm schlafen wollte und dazu sehr deutliche die Initiative ergriffen hatte, woraufhin er in Panik geriet und die Wohnung verlassen musste, obwohl er immer sehnsüchtig erwartet hatte, dass die Frau aktiv ist. Seine Freundin hält er ziemlich auf Distanz, sexuell passiert nicht viel, aber das ist so in Ordnung. Aber sein etwas älterer Freund, Martin, mit dem er zusammenwohnt, der immer der »Bestimmer« ist und sein Vorbild, hat zweimal mit ihr geschlafen, jetzt am Wochenende würden sie sich wieder treffen. Zwar hat er zugestimmt, was soll er machen, ein bisschen wütend ist er schon, auch eifersüchtig, er passt ängstlich auf, wann der Freund nach Hause kommt. Die Therapiegruppe spricht über diese besondere Konstellation, ein Gruppenmitglied irrt sich und nennt die Freundin von Herrn Rintelen »Martina«, vereinigt also die Freundin und seinen Freund Martin. Ein anderes Gruppenmitglied gibt zu bedenken, ob er vielleicht jemand anderes meint als dieses Sehnsuchtsmädchen. »Nein«, antwortet Herr Rintelen schnell, »vor homosexuellen Kontakten habe ich auch Panik ...«

Also bleibt es bei der Sehnsucht, um die Beziehung zu der Frau nicht zu nah werden zu lassen. Hinter dem Sehnsuchtsmädchen ist aber der Mann (der Vater) ersehnt, der vor der zu großen symbiotischen Nähe schützen soll. Aber kommt ihm der Mann zu nahe (homosexuell), entsteht dieselbe Angst.

Herr Rintelen hat die Vorstellung, der Freund sei sehr potent, habe einen größeren Penis. Früher dachte er, er habe einen zu kleinen Penis, bis seine Freundin ihn beruhigt hat, dass das keineswegs der Fall sein. Er hat zuerst gedacht, die Beziehung zu seiner Freundin würde durch ihr Fremdgehen (mit Martin) interessanter. Beide Male, nachdem die beiden zusammen geschlafen hatten, ist er gleich zu ihr gefahren und hat bei ihr übernachtet. In einer anderen Sitzung berichtet er, dass seine Freundin von einem netten neuen Kollegen erzählt hatte, er habe darauf geantwortet: »Warum triffst du dich nicht mal mit ihm?« Die Gruppe ist verwundert, er würde sie ja geradezu dazu drängen, mit dem neuen Kollegen zu schlafen. Darauf habe er geantwortet: »Es ist doch ganz normal, dass man sich trifft, wenn man sich nett findet. Man braucht ja nicht gleich ins Bett zu gehen, das *verlange* ich gar nicht!« Dieser Versprecher war ihm zwar ziemlich peinlich, trotzdem muss er über sich selbst schmunzeln, weil er die Vorstellung eben doch nicht so schrecklich findet, über die Freundin einen – irgendwie sexuellen – Kontakt zum »Mann« zu haben.

Auch Herr Singer drückte seine Vater-Sehnsucht, wie wir sehen werden, in der Übertragung auf mich aus, indem er mehrfach Dreiecke herstellte: Er nahm in meinem Wartezimmer Kontakt zu einer Patientin auf, mit der er sich dann traf, später attackierte er grob aggressiv-sexuell eine Frau, die bei einem Kollegen von mir in Therapie war, von dem ich von seinem Agieren erfuhr – damit hatte er sozusagen zwei Väter installiert, mich und den Kollegen.

Der Sohn möchte einen Zugang zum Vater, zu dessen Penis haben, um gegen die Macht der Mutter ein Gegengewicht zu schaffen. Es geht also für den Sohn um die Introjektion des väterlichen Penis, »doch gleichzeitig wollte er diese Einverleibung nicht *von einem Mann*, weil es ebenso wichtig war, dass seine Mutter ihm Zugang zum Penis des Vaters verschaffte« (McDougall, 1986, S. 1022). Der Zugang geht nur über die Mutter, deshalb finden sich später so häufig wiederum pseudoödipale Beziehungen dieser Söhne zu Frauen, die zu einem Mann gehören. In der Beziehung zu einer an einen Mann gebundenen Frau wird die – durchaus homosexuelle – Beziehung zum Mann, zum Vater gesucht. Oder diese Männer finden häufig Frauen, die Kinder von einem anderen Mann mit in die Beziehung bringen (z. B. Herr Havelberg und Herr Tinnappel).

»Die Mutter verwaltet den Penis des Sohnes«

Ist das eine Phantasie, oder tut die Mutter es wirklich? Wenn ich ein solches Bild im Kapitel *Psychodynamik des Sohnes* unterbringe, denke ich eher an eine Vorstellung im Sohn, an eine Repräsentanz eines Teils der Mutter und der Beziehung zwischen Mutter und Sohn. Das Bild hätte dann einen viel umfassenderen Sinn, es stünde für die Herrschaft der Mutter über das Kind, auch über den Mann – ist es noch politisch korrekt, von der »phallischen Frau« zu reden, der Frau, die sich eine phallische Macht zulegt, gerade weil sie keinen Penis hat? Oder auch sonst (gesellschaftlich) noch immer benachteiligt ist? Sich Macht aneignet, wo sie kann – zu Hause, über das Kind und nicht zuletzt über den schwachen Mann (jedenfalls zu Hause)?

Christiane Olivier (1980, S. 135) rätselt, was sie denn von dem wissen kann, der sie nicht ist – dem Mann, dem kleinen Jungen.

> »Was ich gesehen habe? Ich habe zunächst in meiner näheren Umgebung Thierry gesehen, der im Alter von zwei bis zwölf Jahren sein kostbares ›Objekt‹ mit seiner zu einer Muschel [!] geformten Hand schützte. Vor wem? Vor was? Wusste

> nur er das? Er war zum Gegenstand der familiären Witzelei geworden: ›Hast du denn solche Angst, dass er wegfliegen könnte?‹ – ›Denkst du, er sitzt nicht fest?‹ Und dann, eines Tages, stellt ein Onkel, der etwas Ahnung von Psychologie hat, die Fangfrage: ›Nun sag doch mal, wem gehört er denn, dass du solche Angst hast, dass man ihn dir wegnimmt, gehört er dir denn nicht?‹ Und Thierry antwortet zur allgemeinen Verblüffung, einschließlich der seiner Mutter: ›Er gehört Maman.‹ Verlegen, weil er in seiner unbewussten und offensichtlich lächerlichen Angst ertappt worden war, nahm er gewöhnlich seine Hand für einige Augenblicke fort, oder er entfernte sich von den neugierigen Erwachsenen.«

Was aber, wenn die Macht der Mutter den realen kleinen Penis des Sohnes zum Objekt ihres Begehrens macht? Dann ist das phantasmatische Bild zur Realität geworden oder die Realität hat das Bild geschaffen, beide fallen zusammen. (Man würde die Realität dessen, was zwischen Menschen geschehen kann, verleugnen, wenn man sagt: »Die Patientin erlebte den Übergriff als traumatisierend.« Die Traumatisierung erlebt man nicht, man muss sie überleben; ein Täter wendet Gewalt an, die so überwältigend ist, dass massive Abwehrmaßnahmen nötig sind, sodass man von Traumatisierung spricht. »Die Frau erlebte den Mann als gewalttätig.« Dann war er vielleicht gar nicht gewalttätig, sie erlebte es nur.) Durch Amendts Untersuchung ist klar geworden, in welchem großen Umfang Mütter Interesse an und Sorge um das Geschlecht ihres Sohnes haben und auch zur Tat schreiten: Das Liebkosen, Küssen, Waschen, die Phimose-Prophylaxe, die Kosenamen … »Es kommt dann eben nicht nur zur *›Aneignung‹* seines Penis, sondern zur […] konkreten physiologischen Verfügung über ihn« (Amendt, 1994, S. 61). Nicht der Sohn erzeugt dann die Phantasie von der Mutter, die Macht hat über seinen Penis, sondern die *Phantasie der Mutter* über den Penis des Sohnes, seine Bedeutung für sie, führt zu ihrer Handlung, die sekundär rationalisierend begründet wird (ebd., S. 63).

Das Bild von der *Verwaltung des Penis durch die Mutter* entstand in der Therapie von Herrn Singer anlässlich der Erinnerung an die »Urszene«, der Beobachtung des Geschlechtsverkehrs der Eltern, als er ungefähr sechs Jahre alt war, in der die Mutter den Vater mit gestreckten Armen auf Abstand hielt und ihn danach zurückstieß. In dieser Zeit hatte die Mutter den Penis des Jungen durch die regelmäßige Phimose-Prophylaxe (ausführlich weiter unten) schon längst *im Griff*.

Eine entwicklungspsychologische Variante des Themas fand ich bei Lillian Rotter, der ungarischen Analytikerin, die in den 30er Jahren des zwanzigsten Jahrhunderts einige wenige Arbeiten veröffentliche (Rotter, 1989). Ihren Aufsatz *Zur Psychologie der weiblichen Sexualität* (Rotter, 1934) beginnt Rotter mit den Klagen vieler Frauen, die Mütter hätten sie wenig geliebt und ihren Körper entwertet, den Bruder dagegen auf Händen getragen. Ein so benachteiligtes Mädchen entwickelt einen Penisneid, *weil* die Mutter ihr Geschlecht herabsetzte. (Ist es nicht auch die Vorstellung von Estela Welldon, dass der Hass der perversen Frau, den sie mit Sexualität verbindet, ursprünglich gegen die Mutter gerichtet ist?) Ein solches Mädchen entdeckt beim Doktorspiel, dass es bei den kleinen Mitspielern eine Erektion hervorrufen kann. »Da die Kleine am Penis diese Veränderung hervorgebracht hatte, phantasiert sie nun: Der Penis gehöre ihr« (ebd., S. 24). Und weiter:

> »Das kleine Mädchen kann sich also unter gewissen Umständen vorstellen, dass ein Organ, welches zwar an anderen Personen zu erblicken ist, doch in seinen Wirkungskreis, in sein Ich hineingehört. Der Penis ist eine Art Maschine, die sie steuert, wie sie auch ihre Füße in Bewegung setzen kann oder ihre Klitoris in Erregung bringt. Der Penis wäre also eigentlich das sichtbare Vollstreckungsorgan ihrer Gefühle oder ihres Willens« (ebd.).

Rotter berichtet von einer Patientin, die nach der Trennung von einem Mann ein zwanghaft promiskuöses Verhalten entwickelte. Ihre

> »Impotenzgefühle [schwanden] sogleich, als es ihr gelang, einen Mann zu erobern und an sich zu fesseln. Sie selber war in ihn nicht verliebt, doch hatte sie sich ihren Penis verschafft, und dadurch gewann sie ihr Selbstvertrauen und ihre Ruhe zurück« (ebd., S. 26).

Lillian Rotter fährt fort: Die Anerkennung, die »leuchtenden Augen« bei Vater und Großvater führen das von der Mutter enttäuschte Mädchen zum anderen Geschlecht.

> »Hier ist aber das Verhältnis des kleinen Mädchens zum Vater sicher nicht passiv, sondern ausgesprochen aktiv: Die Phantasie: ›Mein Penis ist der Vater oder Bruder, und ich kann damit tun, was ich will‹, ist so ähnlich zu verstehen, wie das Verhältnis des Menschen zur Maschine – scheinbar macht die Maschine alles, doch ist der Mensch am Steuer trotz seiner Ruhe der aktive Teil. Das kleine Mädchen bringt schon in dieser Phantasie etwas zum Ausdruck, was es dann im Laufe seines Lebens oft wiederholt: Das Weib ist die Anstifterin, der Mann ist der Vollstrecker. So wäre es vielleicht möglich anzunehmen, dass die weibliche Libido, wie jeder Trieb, immer

> aktiv bliebe; und zwar eine starke Anziehungskraft oder Ansaugkraft [!] auf den Penis ausübe, um ihn in den weiblichen Körper hineinzuziehen und so die Phantasie, dass dieser Penis eigentlich auch zum weiblichen Körper gehöre, endlich im Koitus zu realisieren« (ebd., S. 26f.).

Ist das nicht genau dieselbe Dynamik, die Welldon beschreibt? Das in ihrem weiblichen Geschlecht von der Mutter nicht geachtete Mädchen wendet sich den männlichen Personen der Familie zu und macht deren Penis zum Objekt einer Macht, die ihr sonst fehlt. Man bedenke, ein solches Mädchen wird zur Mutter eines Sohnes ...

Am Schluss ihres Artikels stellt Lillian Rotter die Frage,

> »ob bei jedem Weibe mehr oder weniger das zu Recht besteht, was Freud schon in der Schrift *Zur Einführung des Narzissmus* von einem besonders anziehenden Frauentypus ausgesprochen hat, das nämlich diese Frauen ihren Narzissmus nie ganz aufgeben, sondern wirklich nur sich und ihren Sohn, der ja Penis und gleichzeitig auch ein Teil ihres Körpers ist, [man muss aber hier protestierend sagen: *gewesen* ist!, Anm. M.H.] lieben zu können. Die übermäßige Liebe der Mutter zu ihrem Sohne und ihre großes Bestreben, den Sohn an sich zu fixieren – ein sehr allgemeiner Vorgang –, verweist jedenfalls auf narzisstische Quellen« (ebd., S. 30f.).

Man kann nur wünschen, dass der Ausgang dieser Dynamik ein glücklicher sein wird, dass das Mädchen so viel Anerkennung Liebe (durch den Vater) erfährt und so viel Autonomie gewinnt, dass es nicht mehr darauf angewiesen ist, den Penis des Mannes zu verwalten, zu kontrollieren, sich anzueignen. Denn im anderen Fall müsste sie ja ihr ausbeuterisches Interesse später an den Penis ihres Sohnes richten.

Andererseits: Ist dieses Bild nicht auch wie ein Mythos zu verstehen – ein mythologisches Bild für die durchschnittlichen (geschlechtlichen) Verhältnisse? Ich denke an das Märchen *Von dem Fischer un syner Fru*, an die »treibende« Kraft der Frau, die den Mann bewegt, immer mehr zu erreichen, ihn zu Höchstleistungen antreibt, bis alles zusammenbricht. Ist es nicht alltäglich, dass die Ehefrau dem Ehemann sagt: »Man müsste den Rasen mal wieder mähen ...«, und wenn der zurückgibt: »Wer ist denn ›man‹?«, die Frau pikiert antwortet: »Ja, ich kann das ja nicht ...!«

Ganz zerstörerisch wird die Bemächtigung des Penis des Sohnes im Falle des realen Mutter-Sohn-Inzests. Die Mutter bemächtigt nicht nur des Penis des Sohnes, sie *erschafft* ihn geradezu, er ist ihr Werk:

> »Richtig los ging es etwa mit acht Jahren. Sie zog die Bettdecke weg, beugte sich über mich und fragte, ob ich wüsste, was das da zwischen meinen Beinen sei. ›Den Kleinen hast du nicht nur zum Pipimachen, nein, damit kannst du viel, viel mehr anstellen. Andy, du hast ein Schwänzli und ein Säcklein zwischen den Beinen, weil du ein Mann bist. Da kann man anfassen und dran spielen, und dann wird's Schwänzli richtig groß, weil mehr Blut reinkommt. Ich zeig dir jetzt mal, wie das da unten funktioniert.‹ […] Ich fand's schön, es hat mich sehr erregt« (Marquardt, 2007, S. 194f.).

Die Mutter entblödet sich nicht, den kleinen Jungen mit anderen Männern, richtigen Männern, zu vergleichen, die sie entwertet, um das pseudoödipale Dreieck sozusagen auf die Spitze zu treiben:

> »›Also wirklich, du wirst mal viel besser als die meisten Männer, die hier in der Gegend rumlaufen.‹ […] Und immer wieder kam sie auf die Stümper zu sprechen, die nur an sich denken und Frauen so tief enttäuschen würden. Mutter nannte nie einen Namen, doch insgeheim war ich überzeugt, einer von diesen armseligen Stümpern muss Vater gewesen sein« (ebd., S. 196).

Und, als das Kind zwölf Jahre alt war:

> »›Andy, na so was, dein erster Erguss!‹ Sie war total außer sich und kriegte sich kaum ein vor Freude. ›Das sprudelt und sprudelt, das hört ja gar nicht auf.‹ Sie führte 'nen regelrechten Affentanz auf, als wär's ein halber Liter« (ebd., S. 203).

Die Mutter baut ihn, den kleinen Mann, auf, sie erschafft ihn, entwertet dabei andere Männer wie den Vater, also verwaltet sie auch *deren* Penis. Ihre fast psychotische Freude über seinen ersten Erguss klingt, als ob das *ihr* Werk wäre, als ob sie ihren »kleinen Mann« selbst geschaffen hätte (in gewisser Weise stimmt es ja); das erinnert an den Pygmalion-Komplex des Inzestvaters (und des Analytikers, der mit seiner Analysandin eine sexuelle Beziehung anfängt; Hirsch, 1987, S. 130, 193; Hirsch, 2012): Die Tochter selbst erschaffen, ein Teil seiner selbst, Gott ähnlich! »›Mein Andy ist jetzt ein Mann‹, jubelte sie, ›ist das nicht irre? Nun wird alles viel, viel aufregender und noch schöner‹« (ebd.). Sollte sich Andreas Marquardt einmal als *King of the world* gefühlt haben, wird er natürlich immer wieder brutal daran erinnert, dass dahinter die »Königsmutter« steht, die ihn überhaupt zu diesem prekären König gemacht hat.

Es wird deutlich, dass die Mutter das Geschlecht des Sohnes als ihren Besitz versteht und es vereinnahmt hat. Wie schon erwähnt, legte Andreas Marquardt den allergrößten Wert darauf, die Macht über die Frauen zu behalten. Schließlich hielt es aber eine seiner Frauen, die er auf den Strich schickte – und die alle annahmen, sie wären jeweils die Einzige von ihm Geliebte –, nicht mehr aus, dass da noch andere waren (»diese Frau, über die ich gestolpert bin«; ebd., S. 176) und übernahm die Macht wieder:

> »Sie war nicht zu stoppen: ›Ich warne dich, du Bock. Dein Schwanz gehört mir! Steckst du das Ding noch einmal woanders rein, schneide ich ihn ab, wenn du schläfst. Ich bringe dich in den Knast!‹ – ›Du machst, was ich verlange!‹ Die Worte kannte ich doch. Damit hatte Mutter mir vor Jahren gedroht, als ich sie nicht mehr ranließ. ›Wenn du nicht parierst, stecke ich dich ins Heim‹, war noch so ein Satz, den Mutter mir damals um die Ohren haute. Und jetzt drohte Hanna mit Knast, wenn ich mein Ding noch einmal woanders reinstecken würde. Eigentlich lief es auf das Gleiche hinaus. Beide wollten meinen Schwanz *ganz für sich* [Hervorh. M.H.] und mir vorschreiben, was ich mit ihm anstellen durfte und was nicht« (ebd., S. 177f.).

Die Szene wiederholte sich. »Sie wollte mich kontrollieren, ein Wort gab das andere, ich schoss ihr eine, und bums, hatte es geknirscht. Zertrümmertes Jochbein« (ebd., S. 179). Diese Wutreaktion, dieser Kontrollverlust war jetzt möglich; das Kind damals musste sich unterwerfen, sich identifizieren. Diese Frau ließ es sich nicht gefallen, sie erstattete Anzeige und brachte den Täter, der einmal Opfer gewesen war, tatsächlich »in den Knast«.

Der Mutter den Gefallen nicht tun

Muss man nicht, wenn man diese Missbrauchsverhältnisse betrachtet, auf den Gedanken kommen, dass in der sexuellen Perversion ein Ausweg gefunden wurde, nämlich *von der Mutter die Macht wieder zu übernehmen und dabei trotzdem gleichzeitig bei ihr bleiben zu können!* »Vielleicht könnte man behaupten, dass derjenige pervers wird, der sich nicht entschließen konnte, die Illusion aufzugeben, ihr [der Mutter] adäquater Partner zu sein, und dabei oft von seiner Mutter bestärkt wurde« (Chasseguet-Smirgel, 1975, S. 23). Aber es gibt auch die *Verweigerung*, der Mutter die Macht über den Penis zu lassen.

Ein bizarrer, liebenswerter Patient, Herr Caldewey, der eine Zeit lang eine Art Pizza-Service für Cannabis-Produkte auf dem Fahrrad bestritt, hat jetzt ein *Klein*transportunternehmen (!) gegründet, das soll auf jeden Fall »studentisch«

bleiben. Jetzt hat er einen Auftrag von einer »richtigen« Firma bekommen, dazu müsste er aber einen LKW mieten, den er selbst als »Leihpenis« bezeichnet. Dann bekam er einen Anruf, es wäre noch mehr zu transportieren: Dann hätte er einen 7,5 Tonnen-LKW mieten müssen, für viel Geld; dabei blieb die Gefahr, dass die Firma, die ihn beauftragt hatte, ihm nichts zahlt, weil er doch keine Konzession hat; er hat wieder abgesagt. Jetzt hat er angefangen, Regale zu bauen, er hatte eine Erfindung gemacht und stellt die Regale selbst her. Er verwendet aber einen Handbohrer, denn eine Bohrmaschine ist ihm viel zu stark – zu viel »fremde Kraft«, die Kraft könnte »außer Kontrolle« geraten.[1] Herr Caldewey liebäugelt aber damit, sich einen größeren Handbohrer zu kaufen: »Damit komme ich überall rein!« Er kann Bohrmaschinen nicht leiden, auch hasst er LKW. Er will seinen Kleintransport behalten, mit dem Fahrrad oder dem VW-Bus. In einem wirtschaftstheoretischen Buch findet er sich wieder: *Small is beautiful.* Jetzt hasst er Maschinen, sagt er in der Gruppe – früher hat er seinen eigenen Penis gehasst, das sei doch ein Fortschritt. Früher hat er sich die Hoden abgebunden, einen Staubsauger drangebunden und den aus dem Fenster geworfen in der Hoffnung, sich dabei zu kastrieren. Das hat nicht geklappt. Jetzt hat er sich eine Lederkapsel gebastelt, mit einem Schloss, welches die Hoden umschließt. Er fühlt sich potent dabei, hat eine Erektion. Das würde die Nutte machen, wenn der Freier keine Erektion kriegt: Sie drückt ihm die Hoden ab, bis »der Mast steht«.

Die »Nutte« verwaltet also den Penis, macht dem Freier eine Erektion. Herr Caldewey macht es sich lieber selbst mit einer Lederkapsel, aber was kapselt sie ein, was schließt das Schloss denn ab? Ist es nicht auch das Eigene, die eigene Sexualität? Er möchte auch keinen richtigen Erfolg haben, aus eigenem Entschluss. Er möchte nur ein kleines Unternehmen, es soll studentisch bleiben, also nicht erwachsen werden,

1 Warum erinnert man sich an bestimmte Patienten über Jahrzehnte? Herr Caldewey war in der »5. Gruppe« zu einer Zeit, als wunderbar kreative Patienten so gut gearbeitet haben: Frau D., von der ich so viel über sexuellen Missbrauch in der Familie gelernt habe (Hirsch, 1987, S. 60–77); Sabine L., die sich in der Adoleszenz die Brüste mit elastischen Binden zuschnürte, bis die Rippen deformiert waren, und die sich im Schwimmbad Tennisbälle in die Hose steckte, um einen Penis zu imitieren, weil sie keine Frau sein wollte; der Kapitän, der die Brutalität des Vaters, der ihn zwang, stundenlang auf Holzscheiten zu knien, fortsetzte, indem er sich im kalten Zimmer die Bettdecke versagte, und der stolz schilderte, wie er mit seinem riesigen Schiff auf ein anderes riesiges Schiff zusteuerte und eisern den Kurs hielt, um zu sehen, wer als erster das Ruder herumriss, damit es zu keiner Kollision kam; die Sozialarbeiterin, eine Bulimikerin, die vor den Sommerferien mit der Therapie aufhörte, um danach wieder vor der Tür zu stehen und zu sagen, es ginge ihr so schlecht; und Herr Singer, der mit seiner ganzen Kreativität gegen die Mutter-Abhängigkeitheit ankämpfte.

den Auftrag von der »richtigen« Firma lehnt er folgerichtig ab. Auch die Vater-Sehnsucht scheint total ambivalent zu sein, er könnte sich doch einen großen LKW wenigstens leihen (von einer Art Vater?!), könnte sich doch freuen an einer starken Bohrmaschine, aber nein, zu viel »fremde Kraft, die könnte außer Kontrolle geraten«. Lieber einen eigenen, einen bescheidenen Handbohrer. Und den eigenen Penis hat er gehasst, so wie ihn die Mutter geliebt hat? Ich nehme an, er wollte sich kastrieren, um der Mutter seinen Penis nicht zu geben! Deshalb die Lederkapsel, deshalb das Schloss – dann ist eine Erektion möglich.

Herr Caldewey ist in der Therapiegruppe an der Reihe. Er erzählt, als Jugendlicher wollte er eine Geschlechtsumwandlung. Immer wieder ist er darauf zurückgekommen, keiner hat ihn ernst genommen. Als er dann das Elternhaus verlassen hatte, fragte ihn die Mutter einmal am Telefon, was er sich zu Weihnachten wünsche. Er sagte, ein Kleid. Die Mutter hat gar nicht darauf reagiert und es ignoriert, sie schickte ihm das unnütze Zeug wie jedes Jahr. »Ich glaube, meine Schwester ist am besten weggekommen.« Es ist einfach: Er wollte von der Mutter als nicht-männlich, ohne Penis, akzeptiert werden; die Bedingung, einen Penis zu haben, sollte wegfallen. Bei der Schwester gab es dieses Problem nicht. Er wollte von der Mutter ein Kleid, damit sie endlich einsieht, dass er für sie als Mann nicht zur Verfügung steht! Die Mutter hatte wohl ihre ganze Besetzung auf sein Genital gerichtet. Herr Caldewey musste zwanghaft masturbieren,

> »10-, 20-mal Mal [am Tag]! Er müsse die Erregung aufrechterhalten, er bekomme Panik, wenn sie nachlasse. Schließlich sei er nur noch erregt, wenn er die Hoden abbinde. [...] Die Ejakulation, das ›Abspritzen‹, vermeide er sorgfältig, weil es ihm danach sehr schlecht gehe, eine große Leere entstehe« (Hirsch, 1989d, S. 237).

Die exzessive Onanie stellt eine Verbindung zur Mutter her, während sie gleichzeitig selbstgemacht und selbstbeherrscht ist. Auch die Geschlechtsumwandlung, der angedeutete Transvestitismus und die Autokastration haben alle Aspekte der Befreiung vom pervers machenden Mutter-Objekt. Gleichzeitig verbinden sie alle auch mit einem vielleicht idealisierten, vielleicht jugendlichen Mutterobjekt in der Phantasie, teilweise wird auch alles wie in einer Karikatur ins Lächerliche gezogen. Die Hauptsache aber ist, dass Herr Caldewey seinen Penis der Mutter nicht überlassen will, er will ihn für sich behalten, koste es, was es wolle.

Könnte man nicht denken, dass der Wunsch mancher Männer, weiblich zu sein – ausgedrückt etwa durch Transvestitismus, Transsexualität, gewisse Formen der

Homosexualität – wenigstens zu einem Teil auf der Weigerung beruht, der Mutter den Penis zu überlassen? Dann wäre die rätselhafte Botschaft der Eltern an den Knaben nicht: Du sollst eigentlich ein Mädchen sein, sondern: Sei ein kleiner Mann, aber dein Penis gehört mir! Den will er aber nicht hergeben, und wenn er ihn selbst abschneiden muss.

In einem anderen Beispiel hatte der Sohn mit den Intentionen der Mutter lange, bis in die Spätadoleszenz hinein, kollaboriert, bis die Symptomatik ihn in eine (Gruppen-)Psychotherapie führte, die er erfolgreich im Sinne der Ablösung von der Mutter und ihrem Auftrag abschließen konnte.

Herr Yusuf Özdemir, dessen Eltern aus der Türkei nach Deutschland gekommen waren (er selbst war in der Türkei geboren), begann mit 19 Jahren eine analytische Gruppenpsychotherapie, weil er darüber besorgt war, dass er noch nie mit einer Frau zusammen gewesen war und auch keine Freundin hatte. Er verliebte sich immer in blonde oder rotblonde ausländische Frauen wie Irinnen, Amerikanerinnen oder Australierinnen, aber nur aus der Ferne; nie hatte er gewagt, sich einer Frau zu nähern. Nach einiger Zeit hat er sich – es kam ihm wie ein Wunder vor – in eine zwanzig Jahre ältere deutsche Frau verliebt, er hat sie in seine Wohnung eingeladen, dann sind sie in ihre Wohnung gegangen, haben miteinander geschlafen, und das war richtig toll, weil sie die Initiative ergriffen hat. Es fühlte sich super an, mit ihr spazieren zu gehen in einer Gegend, wo niemand sie beide kennt, er fühlte sich gut mit diesem Geheimnis (mit der »Mutter« Sex zu haben: Er war der König ...). Bald danach hat er jedoch ein 18-jähriges türkisches Mädchen kennengelernt, ist mit ihr in die Disco gegangen, hat sie geküsst und gedacht, sie seien nun ein Paar. Beim zweiten Treffen fragt er sie eindringlich: »Willst du, dass wir zusammen schlafen?« Er fragt sie dreimal, aber das Mädchen verneint. Er begreift das aber als implizite Aufforderung, es doch zu tun. Er versteht gar nicht, dass sie es so meinen könnte, wie sie es sagt (sie selbst hatte noch mit niemandem Sex). Wegen ihres Widerstands wird er wütend, weil er denkt, sie wolle ihn zwingen, ihn zu heiraten, bevor er mit ihr schlafen darf; er will aber keine Verantwortung übernehmen: »Muss ich wieder die Männerrolle spielen!« Das Mädchen will das alles gar nicht.

Die ältere Frau hat die Initiative ergriffen, als ob eine »Mutter« dies erlaubte, und seine Angst vor Frauen ist inzwischen so gering geworden, dass es endlich gelingt. Die phantasierte Forderung, die er in das Mädchen hineinlegt, dagegen bedeutet: Er soll ein Mann sein! Das ist ihm viel zu früh, dem will er sich nicht fügen, er muss sich wehren. Ich sage, es muss eine Seite in der Beziehung zur Mutter gegeben haben, in der gemeinsames Spiel möglich war, vielleicht nur soweit erotisiert, dass es keine Bedrohung darstellte. Das scheint er sich mit der älteren Freundin zu gestatten. Auf der anderen Seite aber gibt es die Aufforderung, ein Mann zu sein – zu früh, viel zu früh, eine Überforderung.

Darauf sagt er: Bis er sechs Jahre alt war, war der Vater gar nicht da gewesen, außer im Urlaub, weil er schon in Deutschland arbeitete. Die Mutter verlangte von ihm, da war er gerade fünf Jahre alt, dass er die zwei Jahre jüngere Schwester erziehen, sie körperlich strafen sollte, weil sie das jüngste Geschwister geschlagen hatte. Die Mutter verbot ihm, auf der Straße mit anderen Kindern zu spielen, er sollte gefälligst bei ihr bleiben. Einmal gab ihm die Mutter sehr viel Geld, damit er einkaufen gehe, er war gar nicht viel älter, der Vater hatte die Familie noch nicht nach Deutschland geholt. Als er das Geld verlor, schlug und beschimpfte sie ihn. Er weinte jetzt aus einer Mischung aus Kummer und Wut, vor allem Kränkung. *Die Mutter macht ihn zum Mann, setzt ihn aber auch herab*, genau wie sie das mit dem Vater getan hat. Ständig klagte sie, er tauge nichts, schicke zu wenig Geld, lasse sie mit den drei Kindern allein. Wenn er aber da war, hatten sie Sex: Das jüngste Geschwister ist der Beweis.

Der Vater war später in Deutschland als chronisch schizophren diagnostiziert worden, als Herr Özdemir 18 alt war. Er wurde zum Vormund des Vaters bestellt, das war für alle ganz natürlich, auch für den Vater. Der Vater sagte: »Morgen ist Termin bei Gericht, du musst mitkommen, du bist doch mein Vormund!« Die Mutter hat nun verlangt, er solle die (inzwischen adoleszenten) Schwestern erziehen, auch mit Prügeln, wenn es nötig sei. Einmal hat er sogar (in Identifikation mit diesem Auftrag) die Mutter geschlagen, weil sie sich, wie er dachte, schlecht benommen hat. Er bekam die Rente des Vaters, verteilte das Geld – jetzt bekamen die Schwestern Taschengeld (vorher bekamen sie nie etwas) und er teilte der Mutter das Haushaltsgeld zu. Im Laufe der Therapie konnte er ein erstes Nein gegen das ganze Familiensystem setzen und die Vormundschaft abgeben, schließlich brauchte er die Zeit für sein Abitur. Die Familie regte sich auf, er würde sie verraten, seine Pflicht verletzen, er sei ein Abtrünniger! Das zweite Nein war der Wegzug in eine andere Stadt, um zu studieren.

Aber in diesen Fällen haben die Mütter durch die Besetzung des (Penis des) ausgewählten Sohnes noch längst nicht Wut und Neid auf die Männer wegen der (letztlich über Jahrtausende wirksamen) Herabsetzung des eigenen Geschlechts verloren. Die Ergänzung durch die Männlichkeit des Sohnes ist nicht ungetrübt, die Mutter bleibt ambivalent. Die positive Besetzung des Geschlechts des Sohnes, seines Phallus, schlägt regelmäßig abrupt um in seine Entwertung, und zwar genau dann, und darauf kommt es mir an, wenn der Sohn einen Schritt von der Mutter weg macht und seine Männlichkeit *für sich selbst* nutzen möchte. Das ist das Geschehen am Ursprung der Borderline-Persönlichkeit, wie wir oben gesehen haben (Masterson & Rinsley, 1975): Die Mutter entzieht dem Sohn die »libidinal supplies«, wenn er einen eigenen Schritt, von der Mutter weg, machen will. So gewinnt man ein Bild für den »typisch männlichen« Umschlag von Grandiosität in das Gefühl von Wertlosigkeit, die spezifisch männliche, narzisstische Dynamik: Die Mutter idolisiert und erhöht ihren kleinen Mann, um ihn dann fallenzulassen, wenn er eigene Wege gehen will. Die alte Geschichte vom *Parzival* lässt sich als Bild für die Mutter-Macht sehr gut verwenden: Parzival ist der kleine Mann der Mutter, sie vergöttert ihn – solange er bei ihr bleibt. Nun will er aber, groß geworden, in die Welt hinaus, und die Mutter, da sie ihn nicht halten kann, näht ihm hässliche Kleider aus Sackleinen, damit er, zum Spott der Menschen und besonders der Frauen draußen geworden, zu ihr zurückkehrt. Der Patient *Ivo* (Wirth, 2001, S. 1231) »hat seinen Körper quasi der Mutter überlassen, die – wie deutlich zu sehen ist – ihm die Kleidung aussucht: Er sieht so brav und bieder aus wie ein Erstklässler in den 50er Jahren.«

Oder ein Bild unter Einbeziehung des Vaters: Die in der Ehe frustrierte Mutter bindet den Knaben eng und erotisiert an sich, drängt ihn im Sinne des Partnerersatzes in die Rolle des kleinen Therapeuten (schon Ferenczi, 1933), der die Sorgen und auch die Eheprobleme der Mutter verstehen soll und will, um dann aber, wenn der Vater schließlich aus der Kneipe heimkommt, doch mit ihm im Schlafzimmer zu verschwinden, während der Junge ausgeschlossen mit seiner narzisstischen Kränkung und dem Gefühl, massiv verraten worden zu sein, allein fertig werden muss. Das ist *pseudo*ödipal.

Borderline-Perversion und pseudoödipale Dreiecksbeziehung – der Sohn bedient die Mutter

In der narzisstisch-verführerischen Beziehung des *Don Juan* bleiben sozusagen Mutter und Sohn unter sich, der Vater ist abwesend; unter den selbstbestimmten Bedingungen beherrscht der Sohn die Mutter, indem er die Frauen beherrscht. In der psychodynamischen Entwicklung der Mutter-Sohn-Konstellation, die ich nun beschreiben möchte, kommt zum *Don Juan* etwas Entscheidendes hinzu: Es ist der Vater und die ambivalente Beziehung zu ihm, die sich vor allem aber in einer heftigen Vater-Sehnsucht erschöpft, und die trotzdem eine beginnende Triangulierung, eine Dreiecksbeziehung zwischen Vater, Mutter und Sohn darstellt, die jedoch in den ersten Anfängen stecken bleibt und dem Kind nicht aus der Symbiose heraushelfen und dem Sohn nicht helfen kann, sich zu reiferen Stadien (des Ödipuskomplexes) zu entwickeln. Die Sehnsucht nach dem guten Vater muss immer unerfüllt bleiben, weil sich das Bild vom Vater immer wieder in das eines brutalen kastrierenden Rächers verwandelt, der aber übrigens erschaffen wurde durch die allmächtig schaltende Mutter (die auch den Penis des Vaters verwaltet), das heißt, er würde in ihrem Auftrag strafen.

*Pseudo*ödipal sind diese oberflächlich gesehen als Dreiecksbeziehung imponierenden Konstellationen, weil sie nicht das integrierte Beziehungsgeflecht dreier Personen bezeichnen (das wäre ödipal), sondern lediglich die Bezeichnung *einer* Person zu jeweils nur einer der beiden anderen – es sind also jeweils dyadische Beziehungen. Das Oszillieren, das beim Don-Juanismus auf einer Spaltung zwischen sukzessive aufeinanderfolgenden guten bzw. entwerteten (weiblichen) Objekten beruht, schwankt hier einerseits zwischen parallelem guten Mutter- und schlechtem Vater-Bild sowie andererseits zwischen schlechtem Mutter- und idealisiertem Vater-Bild hin und her.

Manchmal verbirgt sich hinter der Fassade eines promiskuösen Don-Juan-Verhaltens genau diese abhängige, eigentlich der Mutter unterworfene Persönlichkeit. Der Patient Ingo Altdorfer war verheiratet und hatte eine Freundin, Andrea, die jedoch mit ihm umsprang, ihn sozusagen am langen Arm verhungern ließ, wenn er bedürftig war, ihn andererseits – auch sexuell – heranzog, wenn es ihr passte und sie ihn gebrauchen konnte. So frustriert begann Herr Altdorfer eine sexuelle Beziehung zu einer freundlichen jungen Frau, Dagmar, die er fast nur aufsuchte, wenn er von Andrea zurückgewiesen worden war. Herr Altdorfer lebte von seiner Frau und seinem Sohn getrennt, die Ehefrau war frustriert und eifersüchtig; er erlebte sie ebenfalls als feindlich. Was seine Sexualität betraf: Immer wenn sich eine Gelegenheit ergibt, sagt er sich: Warum nicht? Er genieße es, mit einer Frau zu schlafen, gebe ihr auch das Gefühl, jemand besonderes zu sein und fühle sich dann ebenso besonders. Wenn er mit Dagmar zusammen ist, sieht er jedoch plötzlich die Augen von Andrea, er fährt nach Hause, und es geht im hundsmiserabel.

Von seinem Büro aus sieht er eine »kleinere Arbeiterin«, eine Vorarbeiterin, die die Männer antreibt und ihnen »Schlappschwanz« zuruft. In dieser Frau sieht er einen väterlichen Schutz, den er damals vermissen musste. Manchmal entsteht blanker Hass, wenn er erlebt, wie Andrea sich aus der gemeinsamen Wohnung, aus der sie ausgezogen ist, nimmt, was ihr passt. Herr Altdorfer kann noch nicht sehen, dass er in ein neues, weiteres Dreieck eingebunden ist: Andrea hat einen Freund, Clemens, und seine Vater-Sehnsucht dürfte sich auf diesen Mann richten: »Der Mann hinter der Frau«. Die Promiskuität sieht oberflächlich betrachtet nach Don-Juanismus aus, aber dieser Don Juan ist keineswegs der überlegene Spieler (in diesem Beispiel ist Andrea die Überlegene). Herr Altdorfer ist eher ein Beispiel des beziehungsgestörten, ungebundenen Mannes, den Grand (1982, S. 284; Übers. M.H.) als phallisch-narzisstische Charakterstörung vom Typ des Don Juan abgrenzte und sich dabei auf Wilhelm Reich bezog:

> »Wegen seiner Unsicherheit und seines geringen Selbstbewusstseins entstehen leicht Gefühle von Eifersucht, Angst und Wut einem Rivalen gegenüber. Diese Unsicherheit stammt aus einer schweren Enttäuschung durch eine Mutter, die der dominante, kontrollierende Elternteil war. So entsteht später ›neurotisch polygames Nicht-verharren-Können beim Partner, sowohl aktives Bereiten von Enttäuschungen wie auch passive Flucht vor möglichem Verlassenwerden.‹ (Reich, 1933, S. 230) Ein solcher Mann kann starke maskuline Züge haben und eine große sexuelle Attraktion auf Frauen ausüben. Er sucht eine verlässliche Liebesbeziehung, ist aber über kurz oder lang ständig enttäuscht.«

Herr Altdorfer hatte eine Mutter, die im Sinne einer eng umgrenzten »ambulatorischen Psychose« (Fliess, 1973) die Penisse ihres Mannes und ihrer drei Söhne übermäßig besetzt hatte. Ständig redete sie abfällig vor der ganzen Familie über die geringe sexuelle Potenz des Ehemannes und stellte Überlegungen an über die Größe der Penisse »ihrer Männer«; kein Wunder, dass die Familienatmosphäre von Neid und Aggression bestimmt war. Der spätere Patient war der Lieblingssohn der Mutter, ihr »kleiner Ritter«, der natürlich in den Augen der Mutter den größten Penis haben und ein guter Liebhaber sein würde. Bis zum 15. Lebensjahr kam es zu häufigem, sexualisiertem Körperkontakt, wenn er auf dem Schoß der Mutter saß oder von ihr gebadet wurde. Später entwickelte er ein promiskuöses Verhalten, war stets zwischen mehreren Frauen hin und her gerissen, immer gab es neben einer Beziehung, in der er die sadistische Rolle übernahm, eine, in der er den masochistischen Part hatte – Dreiecksbeziehungen.

David Singer

Ich möchte anhand einer Falldarstellung eines junges Mannes, den man als Borderline-Persönlichkeit bezeichnen kann, und einiger weiterer Fallvignetten männlicher Patienten Merkmale von Objektbeziehungen untersuchen, die auf den ersten Blick als ödipale Dreiecksbeziehungen imponieren, sich bei näherer Betrachtung aber als oszillierend zwischen jeweils »nur guten« und »nur bösen« Mutter- *und* Vaterimagines herausstellen. Ich habe über diese Therapie, in der die Dynamik so deutlich wurde, schon berichtet (Hirsch, 1988; 1989c; 2011).

Wegen einer zunehmenden Depression, Schlaflosigkeit und körperlicher Erschöpfung begann Herr Singer im Alter von 26 Jahren eine analytische Psychotherapie. Er klagte auch über Fremdheitsgefühle in seiner Beziehung, als wäre er nicht wirklich anwesend; auch zweifelte er, ob seine Freundin ihn wirklich meinte. Er war beherrscht von der Angst, sie könne einen anderen Mann kennenlernen und ihn verlassen. Die quälenden Zustände von Depression bekämpfte er mit großen Mengen Cannabis, wofür er einen beträchtlichen Teil seines Einkommens verwendete, und häufigem zwanghaftem Masturbieren, das er mit dem Gefühl verband, es nicht genießen zu dürfen, sondern es als eine Art Pflicht erledigen zu müssen. Den Sex mit seiner Freundin empfand er als unbefriedigend; er sei stets der Gebende, befriedige die Freundin stets problemlos, wenn sie es wünsche, leide aber unter fehlender Zärtlichkeit. Die Freundin würde ihm nach ihrem Orgasmus den Rücken zukehren und ihn sich selbst überlassen. Neben seiner Tätigkeit als Krankenpfleger, die er noch durchhalten könne, arbeite er als Beleuchter in einer Ein-Mann-Travestieshow eines Freundes, was ihm Anerkennung und Befriedigung einbringe.

Herr Singer sollte an einer analytischen Gruppe teilnehmen, die in einigen Wochen beginnen sollte; bis dahin fanden mehrere Einzelgespräche statt, in denen Herr Singer den Eindruck eines überaus motivierten, bereitwillig kooperierenden Patienten machte, der sehr froh war, endlichen einen »idealen Therapeuten«, wie er sagte, gefunden zu haben. Allen Bedingungen des Therapievertrages stimmte er sofort zu, und ich hatte das Gefühl, eine interessante und sicher erfolgreiche therapeutische Arbeit stünde bevor. Leicht fand Herr Singer Kontakt in der Gruppe; nach einigen Wochen ging es ihm jedoch so schlecht, dass er zusätzlich Einzelsitzungen bei mir haben wollte, die ich ihm auch bereitwillig im Sinne einer kombinierten Einzel- und Gruppenpsychotherapie zur Verfügung stellte. Ich hatte nun den Eindruck wachsenden Fortschritts in der Entwicklung des Patienten. Die Ambivalenz seiner Freundin gegenüber konnte so weit bearbeitet werden, dass Herr Singer verstand, dass er einerseits sexuelle »Leistungen« für sie erbrachte, um Anerkennung zu bekommen, die er so jedoch nicht bekommen konnte, dass er seine Aktivität aber auch brauchte, weil er vor einer »aktiven« Frau, die er sich eigentlich wünschte, zu große Angst hatte. Immer sei er auf der Suche nach jemandem, der ihn voll akzeptiere, aber anscheinend treffe er immer die Falschen. Herr Singer erzählt, dass er sich mit Prostituierten sehr gut verstehe, endlos mit ihnen reden könne, aber nie zu einer gehen würde, um Sex für Geld zu haben. Im Gegenteil, er selbst habe schon daran gedacht, als »Call-Boy« zu arbeiten, dann würde er (wenigstens) Geld bekommen! In dieser Phase der Therapie konnte er auf den Cannabis-Konsum völlig verzichten; er erkannte auch, dass er nur für den Freund, den er beleuchtete (und der bestimmt stellvertretend narzisstische Bedürfnis für Herrn Singer erfüllte), da war, und wandte sich von ihm ab.

An einem Wochenende betrachtete er sich im Spiegel und fand sich gut. Er hat mit seinem Penis *gespielt* (keine Leistung!); erstmals konnte er mit Genuss und dem Gefühl, es »für sich« zu tun, onanieren. Jetzt konnte er sich den Schmuck gestatten, den er schon immer haben wollte, er fing an, sich die Kleidung selbst so zu schneidern, wie er sie sich vorstellte, auch der Penis sollte sich dabei ruhig deutlich abdrücken. Er hat auch einen neuen Bekannten, der von ihm Fotos macht, nackt mit einem Schleier über eine Wiese schwebend. Hier war dieser Mann für ihn da, wie Herr Singer sagte, und nicht er für den anderen wie in der früheren Beziehung zum transvestitischen Freund. Herr Singer begann auch, wieder Musik zu machen, und zwar Musik mit sich selbst im Playback-Verfahren; es ist, als ob er sich mit sich selbst dabei vereine (wie in der Masturbation!), er findet die Musik (und sich selbst) toll.

Zusammen mit diesen Symptomveränderungen floss reichlich Material aus der Lebensgeschichte, das kräftige, aber oft widersprüchliche Bilder seiner inneren Objekte entstehen ließ. Herr Singer war das vierte von fünf Kindern, die Brüder waren zehn und sieben Jahre, eine Schwester fünf Jahre älter, die jüngere Schwester wurde geboren, als Herr Singer vier Jahre alt war. Mit der Geburt des ersten Kindes hatte die Mutter ihren Beruf als Kinderkrankenschwester aufgegeben, der Vater war ein ziemlich erfolgreicher Geschäftsmann. Die Mutter beschrieb Herr Singer im biografischen Fragebogen einerseits mit »unsicher, weich, unterdrückt«, seine Beziehung zu ihr war »sehnsuchtsvoll, sie wurde durch den Druck verhindert, den mein Vater auf die Mutter ausübte«. Manchmal weinte die Mutter, wenn sie sich nicht beobachtet fühlte, »das tat mir immer sehr weh«. Andererseits war die Mutter »leicht zu entnerven, manchmal unkontrolliert, sie hatte manchmal Wutausbrüche und schlug mir mit dem Kochlöffel ins Gesicht«. Gegen den Vater empfand Herr Singer »Hass und Wut, mein größter Wunsch war es, meinen Vater einmal so richtig zum Weinen zu bringen«. Denn der Vater war »autoritär, ein von sich selbst überzeugter Selbstdarsteller, arrogant, brutal, gefühllos und jähzornig«. Aber das scheint dem am ehesten bewussten Bild des Vaters aus der Zeit nach der Pubertät zu entsprechen, denn im Laufe der Therapie erinnerte Herr Singer sich an das große Interesse des Vaters an der Natur und die langen, in den Grundschuljahren gemeinsam unternommenen Spaziergänge, bei denen er sich innig mit dem Vater verbunden fühlte und stundenlang mit ihm Singvögel beobachtete.

Die Bilder von Vater und Mutter schwankten also jeweils zwischen positiv und negativ.

Herr Singer wunderte sich selbst, dass er begann, sich für Inzestliteratur zu interessieren, bis ihm wieder einfiel, dass der Vater der Mutter eine Schwester der Mutter sexuell missbraucht hatte und der Mann dieser Schwester später die Tochter einer anderen Schwester von Herrn Singers Mutter oral und genital vergewaltigt hatte. Der Vater der Mutter war auch gewalttätig gegen alle seine Kinder. Herr Singer meinte, die Mutter müsste eigentlich Männer hassen. Er erkannte sich nun auch selbst mit seinem Gefühl, den Frauen alles zu geben und nichts von ihnen zu bekommen, im Vater wieder, als er sich erinnerte, wie er die Eltern beim Geschlechtsverkehr überrascht hatte, als er etwa sechs Jahre alt war. Der Vater lag auf der Mutter, die beide Hände gegen seine Schultern gestemmt hielt, um ihn nach einer Weile heftig zurückzustoßen, der Vater wandte sich ab und weinte bitterlich. (*Wahrlich eine Urszene …*) Natürlich erkannte er die Parallele zu der immer wieder erlebten Zurückweisung nach dem Geschlechtsverkehr durch seine entsprechend gewählten Partnerinnen. Herr Singer hatte damals die ganze Nacht nicht schlafen können und seinem Lieblingsbären das ganze Fell ausgezupft.

Es kamen auch mit Wut und Peinlichkeit verbundene Erinnerungen hoch an das seltsam hektische, aggressive Interesse seiner Mutter an seinem Penis. Jeden Samstag kam die Mutter ins Badezimmer genau in dem Augenblick, als Herr Singer mit dem Baden fertig war, und befahl ihm, vor ihren Augen seine Vorhaut zurückzustreifen; sie müsse sehen, ob er eine Phimose habe. Einmal riss sie ihm wortlos die Unterhose herunter und schob selbst die Vorhaut zurück; ihr einziger Beitrag zu seiner sexuellen Aufklärung bestand in der Ermahnung, er müsse den Penis regelmäßig waschen, damit sich hinter der Vorhaut kein Schmutz ansammle. Andererseits gab es eine Zeit, in der die Eltern getrennt schliefen und Herr Singer neben der Mutter schlief, was er als warm und schön in Erinnerung hatte.

Er entwickelte das Gefühl, seine Mutter habe sich nie für ihn selbst, für seinen Körper nicht und schon gar nicht für seine Sorgen und Ängste interessiert, sondern nur für seinen Penis, dabei war sie doch so prüde, über Sexualität wurde in der Familie mit keinem Wort gesprochen. In diesem Zusammenhang erinnerte er sich daran, dass er sich als Kind manchmal mit dem eigenen Urin den ganzen Körper eingerieben und dabei ein schönes Gefühl gehabt habe – das musste er sich wohl selbst verschaffen, wenn es die Mutter nicht tat.

Einerseits muss die Mutter Wut auf die Männer gehabt haben, ihr Vater war auch ihr gegenüber gewalttätig, und wenn er die Schwester missbraucht hat, warum sollte er nicht auch sie missbraucht haben, was sie vielleicht völlig verdrängt hatte. Folgt man aber Welldon, richtet sich die Wut dieser Frauen auf die eigenen Mütter, die zu wenig für sie da waren und ihren weiblichen Körper zu wenig achteten. Insofern würde die Verbindung von Mutter-Trauma und Vater-Trauma ein Licht darauf werfen, warum die Mutter von Herrn Singer einerseits kaum Körperkontakt haben konnte, die ganze Persönlichkeit ihres Sohnes nicht annehmen konnte, und der Bereich, der sie obsessiv interessierte, ein sexueller war.

Herr Singer brachte mit dem merkwürdigen Verhalten seiner Mutter sein eigenes reges Interesse für sexuelle Spiele in der Pubertät in Verbindung. Mit zwölf Jahren hatte er einen intensiven homosexuellen Kontakt zu einem etwas älteren Jugendlichen, mit 13 erlebte er den ersten Koitus mit einem Mädchen als »warm, schön, zärtlich, intensiv, großartig, aufdrehend, belebend!« (Er wird sich als »king of the world« gefühlt haben.) Die Mutter aber reagierte auf seine Sexualität in der Adoleszenz ausgesprochen feindselig. Als er begann, das Badezimmer abzuschließen, sagte sie: »Was hast du denn, da ist doch gar nichts zu sehen, das kleine Stripperchen!« Als er sich mit 16 Jahren selbst knappe Unterhosen gekauft hatte, fragte die Mutter unwillig, was das denn solle. Er antwortete, die würden ihm Halt geben, und die Mutter: »Was soll denn da Halt haben?!« Als er später einmal ein Mädchen mit auf sein Zimmer nahm, bekam die Mutter einen Migräneanfall. Einmal bei einer solchen Gelegenheit rief sie ihn ständig, er solle doch herunterkommen, es sei Besuch da, er solle etwas erledigen, sodass er schließlich wütend, nackt mit erigiertem Penis ins Wohnzimmer stürzte, Besuch und Mutter schockierend. Andererseits kam auch ein eigenes sexuelles Interesse andeutungsweise heraus, als er sich erinnerte, dass er mit etwa zwölf Jahren die Mutter fragte, was Onanie sei. Die Mutter verwies ihn auf eine Aufklärungsbroschüre. »Gleich danach musste mir ein Junge in der Badeanstalt zeigen, was Onanieren ist!« Dabei kann Herr Singer nicht verhehlen, dass er noch immer empört ist, dass es ein Gleichaltriger sein musste und nicht die Mutter es ihm gezeigt hatte.

Natürlich kann man das verstehen als Wunsch, die Mutter würde endlich einmal etwas (Sexuelles) für ihn tun, seine Bedürfnisse anerkennen und ihm erlauben, es »für sich« zu machen, womit er ja noch bis in die Zeit der Therapie hinein Schwierigkeiten hatte.

Bis zur Pubertät hatte er eine gute Beziehung zum Vater, er war sein »Spatzenmann«. Es gab viel Körperkontakt, in der Freizeit war er viel mit dem Vater zusammen, um Vögel zu beobachten. Das änderte sich schlagartig mit der Pubertät, plötzlich wurde der Vater abweisend, feindlich und fing sogar an zu prügeln. Herr Singer war damals verwirrt und versteht es eigentlich bis heute nicht. Zur Mutter gab es »nie Körperkontakt«, er erinnert sich an einen einmaligen Versuch, sie zu umarmen, was sie entschieden und irgendwie peinlich berührt zurückgewiesen hatte, sodass er sich schämen musste.

Man muss vermuten, dass der Vater so abrupt zurückweisend wurde wegen einer homosexuellen Inzestangst, wie manche Väter ihre Töchter nicht mehr berühren können, wenn deren Körper sich weiblich entwickelt, ihn sogar aggressiv entwerten müssen. Oder der Vater erlebt den Sohn gerade mit der Pubertät als (pseudoödipalen) Rivalen. Im Gegensatz zum positiven Vaterbild vor der Pubertät bildet der Vater sich nun negativ ab.

In der Adoleszenz kam es zu vielen promiskuösen Beziehungen, gelegentlich zog er auch die Kleider seiner älteren Schwester an und betrachtete sich in ihnen im Spiegel; es kamen auch wieder homosexuelle Kontakte vor.

Das sexuelle Agieren hörte auf, als er *mit der Mutter zusammen* das Geschäft des älteren Bruders, der in Konkurs gegangen war, übernahm. Nun entwickelte Herr Singer ungeahnte Fähigkeiten, arbeitete 14 Stunden am Tag mit der Mutter zusammen, führte Gespräche mit Kunden, begann, Zigarren zu rauchen, einen Nadelstreifenanzug zu tragen, und ließ sich, als das Geschäft immer besser ging, von einem Chauffeur in einem großen Wagen herumfahren – er hatte ja noch keinen Führerschein. Der Vater, der vor Kurzem noch so brutal erlebt worden war, war in den Augen von Herrn Singer in dieser Zeit ein Nichts; Mutter und Sohn hatten ihn geschäftlich weit hinter sich gelassen. Niemand wunderte sich, als er seine Verlobung mit der Sekretärin des Vaters bekannt gab. Das ganze Gerüst glänzenden Erfolgs *(das auf der manischen Fusion mit der Mutter beruhte)*, stürzte ein, als der älteste Bruder in die Firma zurückkehrte, die Mutter nichts dagegen hatte, und Herr Singer mit einem »Er oder ich!« die Firma und das Elternhaus verließ. Bis auf den ältesten Bruder hatten sich alle Geschwister (auch die jüngste Schwester folgte später) für den Krankenpflegeberuf entschieden (die Mutter war Kinderkrankenschwester); der zweitälteste Bruder besorgte Herrn Singer einen Ausbildungsplatz in einem Krankenhaus.

Am Anfang des geschilderten Therapieverlaufs ist die Beziehung von Patient und Therapeut als einem idealen Paar voll von gegenseitigem Verständnis und Wohlwollen im Sinne einer umfassenden positiven Übertragung und Gegenübertragung. Eine solche Anfangskonstellation wurde auch von Ermann (1985) in den beiden Fällen, die er zur Erläuterung seiner Hypothese der Bedeutung der Fixierung an die frühe Triangulierung für die Ausbildung eines »mittleren Strukturniveaus« heranzog, beschrieben worden. In dieser Phase der »Idealisierung des Dritten« (Ermann, 1985, S. 99) machte mein Patient, Herr Singer, »mir zuliebe« auch große Fortschritte im Sinne einer Symptomheilung, und als »Dritter« fühlte ich mich in der Rolle des Verbündeten gegen die damalige Partnerin des Patienten. Ich war also in der Übertragung zum triangulierenden Dritten geworden, mit dem ein Bündnis gegen die negative Mutter von damals möglich war. Ähnlich hatte auch Ermann (1985, S. 98) den Eindruck gehabt, sein Patient wolle mit ihm »ein enges Bündnis gegen die Mutter« schmieden. Diese Beziehungsform erinnert an die »idealisierende Übertragung« Kohuts (1971, S. 88), die in dessen Fallbeispiel des Herr A. ebenfalls auf Vaterfiguren gerichtet war und einer »überidealisierten Vater-Imago« entsprach. Eindeutig ist der Charakter der Vater-Sehnsucht, die Abelin (1986, S. 53) als »quasi triebhaften ›Durst nach dem Vater‹« bezeichnet; Herzog (1980) spricht von »Vater-Hunger«.

Dreiecksbeziehungen

Kaum merklich änderte sich die therapeutische Beziehung zum Schlechten. Herr Singer berichtete noch immer über seine Beziehungen und ihre Verbindung zur Vergangenheit, aber ich bekam zunehmend das Gefühl der fehlenden Stimmigkeit, als ob mir etwas vorenthalten bleiben sollte. Trotzdem versuchte ich weiter, als eine Art »gute Mutter« oder vielmehr inzwischen als »Vater, der eine bessere Mutter sein soll«, den immer oberflächlicher und nichtssagender werdenden Ausführungen des Patienten einen Sinn abzugewinnen. Dann überraschte mich Herr Singer, er wolle mit dem Freund, dem Fotografen, eine längere Urlaubsreise antreten, alles sei optimal geplant, es könne nichts schiefgehen. Mir war die Beziehung zum Fotografen nicht klar, ich fühlte mich ausgeschlossen, Urlaube außerhalb der festgelegten Therapieferien waren eigentlich nur ausnahmsweise dann möglich, wenn ein solcher Wunsch gründlich durchgearbeitet werden konnte und plausibel erschien. Rückblickend denke ich, dass ich ein Teil eines Dreiecks war: Herr Singer, der Fotograf und ich, allerdings ein negativer Teil, gegen den Herr Singer mit seinem Freund ein Bündnis geschlossen hatte. Das Gefühl von Nicht-Verstehen und Ausgeschlossen-Sein verstärkte sich, als eine Kollegin, zu der Herr Singer eine Bekannte geschickt hatte, mir mitteilte, dass die Therapie dieser Bekannten stagniere, diese jedoch mit Herrn Singer täglich eine Stunde lang telefoniere. Schließlich beichtete eine Patientin von mir unter Schuldgefühlen, dass sie sich mit Herrn Singer angefreundet habe – »aber da ist nichts Sexuelles!« –, nachdem sie ihn im Wartezimmer angesprochen hatte, da er einen so gewinnenden Eindruck auf sie gemacht hatte. Wenn sie sich sähen, redete er wie ein Wasserfall; langsam werde es ihr peinlich, dass er so viel über Sex spreche. Er schwärme von homosexuellen Praktiken, von gegenseitiger Masturbation, die zwischen Männern viel besser ginge, da sie wüssten, was ein Penis wäre. Er wette auch, dass ihr Freund eines Tages homosexuell werde. Um das Maß voll zu machen, erzählte mir ein anderer Kollege, bei dem eine frühere Freundin von Herrn Singer eine Therapie machte, sie habe ihn besucht, als er in einer depressiven Stimmung war, und da wollte er sie plötzlich gewaltsam ausziehen und sie aufs Bett werfen und habe tatsächlich versucht, sie zu vergewaltigen. Sie konnte sich zwar wehren, er hinderte sie aber am Verlassen des Zimmers, zog sich selbst nackt aus und zwang sie, seinen Penis anzufassen.

Die Situation war natürlich deshalb schwierig, weil in die sozusagen virtuelle Übertragungsbeziehung massiv eine reale Komponente hineingekommen war, die allerdings zu Übertragung und Gegenübertragung (also zur Qualität der therapeutischen Beziehung, wie sie sich bis dahin ins Negative entwickelt hatte) genau passte.

Zur gleichen Zeit aber berichtete er in der Therapiegruppe über seine Selbstwertproblematik, die er selbst »weiblich« nannte. Er schämte sich, Wünsche nach Körperkontakt einzugestehen, er möchte am ganzen Körper gestreichelt, eingeseift und abgeküsst werden, traut sich aber nicht, diese Wünsche seiner jetzigen Freundin gegenüber zu äußern. Er erinnerte sich auch an den »Körperkontakt« mit dem eigenen Urin in der Kindheit.

Das ist das Gegenteil der Fixierung an den Penis: Er will den Frauen nicht mehr mit lieblosem Geschlechtsverkehr dienen, befürchtet aber, in seinen eigenen kindlichen Zärtlichkeitsbedürfnissen zurückgewiesen zu werden. Dieses dienende Verhalten entspricht der unterwerfenden Identifikation mit dem Aggressor, kippt plötzlich in ein sadistisches Verhalten und geradezu einen Vergewaltigungsversuch seiner früheren Freundin gegenüber. Damit folgt er der anderen Form der Identifikation mit dem Aggressor, der Täteridentifikation. Ganz deutlich wendet er sich den Frauen zu, weil er in der Übertragung von mir als »Vater« enttäuscht ist, und stellt Dreiecke her mit Frauen, die direkt oder indirekt mit mir verbunden sind und in denen er über mich triumphieren kann im Bündnis mit den Frauen. Die Vergewaltigungsszene passt allerdings nicht dazu, die betroffene Frau hatte auch kaum eine Verbindung zu mir; er muss sich so enttäuscht gefühlt haben, dass er sie in einer Täter-Opfer-Umkehr aus eigener Macht gezwungen hat, das zu tun, was die Mutter mit dem damals ohnmächtigen Jungen getan hat: seinen Penis zu manipulieren.

Nichtsdestoweniger tritt in Ermanns beiden Fällen ebenso wie in meinem eine Wende vom Vater zur Mutter in der Übertragung – von der so idealen Beziehung zum Vater eine Wendung zu den Frauen – ein. Ermann (1985, S. 98) schreibt von seinem Patienten: »Herr H. begann, auch Grenzen bei mir zu spüren, die er verleugnete. In dieser Zeit begann er, häufiger wechselnde Beziehungen zu Frauen einzugehen.« Herr Singer, mein Patient, stellte eine ganze Reihe von Beziehungen zu Frauen her, die wiederum in Beziehung zu mir standen: zu einer Patientin von mir, einer Patientin einer Kollegin von mir und zu der eines weiteren Kollegen, auch die vergewaltigte Frau stand ja über eine Ecke mit mir in Verbindung. Der Charakter der Beziehung der erwähnten männlichen Patienten zu den männlichen Therapeuten nimmt zunehmend eine negative Färbung an, die Beziehungen zu den Frauen bekommen dagegen einen positiven Charakter (bis auf die eine Ausnahme). In den von Herrn Singer hergestellten multiplen Dreiecksbeziehungen hatte ich, wie Ermann, stets das Gefühl von Rivalität zwischen dem Patienten und mir um die jeweilige Frau sowie das Gefühl, relativ ausgeschlossen zu sein. Dementsprechend wandelt sich auch das Bild, das er von seinem Vater aus der Zeit vor der Pubertät hat, ins Negative: Der Vater sei eigentlich nie da gewesen, habe sich kaum gekümmert, vielmehr viel Zeit damit verbracht, allein Vögel zu beobachten.

In der Gruppe berichtet Herr Singer, die Beziehung zu seiner Freundin sei zu Ende. Folgende Situation habe dazu geführt: Sie habe einen »Superorgasmus« gehabt, er aber überhaupt keinen; danach wollte sie ihn streicheln, aber er hatte den Eindruck, sie mache das nur aus Pflichtgefühl und hat sie heftig zurückgestoßen. (Das ist sicher projektiv, denn es war ja immer *sein* Pflichtgefühl, mit dem er die Frauen sexuell bedient hatte.) In der Gruppe wendet er sich an ein männliches Gruppenmitglied, verspricht sich und nennt ihn »Andreas« – das ist der Exfreund seiner Freundin, die ihn jetzt verlassen hat und zu diesem Exfreund zurückgekehrt ist. Aber dieses Dreieck existierte die ganze Zeit, denn sie war gar nicht richtig von Andreas getrennt, als sie die Beziehung zu Herrn Singer anfing.

Der Sinn der Dreiecksbeziehungen scheint eine Absicherung vor zu großer Nähe zu sein. In der Übertragung ist Herr Singer mir mit seinen Sehnsüchten offenbar zu nahe gekommen; die homoerotische Nähe könnte zu bedrohlich werden, wie die Nähe zur Mutter, sodass er ein Dreieck mit einer Frau herstellt, der er überlegen ist. Und da sie mit mir verbunden ist, ist er mittelbar auch mir verbunden, aber da die Frau dazwischen ist, ist diese Verbindung nicht gefährlich. Würden in der pseudoödipalen Dynamik dann aber Mutter und Vater sich vereinen, wäre er von beiden mit seinen Wünschen allein gelassen.

Ich versuchte, meine Gefühle der Wut und des Verraten-Seins in der Vater-Gegenübertragung (der Vater war ja in der Adoleszenz tatsächlich ausgeschlossen, während Herr Singer mit der Mutter ein so »erfolgreiches« Bündnis geschlossen hatte) in den Griff zu bekommen, indem ich mich sozusagen neben die Beziehung stellte und Herrn Singer die entstandenen vielfältigen Dreiecksbeziehungen aufzeigte. Seine lange vorhandene latente Angst vor mir kam nun zum Vorschein, sie führte zu teils patzigen Abwehrversuchen und der Aussagen, man habe ihm alles unterstellt, was in den Beziehungen zu den Frauen, die zu mir in Verbindung standen, vorgefallen sein sollte. Zwar werden noch einmal seine ursprünglichen Wünsche angesprochen, die auch an mich gerichtet waren, die ich aber offenbar nicht genügend erkannt hatte und nicht erfüllen konnte: Wünsche nach Körperkontakt und danach, gestreichelt zu werden. Meine Deutung, er wolle als ganzer Mensch (ganzer Körper) nicht nur in seinen dienenden (sexuellen) Funktionen geliebt werden, erreichte ihn nicht mehr. Er habe Angst, dass seine Fassade zusammenbricht, dass er von mir vernichtet wird, weil nichts dahinter stecke. Er wisse nicht, was er in der Therapie gelernt und was er nur oberflächlich übernommen habe. Die Pseudostärke vom Vater, die habe er übernommen, seine falsche Sicherheit. Nichts als ein »guter Ficker« sei er, der die Frauen bediene. In Wirklichkeit habe sich der Vater völlig entzogen, sich stundenlang allein mit seinen Vögeln beschäftigt und sich nie wirklich für ihn und die ganze Familie interessiert.

Das Gefühl der Stagnation, des Ausgeschlossen-Seins meinerseits, der Kommunikationskluft zwischen Herrn Singer und mir und zunehmend auch innerhalb der Gruppe, in der er immer weniger präsent war, persistierte trotz der teilweise dramatischen Ereignisse. Obwohl mir klar war, dass ich dadurch sozusagen real zum kastrierenden Vater würde, entschloss ich mich, die Einzelsitzungen zu beenden. Einerseits bekämpfte ich mein Gegenübertragungsgefühl, vom Patienten »getötet« zu werden, indem ich ihn selbst »tötete«, andererseits tat ich es wohl aus dem intuitiven Gefühl heraus, dass ein solches reales Verlassen-Werden die Affekte von Angst und Wut in der Vater-Übertragung lösen müsste. Auf Herrn Singer musste es natürlich so wirken, als würde ich ihn *wegen* seiner Kontakte zu den Frauen (»Mutter«) kastrierend bestrafen, gleichzeitig erlebte er die große Enttäuschung in seinen Bedürfnissen, die er an den Vater gerichtet hatte, wieder. Vielleicht war ich ja auch gleichzeitig die Mutter, die ihn nie »als ganze« Person hat annehmen können und ihn enttäuscht hatte. Obwohl er schon mehrmals »alles hinschmeißen« und die Therapie beenden wollte, erwiesen sich seine Beziehungen zur Gruppe und wohl auch die zu mir als so tragfähig, dass es in dieser Krisensituation nicht dazu kam. Nachdem er über seine Empörung, seine Wut, aber auch Angst hatte sprechen können, sah er mich in der Gruppe dann aus größerer Entfernung mit einer Mischung aus Sehnsucht und Wut. Aber manchmal lächelte er kaum merklich, wenn er sich von der Bearbeitung dessen, was zwischen ihm und mir geschehen sein dürfte, verstanden fühlte.

Die Bedeutung des Scheitern der Wiederannäherung verbunden mit dem Fehlen einer gelingenden Triangulierung ist häufig für die Entstehung von Borderline-Phänomenen beschrieben worden (z.B. Mahler, 1971; Masterson & Rinsley, 1975; Rotmann, 1978; Ermann, 1985). Wiederannäherung bezeichnet die Bewegung des Kleinkindes, das sich schon von der Mutter entfernen kann, zu ihr zurück, um »aufzutanken« (»refueling« bei Mahler); beide Bewegungsrichtungen sollte die Mutter freundlich tolerieren. Entweder gibt es keine Triangulierung bei Borderline-Patienten, wodurch Spaltungsphänomene bzw. Teil-Objekt-Beziehungen persistieren und integrierte Beziehungen nicht erreicht werden (Rotmann, 1978, S. 1128). Oder man sieht den pathogenetischen Ursprung der strukturellen Störung eher in einer *Fixierung* an die Triangulierung im Sinne einer Arretierung und eines fehlenden Abschlusses des Triangulierungs-Prozesses (Ermann, 1985, S. 101). Man kann die »Vater-Sehnsucht«, die auch bei meinem Patienten eine so große Rolle spielte und die viele dieser männlichen Patienten sich an einen männlichen Therapeuten wenden lässt, als *Projektion* des »nur guten« mütterlichen Teil-Objekts *auf den Vater* (und später auf den männlichen Therapeuten) verstehen, ob nun ein Triangulierungsprozess begonnen hat oder nicht. Im Falle meines Patienten jedenfalls sehe ich einen Ablauf von projektiver positiver Vater-Beziehung in der ersten Phase der Therapie, das von einem negativen Vater-Bild, das auf den Therapeuten projiziert wurde, abgelöst wurde; letzteres übrigens entsprach auch mehr dem vorherrschenden Bild des realen Vaters. Nimmt man einen solchen Wechsel der Vater-Bilder an, erklärt sich auch leicht das Phänomen der »Wendung zu den Frauen«, das bei beiden Patienten Ermanns, dem meinen durch das Herstellen der Dreiecksbeziehungen und auch im Laufe der Analyse des Patienten von McDougall (1986) in Form von plötzlich auftretender heterosexueller Promiskuität zu beobachten war. Durch das Agieren meines Patienten wurde deutlich, dass dem Wechsel des positiven Vaterbildes zum negativen, das ich dann repräsentierte, ein korrespondierender Wechsel von einem negativen Mutter-Bild (das auf die Partnerin projiziert war) zu einem positiven entsprach, das in den Frauen erlebt wurde, deren Beziehungen zum Patienten vor mir verheimlicht werden mussten. Die im Verheimlichen enthaltende Spaltung ist nun gerade das Gegenteil von Triangulierung, zu der ja unabdingbar die Verinnerlichung der genügend guten *Beziehung* der Eltern gehört. Mein Gegenübertragungsgefühl, verraten worden zu sein, weil ich von den dyadischen Beziehungen zu den Frauen ausgeschlossen war, entspricht dem Loyalitätskonflikt, der in der präambivalenten, nicht triangulierten Zweierbeziehung enthalten ist (Rotmann, 1978).

Der Prozess der frühen Triangulierung ist nicht als plötzlich eintretendes, stufenartiges Ereignis zu sehen. Abelin (1986) nimmt an, dass die ganze Kindheit über ein Nebeneinander von polaren, dyadischen Beziehungen und von triangulierenden persistiert. Ermann (1985) versteht Triangulierung als zirkuläres Geschehen: »Erst durch die ständige Wiederholung von Loslösung und Wiederannährung im Wechsel gegenüber den beiden Eltern wird diese Erfahrung verinnerlicht, und es entsteht die Struktur eines alternativen inneren Objektes« (ebd., S. 103). In meinem Fall, den ich als exemplarisch für die Entstehung von Strukturdefiziten auf Borderline-Niveau ansehe, ist dieser Prozess an seinem Anfang in Bezug auf das zentrale Gebiet der Sexualität und der Objektbeziehungen (während andere Bereiche, z. B. der berufliche, durchaus von Objektkonstanz bestimmt sein können, wie das für weite Ich-Funktionsbereiche bei Borderline-Patienten bekannt ist) zum Stillstand gekommen, drehte sich gewissermaßen im Kreis, was durch das Oszillieren gekennzeichnet wird. Ein gelingender Triangulierungsprozess würde eher durch ein spiralförmig progressives Reifen der Objektbeziehung bis zum Ödipuskomplex und seiner Überwindung gekennzeichnet.

Der Vater hinter der Mutter

Im Herstellen von Dreiecksbeziehungen meines Patienten sehe ich noch ein anderes Moment, das sich auch in der Literatur, die sich mit sexuell pervers agierenden Patienten beschäftigt, häufig wiederfindet. Ich meine den Versuch, mit der Beziehung zur Frau eine heimliche Verbindung zum väterlichen Mann aufzunehmen, den Mann also hinter der Frau, den Vater hinter der Mutter zu suchen. Es ist dies das Muster der als latent homosexuell belächelten Dreiecksbeziehung zwischen zwei Männern, die die gleiche Frau lieben und dadurch ihre eigene Beziehung ausleben, wobei zu fragen bliebe, ob es sich nicht mehr um ein Bedürfnis nach väterlicher Zärtlichkeit und auch väterlicher Triangulierung handelt als um Homosexualität.

Besonders in McDougalls (1986) Bericht über ihren Patienten Jason, der in vielen Details dem Fall von Herrn Singer gleicht, wird der ausagierte Wunsch, durch den Kontakt mit der Frau den Penis des Vaters zu bekommen, beschrieben. Jason bevorzugte Ausländerinnen, wenn sie bereits mit einem Ausländer zusammen gewesen waren (Herr Özdemir verliebte sich in blonde Australierinnen, Irinnen und Amerikanerinnen). Er heiratete eine Frau, weil sie ein Verhältnis zu einem berühmten Juden gehabt hatte, er hatte eine Freundin, die eine »Affäre mit einem weltberühmten Schwarzen« (ebd., S. 1015) gehabt hatte. »Ich bin jahrelang zu Sex-Parties gegangen, vor allem, um zu beobachten, was die Männer taten. [...] Tatsächlich bin ich überzeugt, homosexuell zu sein, nur dass ich nie Geschlechtsverkehr mit Männern wünschte« (ebd., S. 1017f.). Ich denke, es musste ein Ausländer sein, ein »Vater«, aber dem wahren Vater nicht ähnlich. Und homosexuell scheint Jason nicht zu sein, es ist mehr die Vater-Sehnsucht. Dieselbe Dynamik meinte sicher Freud (1910h, S. 67), die er »die Bedingung des ›*Geschädigten Dritten*‹« nennt: die Bedingung,

> »dass der Betreffende niemals ein Weib zum Liebesobjekt wählt, welches noch frei ist, sondern nur ein solches Weib, auf das ein anderer Mann als Ehegatte, Verlobter, Freund Eigentumsrechte geltend machen kann. Diese Bedingung zeigt sich in manchen Fällen so unerbittlich, dass dasselbe Weib zuerst übersehen oder selbst verschmäht werden kann, solange es niemandem angehört, während es sofort Gegenstand der Verliebtheit wird, sobald es in eine der genannten Bedingungen zu einem anderen Manne tritt«.

Ich meine, dass auch Herr H., über den Ermann (1985, S. 98) berichtet, mit den »Frauengeschichten« Kontakt zum männlichen Therapeuten suchte, wenn er sagte: »Sie helfen mir nicht bei meinen Verstrickungen in Frauengeschichten, die ich eigentlich überhaupt nicht will.« Bei Herrn Singer sehe ich diesen über die Frau gehenden Kontaktversuch in seinem übermäßigen Reden über Sexualität mit ihr, seinem Schwärmen von homosexuellen Kontakten, soviel schönerer

Masturbation unter Männern; Gedanken, die mich dadurch erreichten, dass die Frauen sie mir übermittelten. Jason drückte sich so aus: »Wenn ich eine Schwarze liebe, deren Mann ebenfalls schwarz ist, gibt's kein Problem, keine Obsessionen, denn ich bekomme seinen Penis, indem ich seine Frau nehme. So komme ich mir für kurze Zeit wie ein Mann vor« (McDougall, 1986, S. 1021). Es stellt sich heraus, dass »sein Bedürfnis nach männlicher Identifizierung von seiner Mutter unterbunden worden war«. Die Analytikerin sagt zu ihm:

> »Es scheint, als wären Sie zwei Personen – eine, die homosexuell ist und die Gabe eines Penis von einem Mann empfangen möchte, um ein Mann zu werden, und eine andere Person, die heterosexuell ist und eine Frau lieben möchte mit der Phantasie, den Penis eines Mannes von ihr zu bekommen. Als ob *sie* Ihnen die Erlaubnis geben müsste, Ihren eigenen Penis zu besitzen« (ebd., S. 1022).

Es wird hier deutlich, dass es die Mutter ist, die den Zugang des Knaben zum Penis des Vaters kontrolliert. Den Versuch des dann adoleszenten oder erwachsenen Mannes, durch die Beziehung zu einer Frau den Penis, das heißt seine männliche Identität zu erreichen, würde ich dann als Reparationsversuch, als Versuch verstehen, doch noch den Triangulierungsprozess in Gang zu setzen, um den bisher nur ersehnten Vater zu erreichen.

Die Mutter verwaltet den Penis des Vaters und des Sohnes

Die Ähnlichkeit zwischen dem Fall von McDougall und dem meinen, auch in Bezug auf die realen Merkmale der Eltern und ihrer Beziehung, wie sie in der Analyse zu rekonstruieren sind, führt zur Beschreibung von Faktoren, die die Triangulierung erschweren oder verhindern und, wie bei meinem und ähnlichen Patienten, die Ausbildung sexuell perversen Agierens als Ausdruck der Objekt-Beziehungsstörung begünstigt. Es scheint in diesen Fällen männlicher Patienten, die an der Grenze zur verfestigten sexuell perversen Persönlichkeitsstruktur stehen und die man auch als Fälle von Borderline-Perversion bezeichnen kann, dass wie bei der manifesten Perversion der Junge in idolisierter Weise von der Mutter als Erweiterung ihres Selbst – um einen Penis – betrachtet wird. Während der Vater jedoch bei der manifesten Perversion ständig abwesend oder durchgehend schwach ist (vgl. Stoller, 1975), scheint er bei der Art von Störungen, um die es mir hier geht, herabgesetzt und wiederaufgebaut zu werden *wie es der Mutter gerade gefällt*. Dementsprechend wäre der Junge wie auch der Vater einem

Wechselbad zwischen Verwöhnung und Verführung einerseits und einem Fallengelassen-Werden und verächtlicher Entwertung andererseits durch die Mutter ausgesetzt. In McDougalls Fall beschimpfte die Mutter den Vater täglich wegen seiner außerehelichen sexuellen Beziehungen in Anwesenheit des Jungen, die Mutter war krankhaft eifersüchtig und ständig mit der Sexualität des Vaters beschäftigt. Der Vater war aber auch nicht zimperlich und wehrte sich in unflätiger Weise; er war es auch, der den Jungen in der Vorschulzeit erbarmungslos prügelte. Bei Herrn Singer war es die Mutter, die mit ihrer fast psychotischen Sorge um die Vorhaut des Jungen, ihrer verborgenen Feindseligkeit und den terroristischen Migräneanfällen, mit der sie die ersten Beziehungen des Adoleszenten quittierte, und ihrer Entwertung seines Penis in dieser Zeit die Familienatmosphäre ständig sexualisierte. Andererseits zog sie den Jungen wieder an sich, während der Vater in einem anderen Zimmer schlief, was auf dem geschäftlichen Niveau seine Wiederholung fand, als die Mutter zusammen mit dem Sohn den Vater weit hinter sich ließ. Die Urszenenphantasie des Jungen scheint mir eine Widerspiegelung seiner Situation selbst und die der Macht der Mutter zu sein: Die Mutter reguliert die Nähe zum Vater während des Koitus und stößt ihn dann weg; andererseits war die Geburt der vier Jahre jüngeren Schwester der Beweis, dass Herr Singer nicht »der Einzige« in den Augen der Mutter war, dass also Vater und Mutter Sex gehabt hatten.

Ein weiteres Fallbeispiel beleuchtet diese Dynamik der von der Mutter regulierten Nähe, dem Heranziehen und wieder Wegstoßen des Jungen, während im gegenläufigen Sinn der schwache, aber doch präsente Vater von der Mutter herabgesetzt bzw. wieder aufgebaut wird. Herr Gerold Zierfeld, ein 29-jähriger Autoverkäufer, der einmal erfolgreicher Rallye-Fahrer gewesen war, kam wegen panischer phobischer Angstzustände *beim Autofahren* in die Therapie. Es wurden zwei Quellen seiner Phobie freigelegt, die durch folgende Szenen illustriert werden: Bereits im Alter von ungefähr zehn Jahren wurde der Junge von der Mutter veranlasst, den betrunkenen Vater mit dem Familienauto aus der Kneipe nach Hause zu fahren. Die Mutter schob ihm ein Kissen unter den Hintern und setzte ihm Vaters Hut auf, damit das Kind am Lenkrad nicht zu sehr auffiel. Die andere Szene: Mit elf Jahren freundete er sich mit einem 17 Jahre älteren Mann an, einem Freund der Familie (die Mutter sagte: »Geh' nur mit Karl, der passt auf dich auf!«), mit dem er gemeinsam Traktor fuhr und der ihn für den Motorsport begeisterte. Vier Jahre lang, vom elften bis zum 15. Lebensjahr, hatte er eine intensive sexuelle Beziehung zu diesem Mann, die in gegenseitiger Masturbation, manchmal auch Fellatio bestand. Der Vater war zwölf Jahre jünger als die Mutter, es war ihr zweiter Mann; den ersten, im Krieg gefallenen, idealisierte sie vor dem Jungen, ihrem Lieblingskind, den sie ebenso verwöhnte, wie sie seinen Vater bei jeder Gelegenheit herabsetzte. Er tauge nichts, vertrinke das Geld, dabei verdiene er so wenig, sei hinter den Frauen her, aber sexuell sei er auch nicht gerade überragend. Die offene Abneigung gegen den Vater konnte aber vonseiten der Mutter mit inniger Verbundenheit mit ihm abrupt wechseln, der Junge fühlte sich dann fallengelassen und wusste, dass die Eltern in solcher Stimmung sexuellen Kontakt hatten.

Die Dreiecksdynamik agierte der Patient mehrfach aus. Zwar genoss er die homosexuelle Beziehung in der frühen Adoleszenz, partizipierte sozusagen am Penis des erwachsenen Freundes, weidete sich aber an dessen Abhängigkeit und ließ ihn triumphierend fallen, als er erste Erfolge bei Mädchen hatte. Die spätere Partnerwahl verlief stets nach demselben Muster: Er spannte einem Freund die Freundin oder Frau aus, triumphierte, verlor dabei den Freund und trennte sich bald von der Frau, wenn diese stets aktive, fürsorgliche Frau ihm zu dominierend und einengend vorkam. Auf einer dritten Ebene, der beruflichen, wurde das Dreieck durch den Patienten, den Chef und die Firma als ganze, als eine Mutter-Repräsentanz hergestellt; mit ungeheuren Anstrengungen schaffte er es stets, der mit Abstand beste Verkäufer zu sein – unbewusst der beste und einzige Partner der Mutter, während er den Chef in seinem Erleben weit hinter sich ließ, gleichzeitig aber enttäuscht war, da er von ihm nichts lernen und mit ihm auch nicht freundschaftlich verkehren konnte. Die Stellen wechselte er häufig, weil er sich über kurz oder lang von der Firma ausgebeutet und von den Kollegen isoliert fühlte. Die Phobie war ausgebrochen, nachdem er die Frau, mit der er bereits lange zusammen gelebt hatte, geheiratet hatte.

Nach wohl anderthalb Jahren der Psychotherapie reflektierte er über sein Leben, über den Sinn seines Agierens und auch den eigenen Anteil. Auch einen fiktiven *Brief an einen Vater* fügte er hinzu, ich gebe Auszüge hier wieder:

> »Wie war das doch? Ich hatte gearbeitet, wieder einmal, großartig wie immer und großspurig dazu, Autos verkauft. Manisch nennt man dieses Gefühl von Hochstimmung, die einem dazu verhilft, Leistungen zu vollbringen, die man sonst wohl nicht schafft, weil die Achtung des Anderen oder Scham einen davon abhalten. Leistungen, die eigentlich für andere sind. Bei XY [dem Autohaus] war es eigentlich die Familie, die Senior-Chefin und die Frau vom Junior, denen ich imponieren wollte. Ich wollte helfen, weil der ›neue Laden‹ so viel Geld gekostet hatte, und dafür

Anerkennung und Liebe bekommen. Aber sie nutzten mich aus, ich war eben kein Familienmitglied, ich war Nutzobjekt.

Zu Hause war Anne [die spätere Ehefrau], sie war sehr schwierig, irgendwie gestört, sie wollte Sex, aber auch wieder nicht. Wieder versuchte ich zu helfen, fand eigentlich nicht die richtige Distanz zu ihr, dann spielte ich mit dem Gedanken, mich zu trennen. Eines Abends jedoch saß, als ich nach Hause kam, ein früherer Freund von Anne in der Wohnung, er hieß Mike und war über 50 Jahre alt. Für mich war er ein Spinner, aber Anne stand nun mal auf ältere Männer. Ich habe dann mit ihm rivalisiert den ganzen Abend, und schon war ich für Anne wieder interessant. Das war die Zeit, in der ich auch schon gemerkt hatte, dass Diana mich mochte, aber da war auch Christine. Ich lebte eigentlich nur in Hochstimmung, im Kokettieren, im Anmachen. Ich fuhr damals mit dem Wagen zu XY [dem Autohaus], wenn es mir gut ging, ansonsten ließ ich mich von einem Kollegen mitnehmen. Ich hatte Angst, mich umzubringen, wenn ich allein im Auto saß, wenn ich über eine Brücke fahre, durchs Geländer zu brechen. An so einem Feierabend fuhr ich nach Hause, fuhr schnell, denn ich hatte Angst alleine. Plötzlich kam mir der Gedanke: ›Das ist Missbrauch von Kindern‹, und dann war die Hölle los. Ich dachte, meine Persönlichkeit würde sich aufspalten. Ein ganz kleiner Junge kam da zum Vorschein, war ich das? Ich hatte Angst, die Kontrolle über mich zu verlieren und mich doch im Wahn umzubringen. Von diesem Zeitpunkt an traute ich mich kaum noch allein auf die Straße. Ich weiß nicht, ob ich immer noch dieser kleine Junge bin, der als Kind benutzt worden ist, aber ich glaube schon.

Es ist keine Phantasie, wenn ich sage, ich habe mit dem Hut meines Vaters dessen Auto öfters von der Kneipe nach Hause gefahren. Ich war der Seelentröster meiner Mutter, wenn er in der Kneipe saß. Aber dafür bekam ich alles, was ich mir wünschte, war total verwöhnt, hatte laufend Anpassungsschwierigkeiten. Nach *meinen* Wünschen wurde ich eigentlich nur gefragt, wenn sie ihrem Zweck dienten. Ansonsten musste ich zuhören, wenn sie von früher erzählte, ich wusste um alle ihre Probleme, und dass es früher eigentlich viel schöner war. Immer hieß es: ›Wenn ich dich nicht bekommen hätte‹, sie war 40, als ich geboren wurde. Mutter war der Mittelpunkt, sie setzte die Rangordnung fest, wie es ihr passte. Mal war mein Vater der Beste, dann hatte ich Kind zu sein, brav, bescheiden, lieb und wohlerzogen. Zu Hause war's dann wieder ich, der den ganzen Tag den Mist mit anhören musste. War dann Krach wegen mir und meinem Vater, er trank und ich hatte Schulprobleme, dann hatte sie ihre Herzanfälle. Die Schuldzuweisung ließ nicht lange auf sich warten, mein Vater, der Krieg, die undankbaren Kinder und immer wieder ich. Eigentlich war ich immer super-schuldig. Was ich jetzt schreibe, hört sich dämlich an, aber ich freue mich manchmal richtig, wenn mich ein Mann mal richtig zurechtweist. Ich glaube, ich wäre ein guter Sohn geworden, wenn ich einen stärkeren Vater gehabt hätte. Aber den hatte ich nicht, und so habe ich irgendwann angefangen, mich bedenkenlos anzupassen. Aber siehe da, jetzt wurde ich ausgenutzt – was jetzt? Ich muss erst mal gucken, wer ich bin. Aber ich müsste lügen, wenn ich sagen würde, dass ich als Kind meine Eltern nicht geliebt habe. Ich weiß, dass ich mit meiner Art Menschen manipulieren und ausnutzen kann, eigentlich ist das die Art meiner Mutter, die ich da kopiere. Und eigentlich möchte ich so auch nicht sein, weil ich mir selbst und auch anderen damit weh tue.«

Wo warst Du, wenn ich Dich brauchte oder: Brief an einen Vater

»Ich hatte Dich mir anders gewünscht, als Du warst und bist. Was habe ich nicht alles für Dich und wegen Dir ertragen müssen, jahrelang habe ich Deine Rolle spielen müssen, weil Du zu schwach warst. Mit dem Erfolg, dass gerade Du wahnsinnig eifersüchtig auf mich warst. Aber Du konntest ja nie ein richtiger Vater sein. Angst hatte ich vor Dir, wenn Du die Lösungen unserer Familienprobleme in der Kneipe besprochen hattest und mit Ratschlägen von Saufbrüdern vollgepfropft nach Hause kamst. Dann wurde Deine ganze Ohnmacht und Deine Wut sichtbar, Du Heini, Du Waschlappen, Du Arsch, der Du Dich immer nur hinter Weibern verstecken konntest. Dann sollte man Dich akzeptieren, frisch eingekleidet von Mutti und ein neues Auto mit dem Geld von Opa. Dann konntest Du losziehen und irgendwelche Weiber anmachen und auch einmal der große Mann sein, nur ein richtiger Mann, das warst Du nicht. Dafür war ich zu Hause ja zuständig. Ich musste die Probleme dieser neurotischen Alten teilen. Aber für Dich war ich ja immer nur der mehr geliebte Nebenbuhler, Du warst verrückt, denn Du hast ja den Nebenbuhler selbst geschaffen. Wie oft habe ich mich Deinetwegen geschämt. Ich hatte nie etwas Eigenes. Noch nicht mal einen eigenen Namen in der ersten Zeit. Zierfeld, so hieß mein Großvater, aber nicht Du. Du bekamst sogar Deine Kinder aus zweiter Hand, Du Trottel [die Eltern waren nicht verheiratet, wegen der Rente …; Herr Zierfeld trug den Namen seines Großvaters]. Weißt Du nicht, dass ein Kind, ein Sohn, seinen Vater braucht, dass er stolz auf ihn sein will, dass er die Hilfe, die Weisheit eines Vaters braucht? Ihr habt mich beide um meine Kindheit betrogen. Du warst erwachsen, und ich kann verlangen, dass Du es gemerkt hättest und beendet hättest, das Spiel, das sie mit mir trieb. Das war kein normales Mutter-Sohn-Verhältnis, da fehlte nur noch das Bett, oder war es da, ich weiß es nicht. Weißt Du, wie ich gelitten habe?

Tagsüber sie und abends Dich. Noch immer suche ich krampfhaft nach meinem eigenen Weg, den Du mir hättest zeigen müssen. Ich bin so traurig über Dich.

Ja, ich habe heute eine Art, die von vielen kritisiert wird, alle machen mich fertig, weil ich bin, wie ich bin, der Größte, der Spinner! Alles reiße ich an mich, überall will ich der Erste sein, aber nie bin ich wirklich zufrieden. Ich bin neidisch auf glückliche Leute, genau wie Du. Ich kann genauso wenig allein sein wie Du. Auch ich brauche fortlaufend Mütter, wie Du. Wenn Du einmal fühlen könntest, was es heißt, einem Herrn Hirsch oder einem Chef nachzulaufen wie ein Küken und doch immer nur zurückgewiesen zu werden, weißt Du, wie weh so etwas tut? Weißt Du wirklich, was ich für Dich und durch Dich erlitten habe? Ich habe keine Lust mehr, mich für Dinge verantwortlich machen zu lassen, die Ihr mir eingepflanzt habt, ich stelle Euch ab, ich will Euch nicht mehr. Ich will endlich etwas Eigenes nur für mich, ich will mich, denn ich brauche mich, mehr als jemand anderes. Du kommst 31 Jahre zu spät. Mein Leben ist mein Leben, es wird noch lange wehtun, aber ich will es schaffen, trotz aller Trauer und Wut. Ich tue mir Leid.«

Wie die Mutter dem Jungen den »Penis« des Vaters – Auto und Hut – verliehen hatte, um ihn dann doch wieder fallen zu lassen, schwankte er später ständig zwischen dem Gefühl, der Bevorzugte der Frau (der Firma) zu sein, aber von ihr nichts zu bekommen, und dem Freund (dem Chef) nahe sein zu wollen, ihn aber in furchtbarer Rivalität wieder vernichten zu müssen. Die Phobie brach in dem Moment aus, als er sich festgelegt hatte und sich einer Frau ausgeliefert fühlte, ohne oszillierend (wie vor der Ehe: die eine Frau hier, eine andere Frau dort …) ausweichen zu können. In diesem Fall ist die Rivalität des Jungen mit dem doch so ersehnten Vater besonders deutlich, er macht das Dilemma des Kindes, das, von der Mutter sowohl verführt als auch zurückgestoßen, den Vater ersehnt und doch mit ihm rivalisiert, nicht gerade kleiner. Auch die Rivalität hat hier einen frühen, vor-ödipalen Charakter; sie war ja auch in der Ambivalenz von Herrn Singer mir gegenüber in großem Maß enthalten. Schon für die durchschnittliche frühe Entwicklung aus der mütterlichen Symbiose heraus spielen Neid, Eifersucht und Rivalität in Bezug auf den *Dritten* eine wesentliche Rolle (Jacobson, 1964, S. 70f.). Umso mehr dürfte die Rivalität des Jungen mit dem ersehnten Vater von Bedeutung sein, wenn sein verinnerlichtes Bild vom Vater das eines von der Mutter beherrschten Mannes ist – während der Sohn selbst beherrscht wird.

Eine kurze Vignette soll das Dilemma von Vater-Sehnsucht und Rivalität illustrieren; bis zum damaligen Zeitpunkt der Therapie hatte der Patient es noch längst nicht überwunden.

Guido Inderbitzn

In der Kindheit und bis Herr Iderbitzn mit 19 Jahren das Haus verließ gab es ein innigstes Einverständnis mit der Mutter in Fragen von Kunst, Philosophie und Religion. Oft sind Mutter und Sohn in Kunstausstellungen gegangen, hatten lange Gespräche, oft gab es das Gefühl von Gemeinsamkeit auch ohne große Worte. Die künstlerischen Arbeiten der Mutter häufen sich noch heute in der Wohnung von Herrn Inderbitzn. Der Vater war immer unscheinbar im Hintergrund. Er lässt sich noch heute (lange nach der Scheidung) von der Mutter erniedrigen, zum Beispiel durch sinnlose Unterhaltsprozesse.

Nachdem Herr Inderbitzn das Studium abgebrochen hatte, wusste er nicht so recht, wie er seinen Lebensunterhalt bestreiten sollte. Er hat ein kleines Dienstleistungsunternehmen für Computertechnik gegründet und dafür den Vater um 10.000 Mark gebeten, die er auch bekam. Er hat den festen Glauben, dadurch mit dem Vater eine gemeinsame Basis geschaffen zu haben. Ich frage nach, und er sagt, der Vater interessiere sich jetzt für ihn, ließe sich berichten, wie die kleine Firma laufe und er könne dem Vater viel von Computertechnik erklären, was dieser nicht verstehe. Als ob sein Wunsch, dass der Vater und er endlich auf einer gleichen, partnerschaftlichen Ebene sind und sich gegenseitig achten und brauchen, endlich erfüllt worden wäre. Herr Inderbitzn bestätigt das, sagt dann aber: »Mit dem Geld, das ich von meinem Vater bekommen habe, schaffe ich es ziemlich sicher, ihn in seinem bescheidenen beruflichen Erfolg in den letzten Jahren zu überflügeln!« Das erlebt er als absolute Realität, keineswegs als Wunsch.

Das ist sein Dilemma: der Wunsch nach dem Penis des Vaters, um ihn dann zu überflügeln. Dann wären vor-ödipale Sehnsuchtswünsche (Ermann, 1985; Abelin, 1986), die an den Vater gerichtet sind, mit der ödipalen Rivalität (um die Mutter) verknüpft. Das Vater-Bild ist sozusagen gespalten: Er soll mütterlich sorgen, auch triangulieren, auf der anderen Seite ist er der feindliche Rivale, der überrundet werden soll.

Er überlegt, ob er einen Kollegen in seine Firma aufnehmen soll, und entscheidet sich: »Ich habe keine Lust, in einem ›Wir‹ unterzugehen!« Er bleibt lieber allein, obwohl er einen Partner ganz gut gebrauchen könnte, aber er hat Angst, dass der Partner die Erfolge der Firma auf sein Konto buchen könnte.

Die Sehnsucht nach einem »Vater« (das Geld vom realen Vater, das Know-how eines Partners) ist verbunden mit der gleichzeitigen Angst, verschlungen zu werden, nicht nur von der Mutter, sondern auch von einem Vater, der ihm zu nahe kommen oder bei der »Mutter« (der Firma) wieder mehr Erfolg haben könnte.

Zurück zu Herrn Singer: Einmal sagte er verbittert zu mir, er wisse nicht, was er in der Therapie gelernt und was er nur oberflächlich übernommen habe. Die Pseudostärke vom Vater, seine falsche Sicherheit habe er übernommen, ein »guter Ficker« sei er, der die Frauen bediene. Jason, der Patient McDougalls, sagt: » [Ich] musste besser sein als die Araber, die Juden und die Schwarzen! Musste mehr Mädels umlegen, als sie es konnten. [...] Der große Ficker. Ich war immer noch kein Mann« (McDougall, 1986, S. 1026). Herr Singer sagt: »Meine Mutter hat sich nie für mich interessiert, für meinen Körper nicht, für meine Sorgen nicht, nur für meinen Penis!« Jason: »Warum habe ich für meine Mutter nicht als Junge existiert?« (ebd., S. 1026). Der oberflächlich übernommene, der funktionierende Penis des »großen Fickers«, des »Erlösers der Frauen«, die er nicht wirklich lieben konnte (Ermann, 1985, S. 98) entsprechen eben nicht einer wahren männlichen Identität, die die Mutter nicht zuließ und die der Vater nicht vorleben konnte.

Das Herstellen der Dreiecksbeziehungen meines Patienten sehe ich zum Teil als Ausdruck eines Triangulierungswunsches, denn hinter den Frauen phantasierte er stets den Mann. Sie dienten aber gleichzeitig der Abwehr der Bedrohung, die die doch ersehnte Nähe bedeutete, sowohl die zu den Frauen als auch die zu den Männern. Gleichzeitig fühlte er sich als Initiator der Beziehungen und so als Beherrscher der Frauen, sodass er das basale Defizit (auch in der Übertragung) fürs erste kompensieren konnte. Aber die Triangulierung scheiterte solange, wie die Gruppe ein offenbar ungenügendes Gegengewicht zur Beziehung des Patienten zu mir darstellte. Erst das tatsächliche In-Szene-Setzen des negativen Aspekts, des Verlassen- bzw. Kastriert-Werdens durch das Beenden der Einzeltherapie und die dadurch ausgelöste Wut auf mich ließ in diesem Fall einen befriedigenden Therapieprozess entstehen, in dem die entgegengesetzten Teil-Objektaspekte im weiteren Verlauf von mehreren Jahren durchgearbeitet und weitgehend integriert werden konnten. Denn die Gruppe erlaubt noch am ehesten den Ausweg aus dem Verharren in präambivalente Teil-Objektbeziehungen, weil sie aus verschiedenen Teilen – der Gruppe selbst und den Teilnehmern – besteht, und auch der Therapeut von diesen vielfältig verschieden erlebt werden kann, wodurch differenzierte Identifikationsmöglichkeiten geschaffen werden.

Selten genug kommt es vor, dass ein analytisch arbeitender Psychotherapeut nach Abschluss oder Beendigung einer Therapie eine Rückmeldung bekommt. Herr

Singer aber »beschenkte« mich ein Dreivierteljahr nach dem Ende seiner Therapie mit einem Brief:

> »Lieber Herr Hirsch,
> ich hoffe, dass es Ihnen gut geht [...]. Es wird Sie sicherlich etwas wundern, dass ich Ihnen schreibe, aber der Grund ist eigentlich der, dass ich eine Bescheinigung für die Therapiestunden brauche – so für's Finanzamt, Sie wissen schon ...!
>
> Trotzdem nehme ich die Gelegenheit wahr, ein bisschen von mir zu berichten. Die Beziehung zu Angelika wächst und wächst, und es sieht ganz so aus, als wenn ich da einen Menschen gefunden hätte, der in mein Leben reinpasst und ich in ihr's. Tolles Gefühl – wenn's auch manchmal ganz nett schwankt – aber nie so, wie es in anderen Beziehungen mal geschwankt hat – nicht mal annähernd. So die erste Zeit nach dem ›Ausklingen‹ der Therapie war zwar etwas ungewohnt, ich hab mich erstmal etwas zurückgezogen [...], aber nach ein paar Wochen stellte sich diese Unsicherheit als Quatsch heraus. Nun, ab diesem Moment ging es eigentlich nur noch vorwärts. Mein Studio läuft und läuft [...], meine Musik stockt zwar etwas [...], aber ich habe mich einer professionellen Band angeschlossen [...]. Wenn alles klappt, kann ich im August ganz mit dem Krankenhaus aufhören. [...] Es ist schon merkwürdig, aber erst jetzt begreife ich eigentlich das Ausmaß der Therapie, und wie sehr doch mein Handeln und manchmal auch mein Denken von dem bestimmt ist, was ich in den vier Jahren bei Ihnen so erfahren habe. Ein Danke zu Ihnen – heute kommt es von ganzem Herzen.
>
> Lassen Sie es sich gut gehen und grüßen Sie alle, die in der Gruppe 5 noch da sein sollten.
>
> Herzlichst
> Ihr
> David Singer«

Verschiedene Formen der Identifikation mit dem Aggressor

Immer wieder betone ich in den vielen Fällen von (familiären) Traumatisierungen die beiden Möglichkeiten der Versuche, sie zu bewältigen: die masochistisch-unterwerfende (Opferidentifikation) und die sadistisch-imitierende Form (Täteridentifikation) der Identifikation mit dem Aggressor. Im Gegensatz zu Herrn Singer, der sich unterwerfend identifizierte und im Grunde immer Opfer (der Frauen) blieb, »wählte« Herr Adam Bang die Täteridentifikation, das heißt, er machte Schwächere zu Opfern wiederum sexueller Gewalt. Herr Zierfeld dagegen wechselte zwischen den beiden Formen, mal war er Opfer der einen oder anderen Frau, mal identifizierte er sich mit der Grandiosität des Vaters oder dem ausbeuterischen Verhalten der Mutter.

Hier nun die Geschichte von Herrn Adam Bang, der es, selbst missbraucht, vorzog, andere Kinder und Jugendliche sexuell anzugreifen. Wichtig war mir dabei – auch besonders für die Entscheidung, ihn überhaupt in eine Therapie zu nehmen –, ob er einen Zugang zu sich selbst als Opfer sexueller Gewalt hatte, ob er sich also mit sich als missbrauchtem Kind identifizieren konnte. Das war der Fall, und er konnte in eine therapeutische Gruppe aufgenommen werden (vgl. Hirsch, 2003).

Herr Bang, ein 25-jähriger Medizinstudent, kam wegen Depressionen in die Therapie. Er trage eine Schuld mit sich herum, in der Vergangenheit habe er »Handlungen gegen die sexuelle Selbstbestimmung anderer« begangen. Seit drei Jahren sei nichts mehr vorgekommen, aber es habe ihn eingeholt, er sei angeklagt worden. Die Vorwürfe seien berechtigt, wenn auch sehr überzogen. Seit seiner Pubertät sei er anderen mit seiner Sexualität nahe getreten, Jungen und Mädchen – nie mit Gewalt, aber es waren schon Grenzüberschreitungen. Er habe eine vage Vermutung, dass er selbst sexuell missbraucht worden sei, vielleicht sei das aber eine »Schutzbehauptung«. Er wolle das nicht mehr, egal wie der Prozess ausgehe. Seine Freundin wisse Bescheid, das würde ihn aber nicht entlasten. Dann sagt Herr Bang: »Ich kann überhaupt nicht akzeptieren, dass es aus mir herausgekommen ist, ohne zu wissen, wie und ob überhaupt es hineingekommen ist.« Was er noch auslebe, sei Bisexualität (mit Männern in seinem Alter); dabei habe er immer noch den Wunsch und auch die Phantasie, es mit Jüngeren zu tun. Er habe auch Angst vor dem Einschlafen, Angst, das Herz bleibe stehen. Manchmal habe er ein Gefühl im Hals, als wäre da ein metallisches Granulat, das seine Organe von innen zerstören könne. Er habe sich in der letzten Zeit sehr zurückgezogen; früher habe er sozusagen den Klassenclown gespielt, war immer aktiv, habe die Initiative ergriffen, eine Rolle gespielt, um nicht Außenseiter zu sein. Manchmal verachte er die Menschen, fühle sich ihnen maßlos überlegen, habe geradezu Gefühle von Unsterblichkeit, auch dass er die Kontrolle über alles behält (über Kinder denke ich ...), andererseits fühle er sich dann wieder klein, minderwertig. Jetzt habe er große Angst, verurteilt zu werden und seinen Beruf nicht ergreifen zu können.

Der Vater ist ein praktischer Mensch, jetzt Taxiunternehmer, er war früher als verdeckter Ermittler für die Staatsanwaltschaft tätig. Die Mutter ist Kosmetikerin, sie arbeitet zu Hause. Die Eltern haben ihn als Einzelkind sehr liebevoll erzogen, vielleicht war er überbehütet. Der Vater weiß von seinem Agieren und dem bevorstehenden Prozess, die Mutter nicht, weil sie selbst so »entsetzlich depressiv« ist. Sie gibt sich alle Schuld, dass es ihm jetzt nicht gut geht; das hält Herr Bang für eine »Grenzverwischung, weil ich es doch war, der Grenzen überschritten hat«.

In einem weiteren Vorgespräch berichtet Herr Bang von Bildern, die aber undeutlich sind wie hinter einem Vorhang: Er ist als Kind mit einem Onkel (Bruder der Mutter) unter der Dusche, der Onkel masturbiert ihn mit einem Finger in seinem Anus. Als er mit der Cousine dann im selben Badezimmer ist, sagt er zu ihr: »Ich bin der Onkel.« Er kann auf den Onkel nicht wütend sein, irgendwie hatte er selbst etwas davon. Als Kleinkind hatte er Probleme mit dem Stuhlgang, er hielt den Stuhl zurück in einem Ausmaß, dass der Vater mit ihm zum Kinderarzt ging. Die Mutter hat ihn von da an bei jedem Stuhlgang bis weit in die Schulzeit hinein mit Hilfe eines Bidets »da unten« gründlich gewaschen, was ihn immer sehr erregt hat, wahrscheinlich auch die Mutter.

Im Laufe der Therapie (vgl. Hirsch, 2003) erschienen mehrere Facetten des sexuellen Missbrauchs durch die Mutter: Neben den ausgedehnten Waschungen mit Hilfe des Bidets betonte sie ständig die Wichtigkeit der sauberen Unterwäsche, denn es könne ihm jederzeit etwas passieren, sodass er zum Arzt müsse. Die Unterwäsche müsse nicht nur sauber, sondern ansprechend sein. Einmal hat er als Kind die Unterwäsche der Mutter angezogen: Der Vater schimpfte, die Mutter lachte schallend. Darüber hinaus hatte die Mutter ständig Sorge, ob seine Vorhaut sich zurückschieben ließe, sie sprach ihn dauernd darauf an, auch noch nach der Pubertät, »als sie schon frei beweglich war«. Der Vater hat immer kopfschüttelnd gesagt: Das gibt sich doch von selbst. Die Mutter hatte ein merkwürdiges Interesse an seinen Schamhaaren, ständig wollte sie sie sehen: »Ich zeig' dir ja auch meine!« Einmal kam er im Bademantel die Treppe herunter, und die Mutter schrie: »Ich hab sie gesehen, ich hab sie gesehen!« Andererseits wollte *er* bis lange nach der Pubertät ihre Brüste anfassen; stets ließ sie ihn gewähren. Irgendwann hat die Mutter ihm erzählt, dass sie von ihrem Stiefvater übergriffig »angetatscht« worden sei.

Es gab aber auch mehr oder weniger vage Erinnerungen an Übergriffe durch einen Mann, die über das Duschen mit dem Onkel hinausgingen, vielmehr einer Vergewaltigung nahe kamen. Immer wieder hatte er einen Traum: Er hätte etwas im Rachen, entweder wie eine Art metallisches Granulat oder eine Stange, dann aber auch wie ein Marderfell; er wacht halb auf, glaubt zu ersticken, irrt in der Wohnung herum wie in einem Fiebertraum. Er glaubt, es sei real, bis er dann ganz aufwacht. Er denkt selbst an eine orale Vergewaltigung, und in seinem regressiven Zustand weint er und weint, aber er könne sich doch nicht erinnern, das wäre eine Schweinerei, wenn das mit ihm gemacht worden wäre, er müsse ein Kind gewesen sein, wenn er sich nicht daran erinnern könne! Und ich ergänze: Und der Penis, ein Riesending, an dem er fast erstickt wäre, in seinem kleinen Mund!

Gescheiterte Lebensläufe: »Und alles wegen einer Frau«

Wir wissen, dass sexueller Missbrauch in der Kindheit, besonders in der Familie, das gesamte Leben des Opfers überschattet, vor allem das Selbstwertgefühl zerstört, zu masochistischen Partnerbeziehungen im Wiederholungszwang führt und massive Schuldgefühle verursacht, die Vitalität und Expansionsbedürfnis behindern. Alle Opfer sexuellen Missbrauchs leiden unter mehr oder weniger massiven Beziehungsstörungen, oft ein Leben lang (Hirsch, 1987). Manchmal gibt man dem Täter insofern Recht, als dass man – genauso wie er damals über Leichen ging sozusagen – das eigene Leben nicht lebenswert findet und versucht, ihm ein Ende zu setzen, den Selbstmord vielleicht sogar vollendet. (Sollte man sexuellen Missbrauch in Erziehungseinrichtungen, vielleicht aus Abwehr, nicht so gravierend einschätzen, denke man an die zahlreichen Selbstmorde der Opfer.) Die meisten Untersuchungen zu familiärem Missbrauch betreffen die Vater-Tochter-Konstellation. Sie betreffen zum Teil auch Missbrauchsformen, die nicht mit Körperkontakt erfolgen im Sinne einer sexualisierten, inzestuösen Familienatmosphäre und solche – darum geht es ja in diesem Buch –, die in der sexualisierten Ausbeutung von Kindern durch Erwachsene bestehen und die oft in subtiler Weise die lebenswichtigen Beziehungen der Kinder beeinträchtigen oder zerstören (»latenter Inzest«, Hirsch, 1993). Viel seltener als weibliche Opfer öffnen sich Jungen und später Männer; ihre noch immer »männliche« Form der Sozialisation verbietet es ihnen, sich als Opfer zu bekennen und so schwach zu erscheinen, dass sie Hilfe in Anspruch nehmen würden.

In den zwei folgenden Fallgeschichten sind Männer betroffen, die einmal Söhne von Müttern waren, die kaum merklich auf narzisstisch-sexualisierte Weise eine Abhängigkeit erzeugten, eine Verstrickung zwischen Idolisierung und Entwertung, aus der in beiden Fällen ein Entkommen nur vorübergehend möglich war. Ausgelöst durch schwerwiegende Enttäuschungen durch Partnerinnen in der späteren Lebensgeschichte begann eine regressive Entwicklung, mit der die beiden Männer in einer masochistisch-unterwerfenden Identifikation mit dem Aggressor den »Müttern«, eigentlich beiden Eltern von damals, ihr Leben nach und nach vor die Füße warfen. In beiden Fällen waren die Väter zwar anwesend, aber nicht präsent insofern, als sie nicht in der Lage waren, sich in ihre Söhne einzufühlen, die Dynamik der Beziehung zwischen Mutter und Sohn zu sehen und schon gar nicht, triangulierend einzugreifen. Die beiden Beispiele zeigen aber auch die Begrenztheit psychotherapeutischer Arbeit, denn Entwicklungsfortschritte gab es nur vorübergehend; beide Patienten mussten am Ende der jeweils langjährigen Psychotherapie ins Ungewisse entlassen werden.

Fritz Tinnappel

Herr Tinnappel hatte einen Selbstmordversuch unternommen, nachdem er erfahren hatte, dass seine Freundin schwanger war. Schon vorher ging es ihm schlecht, er hatte massive hypochondrische Ängste, weil er in seinem Alter (Anfang 40) schon starke Krampfadern wie sein Vater und eine schlimme Zahnfleischentzündung hat. Deshalb könne er sich auch nicht um eine Arbeit bewerben, weil man dann seine Zähne sehen könnte, aber um diese behandeln zu lassen, brauche er Geld, das heißt, eine Arbeitsstelle. Er sei selbstständig gewesen, ganz erfolgreich, als Dozent in der Erwachsenenbildung. Dann habe er immer weniger Energie gehabt und immer weniger Aufträge bekommen.

Dieser Knick in seinem Lebenslauf ist von einer Frau verursacht worden, seiner Traumfrau Johanna, der größten Liebe seines Lebens. Es gab Zeiten großen Glücks damals, als sie zusammengekommen waren – ihr Sohn, den sie mit in die Beziehung brachte, war gerade ein Jahr alt. Aber es gab auch immer wieder »Nackenschläge«: Während der ungefähr drei Jahre dauernden Beziehung hatte Johanna immer wieder Kontakte zu anderen Männern; sie hatte gesagt, sie sei ein Inzest-Opfer, und bei denen sei es nun mal so, dass sie viele Beziehungen hätten. Sie sahen sich manchmal tagelang nicht, obwohl sie zusammenlebten. Am Anfang der Beziehung waren sie im Urlaub am Mittelmeer, er hat ihr einen Ring gekauft, den nahm sie gern und sagte dann, im Scherz oder auch nicht: »Wenn dein Schwanz größer wär', würd' ich dich sofort heiraten.« Ein anderes Mal war sie schlechter Laune und sagte: »Ich trenne mich von dir.« Und auf sein erstauntes Nachfragen: »Ich kann nur Männer gebrauchen [!] mit einem großen Penis, deiner ist viel zu klein!« Er hat sofort gedacht: zum Flughafen und weg! Dann aber müsste er erklären, warum sie nicht mehr zusammen wären, sie würde allen sagen, sein Penis wäre zu klein – oder er müsste es selbst sagen. Also war er verstummt und hatte sich gefügt. Schließlich hat sich Johanna getrennt, weil sie mit einem anderen Mann zusammen sein wollte. Er habe nicht nur sie verloren, sondern auch ihren kleinen Sohn. Er hatte eine gute Beziehung zu ihm, und der kleine Junge habe auch ihn verloren – er weint, als er das erzählt. Seitdem ging es mit ihm bergab. Die neue Freundin habe er gleich nach der Trennung kennengelernt, sie sei ein ganz anderer Typ, irgendwie realistisch und häuslich. Sie wollte das Kind trotz seiner großen Probleme, zu ihr zu stehen und Vater zu werden.

Die Kindheit schilderte Herr Tinnappel offenbar sehr idealisierend. In der Beziehung zur Mutter habe er sich geborgen gefühlt, das war ein sehr warmes Gefühl, sie war immer da. Auf den Vater war er stolz, »harmonische Momente mit meinem Vater waren sehr schön. Ich habe mich sicher gefühlt an seiner Seite«. Herr Tinnappel gab an, mit dem Vater am meisten verbunden gewesen zu sein, aber in der im biografischen Fragebogen geforderten kleinen Grafik, einer Art Miniatur-Familienaufstellung, ordnete er sich eng neben der Mutter ein. An den Seiten dieses Paares waren die Geschwister, und der Vater stand abgetrennt an der Spitze einer offenbar patriarchalisch organisierten Familienstruktur. Der Halbbruder war 19 Jahre älter, das heißt, die Mutter muss sehr jung gewesen sein, als sie dieses Kind unehelich gegen Ende des Krieges bekam; der Vater hatte also eine Frau gefunden, die ein Kind mitbrachte, genau wie Herr Tinnappel, dessen »Traumfrau« auch ein kleines Kind hatte. Er hat eine sechs Jahre ältere Schwester, zu der eine innige Beziehung bestanden haben muss, obwohl er im ganzen Verlauf der Therapie wenig darüber äußerte. Aber er schilderte mehrfach sein Entsetzen, das ihn zusammen mit Wut und Angst gepackt hatte, als er mit elf Jahren aus der Schule kam und vor dem Elternhaus einen Krankenwagen sah, der dann die Schwester ins Krankenhaus brachte, weil sie schwanger war und die Wehen eingesetzt hatten. Der Vater dieses Kindes war ein »Unhold«, eine »Unperson«, davon ist Herr Tinnappel noch immer überzeugt.

Er wirft den Eltern vor, nichts gesagt zu haben – über die Schwangerschaft nichts, über die Geburten nichts. Zwei Jahre später wurde ein zweites Kind geboren, die Schwester blieb weiter im Elternhaus. Bis heute wurde nichts gesagt. Er würde am liebsten das Schweigen brechen, traue sich aber nicht, den Familienfrieden zu (zer-)stören. Am meisten würde er dem Vater Vorwürfe machen. Immer war er damals unterwegs, hat die Mutter und die Kinder zu Hause allein gelassen, hat nie gesprochen, nie mit ihm, Herrn Tinnappel, über seine Probleme gesprochen, überhaupt ist in der Familie nicht gesprochen worden ... Er hat nichts vom Vater bekommen, außer den Krampfadern. »Andere erben ein Haus oder Geld, ich habe seine Krampfadern geerbt.« Er hat sich für den Vater geschämt, wenn er sich am Strand mit den Krampfadern gezeigt habe; dem Vater selbst hat es gar nichts ausgemacht.

Das Eltern- oder wenigstens Vater-Bild hat sich inzwischen doch teilweise zum Negativen gewandelt. Die hypochondrische Angst verbindet ihn mit dem

Vater; wenn er die Krampfadern verantwortlich macht für sein schlechtes Befinden, sein schlechtes Selbstbild, dann ist eigentlich der Vater verantwortlich. Der negative Vater ist in seinem Körper, die hypochondrische Angst enthält die Aggression auf ihn sowie auch die Angst der Lebensmitte, sein eigenes Leben nicht gut genug gestaltet zu haben. Während der ganzen Therapie hielt er mehr oder weniger an den hypochondrischen Ideen fest, rettete sich sozusagen immer wieder in sie. Er meinte, die schlechten Zähne seien der Grund, dass er nicht sprechen kann, wie ja in der Familie nicht gesprochen wurde, er kann kein Vorstellungsgespräch riskieren, weil er die Zähne zeigen würde (Zähne zeigen steht ja obendrein auch für Aggressivität), das heißt, er kann *sich* nicht zeigen, wie er in der Familie ja auch nicht erkannt wurde. Herr Tinnappel hat auch nie wirklich die Verantwortung übernehmen können für seine Schwierigkeiten und für seinen desolaten Lebenslauf, die »Schuld« lag bei den Körperstörungen, natürlich auch bei der »Traumfrau«, die sich zur Hexe gewandelt hatte, und zunehmend auch bei der Familie, aus der er kam. Durch die hypochondrischen Ideen macht er sich krank, also lebensunfähig. Ähnlich ist sein Selbstmordversuch zu verstehen: Er kann oder darf nicht Vater werden, denn das würde eine Trennung von Johanna bedeuten, auch eine Trennung von seinen Wünschen an sie, letztlich die Trennung von der Mutter oder in diesem Fall auch von der Schwester. Er hatte einmal die Vorstellung, er würde Johanna zufällig im Supermarkt treffen, sie würde fragen, wie es ihm gehe, und er müsste antworten: »Ganz gut, ich habe eine Freundin, und die ist schwanger.« Dann würde sie sagen: »Na, wunderbar, dann war es ja gut, dass ich mich getrennt habe!«, und er würde nie wieder etwas von ihr bekommen.

Er darf nichts sein, kein Vater, und auch kein Akademiker, denn das Studium hatte er abgebrochen, weil er von seinem Vater noch etwas bekommen will – er bekäme nichts, wenn er erwachsen wäre. Und so sagt er auch: »Ich fühle mich immer noch als kleiner Junge, wenn ich die Eltern besuche.«

Die Schwangerschaft der Schwester hatte extreme Gefühle hervorgerufen; sie hatte eine große Bedeutung für den damals Elfjährigen, die aber in der Therapie nicht ganz geklärt werden konnte. Sicher hat der pubertierende Junge damals so reagiert, als ob die Mutter wieder schwanger geworden wäre – das wäre ein ödipaler Schock, eine bittere Zurückweisung durch eine »Mutter« gewesen, die also doch mit dem Vater, einem richtigen Mann, Sex gehabt hätte. Es kann sein, dass dieses ödipal erscheinende Beziehungserleben mit der sechs Jahre älteren Schwester entstanden ist, es kann aber auch von der ödipalen Beziehung zur Mutter (und dem relativ abwesenden, enttäuschenden Vater) auf die Schwester verschoben worden sein. Man wundert sich über die Klage des doch inzwischen Erwachsenen, dass in der Familie nicht gesprochen würde – worüber denn, über seine ödipalen Nöte, über die wohl vonseiten der Mutter initiierte zu große inzestuöse Nähe, über die Vater-Enttäuschung, über seine große Kränkung, dass die Schwester doch »einen Anderen« hatte? Jedenfalls hatte er nicht nur seine »Traumfrau« gefunden, mit der er allerdings auch glückliche Verschmelzungsgefühle entwickeln konnte, sie hatte vielmehr auch immer »andere Männer« mit in die Beziehung gebracht, auch einen »anderen Mann«, mit dem sie das Kind gezeugt hatte. So hatte Herr Tinnappel auch eine Verbindung zu diesen Männern in der Phantasie, die ihn (im Sinne von Joyce McDougall, 1986) vor zu großer Nähe schützten. Das ist die häufige Dynamik der Männer, die mit einer Frau zusammen sind, die ein Kind mit in die Beziehung gebracht hat. Diese Männer sind keine Väter. Vater-Sein bedeutet, endgültig erwachsen sein. Und so sagte Herr Tinnappel auch einmal, er habe sich mit Johanna unangreifbar und stark gefühlt. Als er mit ihr zusammen war, hat er überhaupt nie an ein gemeinsames Kind mit ihr gedacht, und er sagt tatsächlich: »Und dann war ja auch der leibliche Vater (des Kindes) dazwischen.« Aber »der andere Mann« bedeutet natürlich immer die Gefahr, dass der dann doch der wichtigere ist und der »kleine Junge« entsetzlich gekränkt vor der verschlossenen Schlafzimmertür weint.

Die schwere Hypochondrie, an der Herr Tinnappel die ganze Zeit der Therapie, die nicht besonders zufriedenstellend endete (immerhin konnte er sich ausgesprochen liebevoll um sein Kind kümmern, wenn dessen Mutter arbeiten musste), festhielt, wurde verstanden als Ausdruck seines Gefühls, sein Leben sei verwirkt. Nicht lebenswert ohne Johanna, seine Traumfrau – möge sie nun für die Mutter oder die Schwester gestanden haben. Und die Hypochondrie war das starke Band, das ihn von dem enttäuschenden Vater, der ihm zu wenig Männlichkeit gegeben hatte, nicht loskommen ließ.

Ludwig Havelberg

»Es reicht nicht.«

Auch die Dynamik von Ludwig Havelberg gehorcht der Identifikation mit dem Aggressor nach dem unterwerfenden Modus, der Opferidentifikation. Er kam mit 44 Jahren mit dem Wunsch zu mir, noch einen letzten Versuch der Therapie zu machen. Eine zwei Jahre lange tiefenpsychologische Therapie habe »nichts gebracht«. Er leide unter einer schweren Depression, er mache nichts mehr;

dass er sich aufgerafft habe, hierher zu kommen, sei schon eine Großtat. Er sitze die meiste Zeit vor dem Computer, habe kaum noch Kontakte (nur noch eine Bekannte und einen Freund), habe Mühe, sich regelmäßig zu waschen und einkaufen zu gehen. »Eigentlich bin ich ja Journalist.« Er ist Physiker, hat als Wissenschaftsjournalist erfolgreich gearbeitet, hatte dann aber »Arbeitsstörungen« und konnte nicht mehr schreiben, schon gar keine Akquise machen. Angefangen habe es, als er seine Doktorarbeit endlich beendet hatte, vor drei bis vier Jahren wurde es ganz schlimm, nachdem eine Frau sich von ihm getrennt hatte. Er lebe von dem kleinen Betrag, den er nach dem Tod der Mutter geerbt hat.

Die Mutter hat einen deutlichen »Hang zur Schwermütigkeit« gehabt, wie Herr Havelberg berichtet, aber sie war »janusköpfig«, nämlich einerseits sozial engagiert, die Eltern hatten auch einen großen Freundeskreis, andererseits war sie nicht wirklich glücklich und zu Hause eher bedrückt. Der Vater war nicht richtig präsent, er hatte seine Arztpraxis im selben Haus, arbeitete extrem viel und war eigentlich nur sonntags für die Familie da. Beide jüngeren Schwestern sind längst verheiratet, haben Kinder, arbeiten aber beide nicht in ihren Berufen. Die Mutter war »vom Typ her« im Zentrum, sie hat immer

> »dafür gesorgt, dass man sich um sie kümmerte. Ich war für sie eine Art Ehemann-Ersatz, weil Vater nicht verfügbar war, aber niemand hätte es geschafft, ganz für sie da zu sein, ich als Kind damals erst recht nicht. Ihre Liebe hatte immer etwas Klebriges, aber immerhin, sie war da«.

Die Beziehung der Eltern war nicht gut, ständig gab es offenen oder unterdrückten Ärger; meistens ging es um die Abwesenheit des Vaters. Zu ihm hatte Herr Havelberg kaum eine Beziehung, die Praxisräume waren für die Kinder tabu.

Im biografischen Fragebogen füllte er aus: Wer war die dominierende Person in ihrer Kindheitsfamilie? – Meine Mutter. – Wer nahm die Rolle des Sündenbocks ein? – Mein Vater. – Wer stand dem Familienleben am fernsten? – Mein Vater. – Wem fühlten Sie sich am meisten verbunden? – Keine Antwort. In der simplen Grafik, die eine Art Familienaufstellung wiedergeben soll, hat er das Familiendreieck gewählt, an dessen Spitze er sich selbst [!] gestellt hat. Neben ihn, eine Stufe tiefer, die Mutter und auf der Basis des Dreiecks waren Vater und die beiden Schwestern angeordnet, deutlich trennte er sich von diesen zusammen mit der Mutter.

Man staunt, wie in der einfachen grafischen Darstellung der Familiendynamik das Unbewusste eher deutlich wird als im gesprochenen Wort. Herr Havelberg hat sich an die Spitze der Familie gesetzt, zusammen mit der Mutter, die aber noch unter ihm steht, der Vater kann bei den Schwestern bleiben. Herr Havelberg schildert die Familie, als ob niemand eine engere Beziehung zueinander gehabt hätte. Ich denke während seines Berichts an eine andere Patientin, das Kind eines Theologen und einer Ärztin: Während der Schwangerschaft mit der Patientin starb die Mutter der Mutter, sie war unfähig zu trauern und deshalb auch unfähig, dem neugeborenen Kind gerecht zu werden: Die tote Mutter (André Green, 1983). Meine erst einmal gedankliche Diagnose für Herrn Havelberg war: maligner Narzissmus, masochistischer Triumph, Vater-Defizit, enge Mutterbeziehung, Rollenumkehr mit gleichzeitiger Verweigerung, Scheitern am Erfolg.

Herr Havelberg fragt etwas arrogant gegen Ende der Vorgespräche: »Was kann ich hier tun? In meiner letzten Therapie habe ich nichts gefunden, was mein Leiden erklären könnte!« Ich sage: »Wie ein makabrer Sieg …« – »Ja«, sagt er, »keine Handschuhe!« – Das heißt, er versteht sofort: *Geschieht meiner Mutter ganz recht, dass mir die Finger abfrieren, warum kauft sie mir keine Handschuhe!* Ich spüre eine große Erwartung an mich gerichtet, bei gleichzeitiger Verweigerung und großer Skepsis seinerseits. Wegen der Riesenerwartungen und der vorprogrammierten Enttäuschung denke ich, dass nur eine Gruppe (nämlich als triadische, triangulierende Situation) ihm helfen kann, und mache ihm ein entsprechendes Angebot. (Zumal er nicht krankenversichert ist, das gehört zu seiner selbstdestruktiven Dynamik. Ich mache auch zur Bedingung, dass er einen Job finden müsse, um das Honorar der Gruppenpsychotherapie selbst aufzubringen.) Herr Havelberg wollte erst einmal nicht in eine Gruppe, wollte sich erst einmal durch den Kopf gehen lassen, ob er hier anfangen wolle.

Nach einigen Wochen rief er wieder an und bekam einen weiteren Vorgesprächstermin, zu dem er 15 Minuten zu spät kam, obwohl er ungeduldig auf den Termin gewartet hatte. Es gehe ihm grauenhaft, nichts von dem, was er hätte tun müssen, habe er geschafft. Er habe sich um die Krankenkasse nicht gekümmert, die Bank nicht angerufen, kein Bargeld mehr, die Miete für den Monat nicht bezahlt. (Ich denke, er hat doch einmal studieren und sogar promovieren können …) Er verstehe sich nicht. »Es ist wie ein sozialer Selbstmord«, sage ich, darauf Herr Havelberg: »Früher habe ich immer gedacht, das machst du nie!, jetzt sage ich mir: Dann hast du Ruhe.«

Es ist wie eine negative therapeutische Reaktion: Er hat sich für die Therapie entschieden, prompt geht es ihm so schlecht, dass er kaum am Leben bleibt.

Herr Havelberg begann eine Gruppenpsychotherapie, in der er jedoch große Schwierigkeiten hatte, von sich zu sprechen; im Prinzip übernahm er eine Co-

Therapeuten-Funktion, indem er sich um andere kümmerte, sozusagen um die Gruppe kümmerte. Er sah die Gruppe als Mutter – um die Mutter hatte er sich ja schon immer kümmern müssen. Die Symptomatik besserte sich nicht, seine Lebenssituation wurde eher chaotischer, wenn er auch eisern den Job, den er gefunden hatte, durchhalten konnte. Ab und zu schilderte er seine desolate Situation, aussichtslos, kein Lebenskonzept, völlige Stagnation, das sehe man ja hier auch in der Therapie ... Offenbar hielt ich es nicht mehr aus und schlug ihm in der Gruppensitzung eine begleitende Einzeltherapie vor – eigentlich ordnete ich sie eher an. Er stimmte freudig zu, inzwischen war er auch in einer Krankenkasse, der Antrag wurde bewilligt. Nach der zweiten Einzelsitzung aber, die für ihn »furchtbar« belastend gewesen sei, habe er eine Erleuchtung gehabt, sei früh aufgestanden, im Park spazieren gegangen, und da wusste er: »Ich muss mit der Therapie aufhören!« Ein völlig neues Gefühl von Unabhängigkeit, Zutrauen zu sich selbst, das Gefühl, dass er alles schaffe, sei entstanden. Er hat sich an den Schreibtisch gesetzt und einen Text, den er lange aufgeschoben hatte, »praktisch fertig gestellt«.

Die Gruppe ist verwundert, die Idee erntet eigentlich Kopfschütteln, man versucht ihn zu verstehen, sein momentanes Hochgefühl entspreche doch gar nicht der Realität. Ich denke, er folgt einer bestimmten Suizid-Dynamik: Nach dem Entschluss fällt alles ab und eine große Ruhe kehrt ein – das sage ich aber nicht. Ich erinnere an das, was er schon kennt und einer negativen therapeutischen Reaktion entspricht: Wenn es ihm besser geht oder er Erfolg hat, oder schon bevor er einen Erfolg haben könnte, macht er alles zunichte, und vielleicht hängt ein Erfolg, ein Fortschritt immer auch mit Trennung von den Figuren der Vergangenheit zusammen. Die Gruppe erinnert ihn an seine Familiensituation, über die er schon so oft geklagt hat: Die Mutter hat ihn ausgewählt, ihr kleiner Berater zu sein, sie zieht ihn sozusagen auf den Schoß, vielleicht irgendwie erotisiert, und klagt über ihr Schicksal, er fügt sich halbherzig und erwartet, dass der Vater ihn irgendwie erlöst. Und ich ergänze, dass er aber vor dem Vater auch Angst haben müsste, dass er ihn wegen der innigen Beziehung zur Mutter bestrafen würde. Wenn ich ihm die Einzeltherapie anbiete, kümmere ich mich doch endlich um ihn, aber das scheint so bedrohlich zu sein, dass er vor diesem Konflikt nur die Flucht ergreifen kann, und in seiner Not setzt er sich grandios über alles hinweg und entwickelt das Gefühl, sein Leben plötzlich im Griff zu haben. Die Therapie erscheint ihm offenbar als Trennungsbedrohung, und wenn der ersehnte »Vater« einmal da ist, wird er als Kastrator gefürchtet, der den Sohn von der Mutter trennt.

Als ich in der nächsten Gruppensitzung frage, wann er uns denn verlassen will, sagt er emphatisch: »Ich bleibe!« Er hätte es sich überlegt, es sei wie ein

Traum gewesen, er hätte begriffen, dass ich für ihn ein Phantom gewesen sei, ein Über-Vater, von dem er die ganze Zeit Heilung erwartet habe, aber in der letzten Sitzung hätte ich mich ja deutlich abgegrenzt und mich ihm verweigert und ihn auf sich selbst zurückgeworfen, da sei alles zusammengebrochen. Jetzt denke er, dass beides ein Traum war – die Illusion, dass jemand von außen ihn retten könne, und der Gedanke, es ganz allein schaffen zu müssen. Ich ergänze auch im Hinblick auf die Ablösungsproblematik, die immer wieder Thema in der Gruppe ist, dass die Verantwortung selbst zu übernehmen und das Leben selbst zu gestalten ja nicht bedeutet, allein zu sein.

Ein Problem ist, dass Herr Havelberg endlos monoton reden kann, intellektualisierend, rationalisierend, sodass er Gefahr läuft, den Kontakt zu den Gruppenmitgliedern und auch zu mir in den Einzelsitzungen zu verlieren. Das hat in gewisser Weise einen oralen Charakter; er füttert sich sozusagen selbst, solipsistisch, narzisstisch. Dementsprechend spricht er einmal von seinem seltsamen Hunger, zum Beispiel nach Schokolade, dem er aber nicht immer nachgibt. Es ist auch nicht so sehr die Süßigkeit, sondern das Gefühl überhaupt, etwas in sich aufzunehmen, eine Art Körperreiz, den er suche. Ich entgegne etwas über die Funktion der Selbstbeschädigung, die Körpergrenze als Ich-Grenze etc., da fällt ihm der Text des Liedes *Hurt* von Johnny Cash ein, etwa: Das einzige, was ich fühle, ist Schmerz ... Und ich hätte doch in der letzten Stunde etwas von »Identitätshunger« gesagt. Da geht mir der »father-hunger« von James Herzog (1980) durch den Kopf. Ich sage aber nichts. Etwas später fällt ihm ein, er müsse noch etwas sagen: Er habe eine unbändige Lust, mit mir zu diskutieren, zum Beispiel über einen Film, den er sich gerade ausgeliehen habe, wollte meine Meinung hören und seine Meinung ins Spiel bringen. Da sage ich das mit dem Vater-Hunger, das heißt, er hat eine Sehnsucht nach einem Vater, der ihn begrenzt, der ihn erweitert, an dem er sich reiben kann, der ihn aber natürlich auch als vollwertigen Partner anerkennen soll.

Seine selbstdestruktiven Suizidgedanken hat er immer mit sich allein. Aber nach der letzten Sitzung hatte er in seiner Wut die Phantasie, sich in meiner Praxis in den Kopf zu schießen, wie ein Vorwurf. Ich hatte in dieser Sitzung ein Bild entwickelt: Der Vater straft den Jungen: »Ohne Essen ins Bett!«, die Mutter bringt ihm dann heimlich ein Glas Milch und ein Butterbrot, und ich hatte vom Stolz des Jungen gesprochen, der das Angebot der Mutter zurückweist. Das würde er nicht schaffen, er wäre schwach, und darüber sei er so wütend geworden. Er sei ein schlechter Mensch, denkt er, und schwach! Und er wird wütend, wenn man ihm eine Schuld gibt, wo er doch schwach ist. Dann findet er es selbst makaber, wenn der Vater sagte: »Du bist verwöhnt! «, aber eigentlich die Mutter meinte, die das Kind verwöhnt. Gleichzeitig sagte die Mutter: »Du bist schlecht erzogen!«, und meinte den Vater, der die Kinder schlecht (oder gar nicht) erzieht. Wenn er sich so alleingelassen fühlt, sozusagen von Vater und Mutter gleichzeitig, muss er an den homosexuellen Künstler denken, der ihn in den Ferien sexuell verführt hat, als er zwölf Jahre alt war. Immer wieder hat es ihn zu ihm hingezogen, drei oder vier Mal kam es zum Missbrauch. Ich sage, es ist tragisch, wenn der Junge meint, einen Vater gefunden zu haben, um dann doch wieder benutzt und von einer »Mutter« vereinnahmt zu werden ...

Mütter

Die für ihn vielleicht wichtigste Frau, Sabine, hatte ihn heftig umworben. Kaum hatten sie sich kennengelernt, hat sie ihn eingeladen, eine Nacht in ihrem Elternhaus zu verbringen, hat sich auf sein Bett gesetzt, sodass er nicht 'rauskam. Sie haben zusammen geschlafen, und da war für ihn die Beziehung endgültig. Sie sind zusammengezogen, sie hat ihre zwei Kinder mitgebracht, fünf und sieben Jahre alt, »das war toll«. Sieben Jahre haben sie wie ein Ehepaar friedlich und unaufgeregt gelebt. Aber sie wollte immer weniger, zum Schluss gar keinen Sex mehr. Als sie für ein halbes Jahr nach London ging (sie studierte Sprachen), sah er sich nach anderen Mädchen um. Dann konnte er sie für eine Woche besuchen, doch – voller Scham fasst er sich an den Kopf, er verstehe sich selbst nicht – er fuhr nicht allein, sondern nahm seine Mutter mit, und damit die nicht so allein war, eine Cousine, die sich mit der Mutter gut verstand. Er versteht es nicht. »Irgendwie wurde, war ich gezwungen ...« Ich frage nach. Es war beides: Erst wurde er gezwungen, dann war ihm etwas wie eingepflanzt, und er zwang sich sozusagen selbst. Ich weise ihn auf den Beginn seiner Schilderung der Beziehung zu Sabine hin – zuerst hat sie ihn gezwungen.

Hier wird offenbar die Mutter (!) als triangulierender Schutz benötigt, etwa wie wenn die Mutter (natürlich die des Mannes) auf die Hochzeitsreise mitgenommen wird. Als Herr Havelberg von Sabine erzählte, die sich auf das Bett setzte, hatte er selbst an eine Spinne gedacht. Nun sagt er: »Mit meiner Mutter war es unklar, ob sie, wenn sie liebte, ihre Liebe verströmte oder meine aufsaugte.«

Nach der Trennung von Sabine hat er in seiner Heimatstadt fast zufällig eine Jugendliebe getroffen und sie sind wieder zusammengekommen, als sie noch verheiratet war, aber da war sie schon in der Trennungsphase. Sie schrieb ihm, sie wolle ein Kind von ihm, und er ist gleich zu ihr gezogen (wie schon bei Sabine direkt nach dem ersten sexuellen Kontakt). Aber der Plan der Familiengründung scheiterte »an meiner zunehmenden Arbeitsstörung«. Oder war es umgekehrt?, gebe ich zu bedenken, denn die Arbeitsstörung entwickelte sich vielleicht, *weil* es ernst werden sollte mit der Beziehung, mit der Familiengründung, mit dem Erwachsen-Werden. Da sagt er relativ unvermittelt: »Ich wollte nicht, dass meine Mutter das mitkriegt.« – Was genau? – »Dass es mir so schlecht geht …« Es ging ihm so schlecht, weil die neue (alte) Freundin sich nicht nur aufs Bett setzte, dass er nicht herauskam, sondern ihn auf eine Familie und auf Elternschaft festlegen wollte. Nun sagt er: »Damals entwickelte ich den Plan, nach AB (seiner Heimatstadt) zurückzukehren …« Als ob wieder *die Mutter* die triangulierende Rettung vor »der Frau« sei sollte! Das Dilemma müsste sein, dass der schwache Vater ausfällt und die Mutter in der Familie die starke ist. Wer soll ihn denn retten, wenn nicht die Starke? Wer soll den Gefolterten denn retten – außer dem Folterer ist niemand da, der die Macht hat, also soll der Folterer retten!

Wenn das Ess-Störungs-Thema in der Gruppe behandelt wird, auch im Zusammenhang mit seiner Gier auf Schokolade, ist Herr Havelberg sehr interessiert daran, mehr über die Hintergründe der Anorexie zu erfahren. In der Weigerung, Nahrung zu sich zu nehmen, also sich etwas Mütterliches einzuverleiben, findet er sich wieder. »Es ist, als ob ich mich ständig meiner Mutter verweigere.« Ein männliches Gruppenmitglied sagt leicht spöttisch, er verweigere sich, »seinen Mann zu stehen«.

Es wird deutlich, dass er sich verweigern muss, der Mutter den Gefallen nicht tun kann, ganz für sie da zu sein, für sie Leistungen zu erbringen, dass er sich aber auch nicht lösen kann. Eigentlich müsste er endlos traurig sein, weil die Bemühungen, das Begehren der Mutter zu erfüllen (und das ist gar nicht einmal sexuell), also der Mutter zu Willen zu sein, für sie jemand zu sein, nie den ersehnten Erfolg haben wird. Er kann nicht trauern, denn Trauer würde Trennung bedeuten; er bleibt gefangen, und es bleibt ihm nur die Verweigerung. Die Verweigerung bis hin zur drohenden Obdachlosigkeit könnte dann bedeuten: Welchen Sinn hat es denn, sich anzustrengen? Er bleibt so gefangen, dass er nicht sehen kann, dass er doch sein Leben für sich selbst führen müsste. Er ist sozusagen von Vater und Mutter verlassen, gleichzeitig bleibt er von ihnen völlig abhängig. Der Mutter muss er sich verweigern, dem Vater muss er einen Vorwurf machen, um ihn aufzurütteln, lebendig zu machen, auch wenn das den eigenen Tod bedeutet. Nicht nur dass Herr Havelberg jahrelang seine Briefe nicht geöffnet hatte, sodass der Gerichtsvollzieher vor der Tür stand, die Miete nicht bezahlt und auf die Kündigung nicht reagiert hatte, sodass die Räumungsklage jetzt wirksam ist, das Arbeitslosengeld nicht beantragt hatte, obwohl es ihm zustand, immer Schulden hatte, obwohl er sie durch seine Außenstände (er arbeitet jetzt als freier Mitarbeiter in der Computerbranche) längst hätte ausgleichen können – nein, nach all den Jahren der Therapie eröffnet er mir auch noch, dass er nicht mehr krankenversichert ist, also die Einzelsitzungen nicht mehr bezahlt würden.

Er hat ein Problem mit seiner Chefin, die manchmal den Tränen nahe ist, und er weiß nicht, wie er reagieren soll; eigentlich ist es doch keine private Beziehung. Er hat das starke Gefühl, ich, sein Therapeut, müsse das Problem lösen. Wie ein Kind, das dem Vater ein zerbrochenes Spielzeug bringt, der es reparieren soll. Er redet aber wieder so allgemein, dass ich nichts direkt sagen kann. Schweigen. Dann weint er heftig: Er fühle sich so hilflos ... Auch ich bin hilflos, sage aber nichts. Dann: Er hat all die Jahre (!) gedacht, er müsse hier etwas bringen, eine Leistung, irgendwie »Analyse machen«, damit ich ihn gut finde oder anerkenne oder überhaupt sehe. Jetzt, da die Therapie zu Ende gehe, habe er das aufgegeben, er redet jetzt, was ihm einfällt. Ich sage, wenn er immer etwas tun musste, leisten musste, um gesehen zu werden, dann habe er eine Art Bringschuld auf sich genommen; wenn er nicht gesehen wird, ist es seine »Schuld«, weil er es nicht gebracht hätte, nicht genug geleistet hätte. Wenn umgekehrt ein Kind mit gesundem Selbstgefühl erwartet, dass es gesehen wird, wie es ist, ohne Bedingungen, dann hätten die Eltern die Bringschuld.

In der Gruppe denkt er, da die Therapie sich dem Ende zuneigt, über die Beziehung zu mir nach. Es war wie eine Art Sog, ich war wie eine Art Hülle für ihn, ein Schutz. Ein Gruppenmitglied sagt mit starkem Affekt, sie sei eifersüchtig; er komme ihr vor wie ihr Bruder mit seiner innigen Beziehung zur Mutter, der Bruder, der drogenabhängig sei, und die Mutter kümmere sich immer noch um ihn und stecke ihm Geld zu! Die Gruppe denkt wieder an die »Urszene«, die Herr Havelberg schon öfter berichtet hatte. Die älter werdende Mutter war krank, eine Nervenkrankheit, die langsam zur Lähmung führte. Sie lebte in einem Heim, er besuchte sie. Sie will rauchen, obwohl sie es nicht darf. Der Sohn soll ihr eine Zigarette drehen, er zögert, er sträubt sich, sie bettelt aber so und bettelt, bis er es doch widerwillig tut. Die Gruppe erlebt die Szene wie eine Verführung, der Junge sträubt sich gegen das Verbotene, bis er doch nachgibt, ein inzestuöser Akt. Herr Havelberg denkt an eine Zeitungsnotiz, in der einmal berichtet wurde, dass ein Mann im Wald auf einem Hochsitz im Winter gefunden wurde, erfroren und verhungert, der dort schon Wochen gelegen haben muss. Da muss ich an Thomas Manns *Der Erwählte* denken: Der traurige Held des Romans zieht sich auf einen Felsen im Meer zurück, zur Buße für einen Inzest nimmt er nichts mehr zu sich, er schrumpft und schrumpft. (Im Roman allerdings führen Reue und Buße schließlich dazu, dass der Held endlich zum Papst gemacht wird.) Eine Patientin in der Gruppe erinnert sich, dass ihr Vater mit ihr, da war sie sechs Jahre alt, nach einem

Streit mit der Mutter spazieren gegangen ist, er saß mit dem Kind auf einer Bank und klagte, die Mutter sei kalt, »du aber bist mein Sonnenschein« (warm). Ihr Bruder ist als Drogenabhängiger gestorben, er hatte engen Kontakt zur Mutter bis zuletzt, der vor dem Vater verborgen werden musste (ein Geheimnis wie das geheime Einverständnis von Herrn Havelberg mit der Mutter). Eine andere Frau in der Gruppe fügt hinzu: Als sie vielleicht drei Jahre alt war, war sie mit Vater und Mutter im Zoo, der Vater saß auf einer Bank vor dem Giraffen-Käfig, die Mutter stand mit dem Kinderwagen, in dem die jüngere Schwester lag, daneben. Die Patientin machte sich am Hosenstall des Vaters zu schaffen, er ließ sie gewähren, die Mutter rannte wortlos mit dem Kinderwagen weg, der Vater hinterher, das Kind war allein.

Don-Juanismus

Mit *Don Juan* verbinden wir eine endlose Kette von Liebesbeziehungen (der Diener Don Giovannis in Mozarts Oper, Leporello, muss seinen Namen geben für die immense Liste der verführten Frauen, 2.063 an der Zahl, allein 1.003 in Italien), die sich durch heftiges Begehren hoch idealisierter Sexualobjekte auszeichnen, die sofort nach Erreichen des angestrebten Zieles, des Sexualaktes, völlig entwertet fallengelassen werden, um unmittelbar einem neuen Objekt des Sehnens Platz zu machen. Rank (1922) versteht Don-Juanismus, also männliche Promiskuität, als Ausdruck des Ödipuskomplexes; Don Juan suche in jeder Frau die Mutter, die er doch nie erreichen könne. 1910 bereits hatte Freud (1910h) die »Bildung einer langen Reihe« von ähnlichen Sexualbeziehungen beschrieben, die die ödipale Beziehung zur Mutter repräsentierten. Die Reihenbildung begründet Freud damit, »dass das im Unbewussten wirksame Unersetzliche sich häufig durch die Auflösung in eine unendliche Reihe kundgibt, unendlich darum, weil jedes Surrogat doch die erstrebte Befriedigung vermissen lässt« (ebd., S. 71).

Die begehrten Frauen Don Juans sind wahrlich Mutter-Surrogate, aber nicht in einem ödipalen Sinne, wie Freud und Rank in der klassischen Zeit der Psychoanalyse denken mussten, sondern in dem einer frühen oral-narzisstischen Mutter-Kind-Beziehung. Fenichel sieht dann auch bei entsprechenden Patienten,

> »dass ihr Ödipuskomplex von einem prägenitalen Einverleibungsziel beherrscht, von narzisstischen Bedürfnissen durchdrungen und mit sadistischen Triebregungen getönt ist. Das Streben nach sexueller Befriedigung ist mit anderen Worten eng an das narzisstischer Zufuhr gebunden, durch die ein Selbstgefühl aufrecht erhalten werden soll« (Fenichel, 1945, Bd. II, S. 76).

Auf diese archaische Dynamik – wir würden sie heute gar nicht mehr ödipal verstehen – führt Fenichel einen sehr wichtigen Aspekt zurück: Don Juan ist an der individuellen Persönlichkeit seiner Liebesobjekte wenig interessiert. Ohne Mozarts Oper hier allzu sehr interpretierend heranziehen zu wollen, lässt sich das Detail des Unpersönlichen in der an die maskierten Unbekannten gerichteten Einladung Don Giovannis zu seinem Fest finden: »È aperto a tutti quanto. Viva la libertá!« (1. Akt, 22. Szene) – Alle sind willkommen. Es lebe die Freiheit!

Das kann man zwischen den Zeilen so lesen: Für Don Giovannis Abenteuer sind alle Frauen ohne Unterschied willkommen, aber vereinnahmen lassen will er sich keinesfalls: »›Freiheit‹ ist einfach eine Flucht vor phantasierter verschlingender Besitzgier« (Kernberg, 1976, S. 193). Das Fehlen einer individuellen Beziehung, das Unpersönliche, gar Entpersönlichte, ist charakteristisch für die sexuelle Perversion. Khan (1964, S. 26) meint dazu: »Überschätzung und Idealisierung stehen anstelle einer echten Objektbeziehung.« Meines Erachtens trifft auch für die narzisstische Form der Promiskuität des Mannes zu, was Khan für das Objekt des Perversen beschreibt, wenn es sich auch beim Don Juan um äußerlich »normale« heterosexuelle Aktivität handelt, geht es doch um die Qualität der *Beziehung:*

> »Für den Perversen hat das Objekt im wesentlichen den Wert eines ›Übergangsobjekts‹. Durch seine Bereitschaft zur Willfährigkeit bietet es sich an, gleichzeitig entdeckt, manipuliert, gebraucht und missbraucht, vernichtet, beiseite geschoben, gehegt, idealisiert und als Objekt für eine symbiotische Identifikation benutzt und entseelt zu werden« (ebd., S. 31).

Die Entpersönlichung des Liebesobjekts ist eines der zentralen Merkmale der sexuellen Perversion, denn wahre Liebe in der Beziehung zu einem wirklich geliebten, gleichberechtigten Partner würde für den pervers Reagierenden Abhängigkeit und Vernichtungsbedrohung bedeuten (»Symbioseangst«, Stoller, 1975, S. 171f.). Joyce McDougall (1978) spricht von »operationaler Sexualität«, die jenseits jeder Objektbeziehung die Funktion der Aufrechterhaltung der Selbstintegrität hat. McDougall (1986) möchte auch nicht bestimmten sexuellen Praktiken, sondern vielmehr entsprechenden *Beziehungen*, also den entpersönlichten, den Charakter der Perversion zuschreiben. Insofern erfüllt das Phänomen des Don-Juanismus deutlich die Bedingungen der Perversion.

Stoller (1975, S. 164) fügt noch das Moment der Feindseligkeit und der Macht hinzu; es ist klar, dass diese Komponenten mit der Entpersönlichung zu tun haben, die ja bereits ein aggressiver Akt ist und darüber hinaus das Objekt beherrschbar macht.

> »[Es] ist eine Dynamik der Feindseligkeit am Werk, wie sie sich auch bei Nymphomanie und Satyriasis [das ist Don-Juanismus; Anm. M. H.] findet, wo ebenfalls – wenn auch hinter einer heterosexuellen Fassade – unzählige Partner erforderlich sind, damit man Überlegenheit beweisen kann. In allen diesen Situationen – bei allen Perversionen – wird das Sexualobjekt zum Opfer degradiert, was die Macht des ›Sexualneurotikers‹ steigert. Da die traumatischen Kindheitserlebnisse in seinem Inneren ständig weiterwirken, währt sein Triumph freilich nur kurze Zeit und muss unablässig wiederholt werden. Sobald Verzweiflung und Minderwertigkeitsgefühle zu nah an die Oberfläche drängen [...], muss sich das Ganze endlos, rastlos wiederholen.«

Oder noch drastischer:

> »Man denke an Don Juan, dieses Paradebeispiel der Promiskuität, der dem Publikum, das er als Zeugen für seine Darbietung braucht, seinen Hass auf Frauen unschuldig und unwissend enthüllt: Ihm geht es um Verführung, nicht um Liebe, er will seinen Freunden erzählen, wie viele Frauen er gehabt hat und wie sie sich im Verlangen nach der Leidenschaft, die er in ihnen entflammte, entwürdigten. Erregung und Befriedigung bezieht er nicht aus der sinnlichen Lust des Geschlechtsakts. [...] Im Grunde hat er wenig Interesse am Geschlechtsverkehr, er konzentriert sich vielmehr darauf, den Widerstand einer anscheinend widerstrebenden Frau zu überwinden. [...] Sein unaufhörliches, rasendes Bedürfnis nach Selbstbestätigung – das sich nur durch die Zahl der Eroberungen befriedigen lässt – offenbart, dass sein Körper mehr im Dienste der Macht als der Erotik steht« (ebd., S. 85f.).

Don Juans Agieren ist rächende Aggression gegen die Frau, die Mutter, und wenn E. T. A. Hoffmann (1813, S. 26) vielleicht nicht die Mutter-Sohn-Dynamik im Kopf hatte, hat er doch intuitiv das Moment der Feindseligkeit, der Rebellion gegen die mächtige Frau in Don Giovannis Verhalten begriffen: »Jeder Genuss des Weibes war nun nicht mehr Befriedigung seiner Sinnlichkeit, sondern frevelnder Hohn gegen die Natur und den Schöpfer.« »Natur« und »Schöpfer« kann man leicht auf die Mutter, die das Leben ja gegeben hat, beziehen. Und weiter: »Jede Verführung einer geliebten Braut [...] ist ein herrlicher Triumph über jene feindliche Macht, der ihn immer mehr hinaushebt aus dem beengenden Leben – über die Natur – über den Schöpfer!« Und auch hier ist die »feindliche Macht« durchaus mit der Mutter-Macht zu identifizieren.

In Mozarts Oper oder vielmehr im Text seines Librettisten Da Ponte ist in Gestalt des wahrlich bedrohlichen Komtur »der Andere« einbezogen, der Vater, den Freud (1910h) im Sinne des Ödipuskomplexes angeführt hatte. Beim Don Juan spielt sich aber die Hauptsache zwischen Mutter und Sohn bzw. ihren Repräsentanten allein ab; dass im *Don Giovanni* der Vater in Gestalt des steinernen Gasts eine derart vernichtende, kastrierende Form annimmt, hängt, wie ich vermuten möchte, gerade mit Don Giovannis Scheitern zusammen. Die Frauen beugen sich nicht (gesellschaftlich gesehen *nicht mehr* nach der Französischen Revolution) der dualen Verführungsdynamik, sondern stellen im Verbund mit ihren Männern (gleich zu Anfang ruft Donna Anna den Vater zu Hilfe und stellt ihn so zwischen sich und Don Giovanni) eine Triangulierung her, die Don Giovanni nicht ertragen kann, weil das väterliche Gesetz nicht nur ein potenzielles Alleingelassen-Werden bewirkt, das eintritt, wenn Mutter und Vater zusammen sind, sondern auch Don Giovanni seines Mittels beraubt, sein fragiles Selbstgefühl durch das omnipotente Beherrschen der Mutter-Frau zu stabilisieren.

Don Juan legt größten Wert darauf, nicht verlassen zu werden, er lässt vielmehr *seinerseits* allein, sobald er ein wiederum idealisiertes neues Objekt ins Auge gefasst hat. Es stellt sich spätestens hier die Frage nach der Primärbeziehung zwischen Mutter und Sohn, die die Don-Juan-Dynamik wenn nicht verursacht, so doch maßgeblich entstehen (und verstehen) lässt. Meines Erachtens entspricht die Mutter-Sohn-Beziehung eben der, die der sexuellen Perversion zugrunde liegt, wie sie in überzeugender Weise von Khan (1968) beschrieben worden ist. Ausgehend von der entpersönlichten Qualität des Objekts des pervers Reagierenden, die ich oben angeführt habe, zieht Khan Rückschlüsse auf die spezifische pervers machende Mutter-Kind-Beziehung. »Ein Mensch muss ganz bestimmte Merkmale als Sach-Person aufweisen, um das Interesse solcher Mütter in Gang zu setzen« (Khan, 1968, S. 16). Das heißt, die Mutter ist nicht in der Lage, das Kind in seinen jeweiligen Bedürfnissen als ganzen Menschen anzunehmen, sondern entweder nur unter gewissen Bedingungen oder nur in bestimmten Teilaspekten. Wie Khan (1968) schon früher, weist auch Welldon (1988, S. 99f.) darauf hin, dass die Mutter des späteren Perversen ihr Kind bereits wie ein Ding-Objekt, ein Übergangsobjekt behandelt:

> »Meine klinischen Beobachtungen zeigen, dass Mütter, die ihren Kindern gegenüber perverse Tendenzen offenbaren, dies innerhalb der ersten zwei Lebensjahre ihrer Kinder tun. In D. W. Winnicotts (1953) Worten wird das ›Übergangsobjekt‹ vom Perversen dazu benutzt, um zugleich erfunden, manipuliert, gebraucht und missbraucht, verstört und verstoßen, verehrt und idealisiert zu werden und um sich mit ihm symbiotisch zu identifizieren und es zu entseelen. […] Mit anderen Worten, für eine solche Mutter wird das Kind zu ihrem ›Übergangsobjekt‹.«

So erscheint es ganz logisch, wie Welldon meint, dass das Verhalten einer solchen Mutter ihrem Kind gegenüber exakt dem Verhalten des später pervers Reagierenden seinen Objekten gegenüber entspricht. Glasser (1979, S. 37) stellt sich vor, dass insbesondere »eine spezielle Besetzung des Körpers [des Sohnes] oder eine unbewusste Vermittlung von Sexuellem […] den Weg zu einer Sexualisierung bahnen könnte«.

Das scheint mir exakt der Mechanismus, den Laplanche (1986) als die »allgemeine Verführungstheorie« bezeichnet, nämlich die unbewusste Projektion der elterlichen Vorstellungen, wie es sein soll, auf bzw. Implantation in das Kind. Bei der sexuellen Perversion geht es um den sexualisierten Körper; die »Sach-Person« Khans ist der abgespaltene sexuelle Körper des Sohnes, der das Interesse der Mutter weckt und den sie wie einen Teil von sich selbst beherrschen kann. Meines Erachtens stellt das perverse Ritual eine Möglichkeit dar, die unpersönliche Mutter-Beziehung wieder aufleben zu lassen und gleichzeitig durch die Bedingung der Sexualisierung, Ritualisierung und Manipulation, eben durch den *Mangel der ursprünglichen Mutter-Kind-Beziehung*, echte Nähe und gelingende Objektbeziehung zu vermeiden. Dadurch wird die ursprüngliche Situation wiederhergestellt, aber mit umgekehrten Machtverhältnissen: Die Macht hat nun der Mann, der damals der Sohn war, und er besteht absolut darauf, sie zu behalten.

Am Anfang der Entwicklung Don Juans steht die unbewusste Vorstellung *der Mutter* von der Vereinigung mit dem Sohn bzw. mit seinem männlichen Geschlecht, mit der sie sich eine vollkommene, bisexuelle Identität herstellt, eine Vorstellung, die sie ebenso fasziniert wie erschreckt, sodass sie die begehrte Männlichkeit sogleich wieder entwerten und zunichte machen muss. Welldon (1988, S. 163) berichtet von einer Prostituierten, die einen Sohn gebar, den sie hasste, *weil* er ein Junge war, und die sich unfähig fühlte, Mutter eines Sohnes zu sein. Dieser Aspekt ist von Khan (1968, S. 15f.) zu wenig ausgearbeitet worden, wenn er auch den unpersönlichen Charakter und dazu die Körperlichkeit der frühen Mutter-Kind-Beziehung anspricht. Ich denke, die Mutter idolisiert das Geschlecht, den Penis des Sohnes; damit erklärte sich auch, dass sexuelle Perversion die Domäne der Männer ist. Wenn die Mutter sich in der Phantasie eine vollkommene Identität mit Hilfe der Männlichkeit des Sohnes herstellt und gleich darauf vor Entsetzen wieder aufgibt, legt sie den Grund für das spätere sexuelle Agieren des Sohnes: In der *Phantasie* der Verschmelzung mit dem idoliserten Sohn fühlt sich die Mutter omnipotent, vollkommen, und ebenso später Don Juan in der Vorstellung des narzisstischen Eins-Seins mit der begehrten Frau. Im Moment der Vereinigung jedoch fällt die illusionäre Beziehung zusammen, denn die *reale* Beziehung macht eben *die große Angst, die das perverse Agieren vermeiden will*. Natürlich erklärt das ödipale Verbot (Freud, 1910h) dieses extreme Kippen der Beziehung nicht. Kernberg (1976) weist darauf hin, dass im Don-Juan-Komplex das Liebesobjekt sich »versagt« (das passte dazu, dass das mütterliche Primärobjekt »sich versagt«) und deshalb Neid und Gier übermäßig im Erobern-Wollen in Erscheinung treten. Kernberg führt die Entwertung auf die Projektion der eigenen Gier auf das mütterliche Objekt zurück. Don Juan will selbst gierig besitzen, aber ergreift die Flucht, wenn »das Weib« Anstalten macht, ihn besitzen zu wollen.

Die Angst vor einer weiterdauernden, verpflichtenden Beziehung ist die Angst vor Verschmelzung, die umso größer ist, als die Verwirklichung einer echten Liebesbeziehung heute aufgrund der Wünsche der Mutter damals dem bedrohlichen archaischen Inzest gleichkäme. Auch die Mutter hatte Angst; Khan (1968, S. 12) spricht vom abrupten Rückzug der Mutter in der ödipalen Phase, wenn sich die Mutter ihrer intensiven (und zwar sexualisierten) Bindung zum Kind bewusst wird. Ich meine, in der subtilen Interaktion von Mutter und Kind ist von Anfang an ein oszillierendes Schwanken zwischen Verführung und Fallenlassen enthalten. Das Oszillieren zwischen heftigem Begehren und Fallenlassen des Liebesobjekts Don Juans später entsteht also aus der ursprünglichen Forderung der Mutter, die inzestuöse Männlichkeit mit einzubringen sowie aus der Panik, die die Realisierung dieser Forderung hervorruft. Essenziell ist der Machtaspekt: Begehrt zu werden ist nur als Resultat des *eigenen* Begehrens und Verführens möglich; entstünde nach der Eroberung eine Beziehung, drohten Abhängigkeit und Vernichtung durch eine mächtige »Mutter«. Stoller (1975, S. 191f.) spricht von Symbioseangst:

> »Die weit verbreitete Furcht der Männer vor einer Bedrohung ihrer körperlichen und seelischen Männlichkeit und einer neuerlichen Verschmelzung mit der Mutter bezeichne ich als Symbioseangst. [...] Diese Angst [muss] im Grunde ein inneres, primitives Verlangen nach Eins-Sein mit der Mutter in Schach halten.«

Haben Mozart und Da Ponte auf diese Angst angespielt, als sie gleich am Anfang der Oper Donna Anna sagen ließen: »Gleich der Furie werd' ich rasen, dein Verderben werd' ich sein!«? Das ist die verschlingende Frau, die Mutter, nicht etwa der kastrierende Vater. Diese Spur der übermächtigen, beherrschenden Mutterfigur in Donna Anna verfolgt Bernard Shaw mit seinem Bühnenstück *Man and Superman* (1903), worauf Otto Rank (1922, S. 179f.) hinweist:

> »Der Held [in Shaws Stück, Anm. M.H.] kämpft mit allen Mitteln moderner Weltanschauung [...] gegen das unabwendbare Schicksal, von Donna Anna gegen

> seinen Willen geheiratet zu werden. Seine Philosophie, die auf der Schlechtigkeit und Gefährlichkeit des Weibes beruht, kann ihn letzten Endes nicht vor dieser irdischen Hölle schützen, mit der verglichen die echte Hölle des alten Don Juan, die er im Traume sieht, weit angenehmer als selbst der Aufenthalt im Himmel ist. Er weiß, dass die Frau die Herrschaft über den Mann anstrebt und auch erreicht, ist sich klar, dass sie den Mann nur als Instrument ihrer Naturaufgabe benützt [!] und kann sich nicht genugtun in der Häufung recht urzeitlich anmutender Vergleiche der Frau mit einer Spinne, die den Mann ins Netz lockt, um ihm das Blut auszusaugen, mit einer Boa constrictor, die ihn unlöslich umfängt, und wilden Raubtieren, die in ihm eine wehrlose Beute verschlingen.«

Nichtsdestoweniger enthält das sexuell perverse Agieren auch einen reparativen Aspekt; es ist eben die mögliche Symbiose, die vor der Selbstauflösung und psychotischen Leere (Racamier, 1980) bewahrt und auf einem – wenn auch kaum gelingenden – Geben und Nehmen zwischen Mutter und Sohn beruht. Eine solche Mutter ist besser als keine Mutter, das Suchtmittel besser als das totale Nichts. Daher auch der Suchtcharakter der sexuellen Perversion wie auch des Don-Juanismus, dessen genital erscheinende Sexualität so eindeutig oralen Charakter erhält, was sich wiederum in einige Passagen in Mozarts Oper hineinlegen lässt. Don Giovanni selbst zieht eine Parallele: »Lasciar le donne? Pazzo! Sai tu ch'elle per me son necessarie più del pan che mangio, più dell'aria che spiro!« (2. Akt, 1. Szene). (Von Frauen lassen? Dummkopf! Weißt du nicht, dass sie für mich wichtiger sind als das Brot, das ich esse, als die Luft, die ich atme?) Sein Riesenappetit erschreckt Leporello: »Ah, che barbaro appetito! Che bocconi da gigante! Mi par proprio di svenir« (2. Akt, 1. Szene). (O welch barbarischer Appetit! Solche Riesenbissen! Ich glaube, ich falle in Ohnmacht!). Und Don Giovanni bestätigt das: »Nel veder i miei bocconi gli par proprio di svenir!« (ebd.) (Wenn er meine Bissen sieht, glaubt er sicher, in Ohnmacht zu fallen). Auch das Kind erschrickt vielleicht vor seiner eigenen Gier; Kernberg (1976) greift den Gedanken Rivieres (1937) auf, dass das Kind die Mutter vor seiner großen Gier schützen müsse und sich deshalb (wie Don Juan nach dem sexuellen Kontakt) zurückziehe. »Durch Abkehr [d.h. Entwertung, Anm. M.H.] wird das so erkannte Gute dann ›gesichert‹ und vor der eigenen Wertlosigkeit, die sie ruinieren könnte, in Schutz genommen« (Riviere, 1937, S. 34).

Das orale Geben in der Symbiose ist gegenseitig, der reparative Aspekt erstreckt sich auch auf das Kind, das die Mutter erhalten will. Andeutungsweise ist dieses Detail auch im »Don Juanismus« enthalten, wie ihn Fenichel (1945, Bd. II,

S. 76) sieht: Don Juan will die Frauen auch erregen, ihnen also etwas geben und nicht nur, oberflächlich gesehen, auf die eigenen Kosten kommen. In diesem Zusammenhang fällt auch ein neues Licht auf den bekannten Befund, dass Don Juan durch die übermäßige sexuelle Aktivität aufgrund eines Minderwertigkeitsgefühls sich ständig seine Männlichkeit beweisen müsse (Marmor, 1976; Grunberger, 1971, S. 67), teilweise, um seine latente Homosexualität in Schach zu halten (Marmor, 1976). Eine neue Interpretation dieses Befundes fällt jetzt leicht: Die Männlichkeit muss nicht sich selbst, sondern *der Mutter* ständig bewiesen werden, und wenigstens ein Aspekt der Homosexualität ist bekanntermaßen die Abwehr der zu großen symbiotischen Nähe, eine Flucht vor der übermächtigen Mutter-Frau, um sie sich unter dieser Bedingung aber trotzdem zu erhalten. Homosexualität als »Flucht vor dem Weib« mag auch Freud (1927e, S. 314) vorgeschwebt haben, als er schrieb:

> »Der Kastrationsschreck beim Anblick des weiblichen Genitales bleibt wahrscheinlich keinem männlichen Wesen erspart. Warum die einen in Folge dieses Eindruckes homosexuell werden, die anderen ihn durch die Schöpfung eines Fetisch abwehren und die übergroße Mehrzahl ihn überwindet, das wissen wir freilich nicht zu erklären.«

Ähnlich auch Olivier (1980, S. 77):

> »Der Junge wird die Gleichgeschlechtlichkeit (Homosexualität) meistens erst als Heranwachsender mit den anderen Jungen seines Alters kennenlernen, die wie er aus dem gefährlichen Irrgarten kommen. Und die männliche Gleichgeschlechtlichkeit dient dort der Verteidigung gegen die Mutter, die Frau, das Mädchen. Die Gleichgeschlechtlichkeit bei Jungen ist vor allem Abwehr gegen das andere Geschlecht.«

Also ist Don-Juanismus nicht *Abwehr* von Homosexualität, sondern beide, Don-Juanismus *und* Homosexualität, wehren die angstmachende Symbiose ab.[2]

Nicht nur die bisher beschriebene »männliche« Form einer oberflächlich gesehen egoistischen Sexualität ist mit Don Juans Dynamik erklärt worden, sondern auch eine andere Form »männlicher« Aktivität, das übermäßige Leistungsstre-

2 Im Fallbeispiel des »Ivo«, über den Wirth (2001) berichtet, wird ähnlich die Pädophilie des Patienten als »Schutzwall gegen den Inzest« (S. 1230) verstanden, wodurch vermieden wird, dass »die Mutter eifersüchtig wird«.

ben, heute würden wir sagen: Arbeitssucht eines »Workaholic«. Fenichel (1945, Bd. II, S. 77) nannte einen solchen Mann den »Don Juan des Erfolgs«. Der Patient, den er beschreibt, war »von einem überwältigenden Narzissmus beherrscht« (ebd.), getrieben von extremem Ehrgeiz, sowohl was seine erfolgreiche Berufstätigkeit als auch die promiskuösen Beziehungen zu Frauen betraf.

> »Er war mit einer sehr viel älteren Frau verheiratet, die ihn in mancher Hinsicht so mütterlich behandelte und umsorgte, als wäre er ein Kind. Der große, erfolgreiche Mann benahm sich tatsächlich zu Hause eher wie ein kleines Kind. Er fand diese Abhängigkeit zweifellos sehr bedrückend und pflegte sich an seiner Frau durch Wutausbrüche, fortgesetzte Untreue und eine vollständige Rücksichtslosigkeit zu rächen« (ebd.).

Andererseits stachelte »seine Frau (wie zuvor schon seine Mutter) seinen Ehrgeiz« ständig an (ebd.). Hier schon ist zu fragen, ob nicht der narzisstische Ehrgeiz eben auch der der Ehefrau war und ob Höchstleistungen nicht vor allem für die »Mutter« errungen werden mussten, weil das die Bedingung für das Gleichgewicht der Mutter-Sohn-Beziehung darstellte. Und tatsächlich, die Mutter damals »hatte dem Jungen eingeschärft, dass er tüchtiger werden müsse als sein Vater«. Und

> »schon im Alter von sechs Jahren [hatte er] gelegentlich im Geschäft seines Vaters hinter der Theke gestanden. Die Kunden liebten den kleinen Jungen und kauften gern bei ihm. Er betrachtete das als einen Triumph über seinen Vater, den er schon damals für schwach hielt« (ebd., S. 78).

Die Mutter wird den Vater auch als schwach empfunden, mit dieser Meinung vor dem Jungen nicht hinter dem Berg gehalten haben und sich in ihm einen besseren, erfolgreicheren kleinen Mann geschaffen haben. Großer beruflicher Erfolg *zusammen mit der Mutter* spielte auch eine große Rolle in meinem zentralen Fallbeispiel des Herrn Singer (vgl. S. 59–65). In der Adoleszenz überrundete der Sohn den Vater in der gemeinsamen Firma mit der Mutter eine Zeit lang grandios, bis dieses Bündnis schließlich zusammenbrach.

In einem anderen Fallbeispiel aus meiner Praxis war die sexuelle Promiskuität verknüpft mit grandiosen Vorstellungen von beruflichem Erfolg, großem Reichtum und Berühmtheit, was dazu führte, dass immer wieder Tätigkeiten voller Riesenerwartungen begonnen, bald aber wieder aufgegeben wurden.

Ein junger Mann klagte über die Unfähigkeit, länger dauernde Beziehungen durchzuhalten. Zwar hat er großen Erfolg bei Mädchen, die ihn nach kurzer Zeit jedoch »nerven« würden – er fühlt sich dann bedrängt, eingeschränkt und unfrei, löst die Beziehung wieder und fängt gleich eine neue an. Beruflich hat er sich alles zugetraut; ursprünglich wollte er Volkswirtschaftslehre studieren, um schnell reich zu werden, hat dann bald ein Medizinstudium begonnen, wohl wegen des hohen Sozialprestiges, um sich sogleich der Architektur zuzuwenden mit dem Ziel, eines Tages in den USA »große Häuser« zu bauen. Auch dieses Studium hat er abgebrochen, jetzt arbeitet er in einer »Bombenstelle«: Die Mutter ist Geschäftsführerin einer größeren Firma, in deren Kantine er einen Job bekommen hat, was nicht nur bedeutet, dass er so viel essen kann, wie er will, sondern dass er täglich heimlich einen kleinen Geldbetrag abzweigt. Er ist sehr stolz, dass er dabei so geschickt vorgeht, dass niemand es merken *kann*; außerdem denkt er, dass er ein Recht dazu hat, da die Mutter ihm früher so wenig Liebe und Zuwendung gegeben hat. Er ist zwar ihr ausgesprochenes Lieblingskind gewesen, als er sich aber später in der Adoleszenz Mädchen zugewandt hat, ist er von ihr abrupt fallengelassen worden. Der Vater war als vielbeschäftigter Rechtsanwalt zu Hause praktisch nicht in Erscheinung getreten, worüber sich die Mutter ständig bei ihrem Sohn, dem Patienten, beklagte. Sie hat die Kanzlei des Vaters organisiert, wodurch der Sohn den Eindruck gewann, eigentlich ermögliche es *die Mutter* dem Vater, so erfolgreich zu sein. Die Ehe der Eltern ging immer schlechter, die Mutter trennte sich schließlich, kurz danach erlitt der Vater eine Gehirnhautentzündung, die ihn schnell zu einem Pflegefall machte. Der Patient konnte vom Vater kein greifbares Bild zeichnen, während er das hysterisch-verführerische Verhalten der Mutter in der Beziehung zu ihm in lebhaften Farben schilderte.

Die Therapie begann er mit einer sofort einsetzenden extremen Idealisierung: Sie sei in seinen Augen etwas Phantastisches, sie werde ihm den Weg ins Paradies zeigen, sagte er tatsächlich. Die erste Sitzung hätte unendlich lange dauern können! Kurz vorher hatte er aber bemerkt, er würde am liebsten ganz allein sein Leben einrichten und sich von allen Beziehungen zurückziehen. Es zeigte sich bald, dass die Tätigkeit in der Kantine der Firma seiner Mutter ein Arrangement darstellte, mit dessen Hilfe er einerseits mit der Mutter verbunden war, ihrer Macht aber andererseits nicht unterworfen war, sondern sich *aus eigener Machtvollkommenheit*, der betrügerischen Geschicklichkeit nämlich, aus ihren Mitteln versorgen konnte. Als in der Therapie das grandiose Selbstverständnis des Patienten erschüttert wurde und er das Arrangement aufgeben konnte, begann er wieder verstärkt das promiskuöse Verhalten sowohl auf der sexuellen wie auf einer phantasierten beruflichen Ebene. Während erstere sich durch eine durchgehende Eintönigkeit auszeichnete, die sie auch in den Augen des Patienten langweilig werden ließ, war die andere von einer beträchtlichen Phantasiefülle bestimmt und stets mit der unbewussten Vorstellung verknüpft, in einer neuen Firma mit einem allspendenden Mutter-Objekt, *dem er zur Existenz verholfen hätte und das ihn dann erhalten würde*, verbunden zu sein. Zuerst träumte er von großem Reichtum, wenn er seine Erfindung eines automatischen Kondomaufrollers (!) zum Patent anmelden würde. Als das scheiterte, wollte er sich ein Restaurant kaufen. Die beträchtliche Kaufsumme könne er leicht als Kredit bekommen, da das Restaurant ja so viel Geld abwerfen würde, dass er die Zinsen bequem bezahlen könne. Auch dieses Projekt scheiterte, weil ein Freund nicht bürgen wollte. Nach einem Jahr wollte er schließlich die Therapie beenden, weil er von einem Bekannten auf die Idee gebracht worden war, in den USA zu studieren, und zwar ohne einen Pfennig, da es dort leicht sei, Stipendien zu bekommen. Wie sich der weitere Verlauf der »promiskuösen« Beziehung zu beruflichen Objekten gestaltete, ist unbekannt geblieben, da die Therapie schließlich in die Kette der Beziehungsabbrüche eingereiht wurde. Soviel aber war deutlich, dass in allen seinen Phantasien ein allspendendes Mutter-Objekt – die oral versorgende Kantine, die auf den Kondomaufroller wartende Menschheit, das Restaurant und schließlich das großzügige Amerika – von ihm selbst aufgrund seiner überragenden Fähigkeiten geschaffen wurde.

Ist Don Juan bzw. Don Giovanni allein mit der Frau bzw. den Frauen, die allesamt im Wiederholungszwang selbstgeschaffene und dann getötete »Mütter« sind? Gibt es kein Dreieck, wenn schon kein ödipales, dann ein anderes? In Mozarts Oper wird gleich zu Anfang ein Vater getötet, der Vater Donna Annas, des Objekts der Verführung durch Don Giovanni. Wenn auch die Generationenverhältnisse nicht passen (ein ödipaler Vater müsste derselben Generation angehören wie die »Mutter« Donna Anna), könnte es ein Vater sein, den der ödipale Sieger hinter sich lässt. Aber er siegt nicht bei der »Mutter« Donna Anna, und der Vater ist eher ein Großvater als ein ödipaler Rivale. Auch der andere Mann, Masetto, der Bräutigam Zerlines, der sich Don Giovanni verführerisch nähert, ist so mächtig und bedrohlich nicht wie man sich einen Vater vorstellt. Trotzdem schwebt über der ganzen Oper, die auch eine komische sein könnte (sie wird ja auch so bezeichnet: »Dramma giocoso«), von der Ouvertüre an etwas unheimlich Bedrohliches, das schließlich in der Gestalt des Komturs personifiziert wird. Ich denke, der Komtur repräsentiert das *Gesetz*, das das menschenverachtende, perverse Treiben ahndet, zumindest wenn der Delinquent nicht einsieht und bereut; es droht dann die totale Kastration, der Tod.

Man sollte, wenn es um die Mutter-Sohn-Verhältnisse geht, unterscheiden zwischen einem abwesenden Vater (sodass Triangulierung auch durch eine genügend vorhandene väterliche Instanz im Mentalen der alleinerziehenden Mutter stattfinden muss, aber durchaus auch kann) und einem Vater, der zwar nicht genügend zur Verfügung steht, aber durch seine Anwesenheit eine Quelle ständiger Triangulierungshoffnung *sowie* eine ständige Bedrohung (Kastration) *wegen* der pseudoödipalen Beziehung zur Mutter darstellt. Das war der Fall bei Herrn Singer, der neben der Vater-Angst auch eine Vater-Sehnsucht entwickelte und dem man gewünscht hätte, dass der Vater rechtzeitig Triangulierungsfunktion übernommen hätte, sodass es gar nicht zur pseudoödipalen Nähe zur Mutter hätte kommen müssen. Ebenso würde man sich auch wünschen, dass Don Giovanni einen Vater gehabt hätte, der ihn vor der Macht der Mutter bewahrt hätte, damit Don Giovanni die grandiose Reinszenierung dessen, was ihm einmal angetan worden war, gar nicht erst hätte agieren müssen. So straft der Vater das, was er selbst mit verursacht hat, weil er nicht rechtzeitig ein kindgerechter, väterlicher Dritter gewesen war.

Die Dynamik des Inzest-Vaters

Der Inzest-Vater »erschafft sich die ›Mutter‹«.

Die charakteristischen Züge des Inzest-Vaters habe ich bereits ausführlich ausgearbeitet (Hirsch, 1987, S. 120ff.), möchte sie aber hier kurz vorstellen, da ich denke, dass das perverse Verhalten, die eigene Tochter sexuell zu missbrauchen, doch sehr häufig auf den mehr oder wenigen offenen oder subtilen Missbrauch durch die Mutter damals zurückzuführen ist, während der Vater abwesend war und auch als männliche Identifikationsfigur ausfiel (vgl. das Kapitel *Transgenerationale Weitergabe*, S. 113–123). Wenn er einmal Opfer gewesen war und es jetzt nötig hat, zum Täter zu werden, folgt er der Identifikation mit dem Aggressor, nach Anna Freud (1936) der Täteridentifikation, und dementsprechend fehlt in aller Regel ein Schuldbewusstsein oder auch nur ein Bedürfnis nach Veränderung, sodass ein Inzesttäter typischerweise zu einer Psychotherapie kaum motiviert ist. Oberflächlich gesehen ist er das Abbild eines patriarchalischen Mannes, der meint, alle Frauen der Familie gehörten ihm und müssten ihm zu Willen sein. Bei genauerer Betrachtung erscheinen aber nur etwa 15 Prozent dieser Männer brutal und rücksichtslos, indem sie körperliche Gewalt anwenden. Der überwiegende Teil macht den Eindruck eines abhängigen, sozial ängstlichen, ineffektiven Mannes; er ist alles andere als ein Patriarch« (Hirsch, 1987, S. 122). Inzest-Väter sind oft angepasste, in gesellschaftlichem Kontakt ängstliche Menschen, die *alle Bedürfnisse in der Familie* zu befriedigen suchen. Sie scheuen außereheliche sexuelle Kontakte, andererseits ist ihnen häufige sexuelle Aktivität zur Stärkung ihres Selbstgefühls wichtig. Solche Eindrücke entstammen der familiendynamischen Literatur, darüber hinaus noch am ehesten der Therapie der Töchter. Inzest-Väter sind im Allgemeinen nicht zu irgendeiner Therapie, das heißt zu einer Veränderung ihrer selbst und zu Selbstreflexion sowie Schuldanerkennung motiviert. Narzisstische, paranoide Charakterzüge sind häufig beschrieben worden.

> »Die Liebe der Tochter ist eine so bedingungslose Bestätigung des selbstunsicheren, fassadären, bedürftigen Vaters, der noch dazu die Mitte des Lebens erreicht oder sie überschritten hat, wie er sie sonst nicht mehr findet. Er braucht nicht zu befürchten, von der Tochter abgelehnt, kritisiert oder zurückgestoßen zu werden, denn die Tochter will ihn gar nicht anders haben, und beide kennen sich schon Jahre. Der Vater, der doch so auf Bestätigung angewiesen ist, braucht von der Tochter keine narzisstische Kränkung zu befürchten. Über die Tochter hat er darüber hinaus die Macht, die Stärke, die ihm sonst abhanden gekommen ist« (ebd., S. 128f.).

Das ganze Ausmaß seiner narzisstischen Wut und paranoiden Eifersucht zeigt sich besonders dann, wenn die Tochter schließlich zu Beginn der Adoleszenz in der Lage ist, dem Vater und seinen Übergriffen »nein« zu sagen. Szenen heftiger Eifersucht entstehen, wenn die Tochter altersentsprechend erste sexuelle Kontakte außerhalb der Familie knüpft, Selbstmordversuche und Zusammenbrüche des Vaters neben Drohungen und schweren Krankheiten kommen vor, die alle zeigen, was für ein abhängiger Mensch dieser Vater ist, dessen grenzenlose Bedürftigkeit ihn jede Rücksicht auf seelische und körperliche Grenzen des eigenen Kindes und auch die Grenzen zwischen den Generationen vergessen lässt.

Den Täter verstehen zu wollen bedeutet nicht, das unmäßige Unrecht an einem Kind, und das ist ja Inzest, durch eine Psychologisierung oder Pathologisierung entschuldigen oder verharmlosen zu wollen. Der Inzest-Vater ist nicht psychotisch und ist für sein Tun sowie für dessen zu fordernde Beendigung voll verantwortlich. Trotzdem ist das Ausmaß der Realitätsverkennung, der weitgehenden Verleugnung, dass es sich um die Tochter und nicht um eine Geliebte handelt, so groß, dass man wieder an das Phänomen der begrenzten ambulatorischen Psychose (Fliess, 1973) denken muss. Die Realitätsprüfung kann so geschwächt sein, dass der Vater mit wenigstens einem Selbstanteil die Tochter völlig mit der Ehefrau gleichsetzt. Einer Patientin Chasseguet-Smirgels (1988) wurde erzählt, sie habe im Alter von drei Jahren mit dem Vater im Bett liegend mit seinem Penis gespielt. Als die Mutter hereintrat und verwundert fragte, was er da mache, antwortete er ihr: »O, nichts, ich dachte, *du* wärst es!« Eine Patientin aus meiner Praxis lag als Adoleszente mit dem Vater am Sonntagmorgen im Bett; als die Mutter das Schlafzimmer betrat, schlug der Vater die Bettdecke zurück und sagte: »Guck mal, Babsi hat schon Schamhaare!« Da sagte die Mutter nichts als: »Ich geh' schon mal Kaffee kochen …« Eine andere Patientin hatte keinerlei Kontakt zu ihrem Vater seit dem zweiten Lebensjahr, da hatten sich die Eltern scheiden lassen. Als sie 16 Jahre alt war, machte sie ihn ausfindig und besuchte ihn in einer weit entfernten Stadt. Er war längst wieder verheiratet und hatte mehrere Kinder. Nach einigen Tagen kam er in ihr Zimmer und bedrängte sie, sie solle doch mit ihm schlafen, sie sei das Abbild ihrer Mutter, die er nie habe vergessen können. Er liebe sie, sie sei doch immer seine Tochter gewesen, sie würden doch trotz allem zusammengehören.

Wenn der Inzest-Vater die Tochter derart mit der Ehefrau verwechselt und an jene seine sexualisierten, das heißt aber besonders, seine narzisstischen Bedürfnisse richtet, liegt der Gedanke nahe, dass die Tochter an die Stelle der Ehefrau treten soll. Von der Ehefrau nach den ersten Jahren vielleicht enttäuscht, nicht mehr genügend bestätigt, wendet er sich der Tochter zu und *schafft sich selbst eine ideale jugendliche Frau*. Die narzisstische Phantasie, eine solche junge Braut heimzuführen (Cormier et al. 1962) und dadurch selbst zum Jüngling zu werden, entspricht einer dyadischen, idealisierten Mutter-Kind-Einheit und macht den Inzest-Vater unabhängig von äußerer narzisstischer Zufuhr. Er schafft sich also das Abbild einer idealen Mutter. Darüber hinaus ist es ja keine Angst machende Frau (»das Weib«), sondern die Tochter ist weit überwiegend ein vorpubertäres Mädchen, sodass die selbst geschaffene idealisierte Mutter-Figur gleichzeitig eine Nicht-Frau ist, von der eine symbiotische Bedrohung nicht zu erwarten ist.

Inzest-Täter – Opfer der Mutter

Über die Herkunftsfamilie des Inzest-Vaters sind nur spärliche oberflächliche Daten bekannt. Teils wird von einer Kombination von mütterlicher Kälte und Brutalität des Vaters gesprochen, teils verließ der Vater oder auch die Mutter die Familie in einem frühen Alter des späteren Inzest-Vaters. Übereinstimmend wird berichtet, dass der Vater keine Möglichkeit der männlichen Identifikation bot. In frühen Untersuchungen (Cavallin, 1966; Cormier, 1962; Weiner, 1962; Gutheil & Avery, 1977; um nur einige zu nennen) werden bei den späteren Tätern vielfältige Deprivations- und Trennungserfahrungen, Heimaufenthalte oder offen kalt zurückweisende Eltern gefunden. Man möchte nicht immer den Müttern die Schuld zuweisen, was natürlich in dieser direkten Form leicht, jedoch nicht legitim ist, aber immerhin entstehen im späteren Täter mütterliche Objektrepräsentanzen, also Bilder ihrer Mütter, die diese deprivierenden Eigenschaften enthalten. Früh schon (Weiner, 1962) wurde der inzestuöse Missbrauch an der Tochter als Rache an einer solchen inadäquaten Mutterfigur verstanden, denn die Tochter ist wiederum ein weibliches Wesen und ähnlich abhängig vom Täter wie dieser damals von seiner Mutter, nun sind aber die Machtverhältnisse umgekehrt – das Opfer der Mutter von damals ist nun der Mächtige, der sich *das* mit sexueller Gewalt nimmt, was er damals nicht bekommen konnte. Die in dieser Gewalt gebundene Aggression galt einmal der eigenen Mutter, an deren Stelle nun *perverserweise* die Tochter tritt. Ein narzisstisches Moment liegt darüber hinaus in der Phantasie, dass der Täter sich wie Pygmalion aus eigener Kraft eine junge, strahlende, übrigens nicht vollständig weibliche und dadurch nicht bedrohliche ideale Geliebte geschaffen hat, die ihm selbst Jugendlichkeit und eine phantasierte Unsterblichkeit verleiht. In gewisser Weise ist der Inzest-Vater also einem *Don Juan* ähnlich, der rastlos die ideale Frau ersehnt, die er sich in der Phantasie erschafft.

Die Frage wäre nun, warum ein solcher, narzisstisch abhängiger, von der eigenen Mutter ungetrennter Mann sich der *Sexualität* und sexueller Befriedigung bedient, um sein frühkindliches emotionales Defizit aufzufüllen. Es würde naheliegen, dass die Sexualisierung von Beziehungen in der Herkunftsfamilie des Inzest-Vaters eine determinierende Rolle spielt, da er ja die Beziehung zu seiner Tochter später sexualisiert, aber es konnte nur zu einem geringen Teil manifester sexueller Missbrauch festgestellt werden. Andererseits kann die Sexualisierung der Familienatmosphäre und besonders der Mutter-Sohn-Beziehung so subtil vor sich gehen, dass es keine Erinnerung gibt. Man kann annehmen, dass auch zwischen einer solchen abweisenden Mutter und ihrem Sohn damals eine Form mehr oder weniger latent inzestuös sexueller Beziehungsqualität existiert haben muss, eine Art phantasmatischer, latenter Mutter-Sohn-Inzest, in dem die Mutter das männliche Geschlecht ihres Sohnes wiederum ausbeuterisch für die eigene narzisstische Reparation und Aufwertung verwendet hat. Jedenfalls dürften die ins Auge fallenden Defekte des Inzest-Vaters, nämlich die Sexualisierung seiner unmäßigen narzisstischen Bedürfnisse und die Empathie-Störung, die ihm erlaubt, die Grenzen von Körperlichkeit und Sexualität eines Kindes ungerührt zu überschreiten, auf Defiziten positiver emotionaler Erfahrung sowie mehr oder weniger subtiler Sexualisierung der wichtigen Beziehungen in der frühen Kindheit beruhen. Damit würde sich ein Kreis schließen, wenn die Mutter ihr eigenes mangelndes Selbstgefühl (unbewusst) mit ihrem weiblichen Geschlecht begründet hätte. Wenn diese Dynamik subtil und latent abläuft, kann sie schlecht erinnert und in der Therapie verifiziert werden; manchmal aber kann man von einem entsprechendem manifesten Agieren Rückschlüsse ziehen und Bilder gewinnen für sonst nicht so sichtbare Verhaltensmotivationen.

Transgenerationale Weitergabe traumatisierender Gewalt[3]

Freud war am Ende des 19. Jahrhunderts dem Geheimnis der Hysterie auf der Spur. An die Stelle einer vermuteten Heredität setzte er die »Vaterätiologie«, das heißt den realen sexuellen Missbrauch, die »Verführung« eines Kindes durch einen nahen Verwandten, »öfter als man denkt« durch den eigenen Vater. Mit diesem Trauma – und ein solches Attentat ist immer ein extrem destruktiver Übergriff – und darüber hinaus mit einem Verrat, nämlich die Aufkündigung der Eltern-Kind-Beziehung, muss das Kind fertig werden. Es verdrängt, gibt sich die Schuld, hält sich selbst für schlecht, als wäre es selbst der Täter, um sich das Bild eines *noch immer genügend liebenden Vaters* zu erhalten. Solche Bewältigungsversuche haben den Preis der vielfältigen selbstdestruktiven Symptome, die auf der Internalisierung der Gewalt, der Introjektion und der Identifikation mit dem Aggressor beruhen, wie wir es von Ferenczi (1933; siehe weiter unten) gelernt haben.

Die traumatische Verführung kann sich auch zwischen Geschwistern ereignet haben, überlegt Freud, von denen aber regelmäßig wenigstens ein Geschwister vorher von Erwachsenen verführt worden war. »Der Grund zur Neurose würde demnach im Kindesalter immer von Seiten Erwachsener gelegt, und die Kinder selbst übertragen einander die Disposition, später an Hysterie zu erkranken« (Freud, 1896c, S. 445). Dadurch entsteht eine familiäre Häufung, in der aber »doch nur eine Pseudoheredität vorliegt und in Wirklichkeit eine Übertragung, eine Infektion in der Kindheit stattgefunden hat« (ebd.). Sexueller Missbrauch

---

3 Dieser Abschnitt geht auf meinen Beitrag *Perverse Väter – hysterische Töchter – perverse Enkel – Über transgenerationale Weitergabe traumatisierender Gewalt* (Hirsch, 2009) zurück, der hier überarbeitet und ergänzt wurde.

ist also ansteckend; der »Erreger« wird mittels Identifikation übertragen, und zwar durch Identifikation mit dem Aggressor, mit dem Täter, mit seiner Tat, und zwar in verschiedenen Formen. Das Resultat ist das traumatische Introjekt, wie wir heute sagen, ein unassimilierter Fremdkörper im Selbst, der wie ein Tumor oder ein Virus, wie ein fremdes Programm von innen Symptome verursacht, die der Gewalt, die einmal außen war, entspricht (vgl. Hirsch, 2001). Später wird Freud – da er die Verführungstheorie aufgegeben hat und sie durch den *inneren* Konflikt mit der eigenen Triebhaftigkeit ersetzt, der »inneren Verführung« (Bokanowski, 2005, S. 13), dem Ödipuskomplex des Kindes also – wieder Heredität und Konstitution bemühen müssen, um zu erklären, warum nicht alle Menschen, da sie doch alle eine ödipale Dynamik in sich tragen, an hysterischen oder anderen neurotischen Symptomen erkranken.

Für die Borderline-Persönlichkeitsstörung hat es seit dem Aufgeben der Verführungstheorie exakt 100 Jahre gedauert, bis Kernberg, der sich am allermeisten um die Aufdeckung der Psychodynamik und der charakteristischen Abwehrmechanismen, auch um die Klassifizierung in die vielen Unterformen sowie um die Beschreibung therapeutischer Strategien verdient gemacht hat, zugestehen konnte, dass an der Wurzel dieser Persönlichkeitsstörungen reale Traumatisierung, insbesondere sexueller Missbrauch, wenigstens als *ein* pathogenetischer Faktor stünde. Bis zu seinem legendären Vortrag bei den »Lindauer Psychotherapiewochen« 1997 war für Kernberg (1999) der Motor der Störung eine konstitutionell übermäßig starke Aggressivität, mit der der Borderline-Erkrankte und seine Umgebung fertig werden mussten. Inzwischen ist ein anderes Problem entstanden, nämlich das der Kurzschlussdiagnostik: Das Symptom der Selbstbeschädigung bei jungen Patientinnen führt automatisch zur Borderline-Diagnose, und automatisch wird ein dahinterliegender sexueller Missbrauch angenommen.

Die Vorstellung der Infektion mit dem inzestuösen oder anders traumatischen »Virus« erklärt leicht eine Weitergabe sexuellen Missbrauchs und anderer traumatischer Einwirkungen in einer Art Familientradition an die folgenden Generationen. Häufig sind die Eltern von Opfern sexuellen Missbrauchs innerhalb und außerhalb der Familie selbst Opfer von sexuellen Übergriffen geworden, die besonders die Entwicklung ihrer Fähigkeit, reife sexuelle Beziehungen aufzubauen und ihre Kinder später genügend gut schützen zu können, geschwächt haben kann (z.B. Finkelhor, 1986). Faller (1989) hat 154 Familien, in denen inzestuöser Missbrauch vorgekommen war, untersucht und fand bei mehr als einem Drittel der Täter und ca. der Hälfte der Mütter sexuelle Missbrauchserfahrungen in der eigenen Kindheit. Sehr häufig sind auch Geschwister »infiziert«, also *identifiziert*, sei es, dass sie selbst missbraucht worden waren oder aber dass sie, den Täter imitierend, das Opfer des Vaters wiederum zum Opfer machen – sehr häufig sind es ältere Brüder, die die Schwester missbrauchen, ohne selbst direkt missbraucht worden zu sein. Auch am Großvater-Enkelin-Inzest sind häufig drei Generationen beteiligt: In den meisten Fällen ist der missbrauchende Großvater der Großvater mütterlicherseits (Hirsch, 1987); und entweder ist die Mutter von ihrem Vater damals bereits missbraucht worden – so identifiziert kann sie ihr Kind nicht schützen, sie verleugnet und übersieht die Anzeichen und Symptome, kann sich in das stumme Leid des Kindes nicht einfühlen – oder ist derartig mit dem autoritären, egozentrisch-narzisstischen Charakter des Vaters identifiziert, dass sie am Missbrauch nichts Schützenswertes finden kann.

Ein extremes Beispiel soll das illustrieren: Eine sehr übergewichtige Patientin sucht Hilfe in einer psychosomatischen Klinik wegen einer Depression. Sie lebt mit einem Mann zusammen, und die Patientin führt ihre Depression darauf zurück, dass die Ex-Frau ihres Freundes diesem (und ihr) das siebenjährige Kind nicht überlassen will, obwohl diese Frau als Mutter völlig ungeeignet sei und sie selbst die viel bessere Mutter wäre! Ihre Lebensgeschichte ist überschattet vom sexuellen Missbrauch durch ihren Vater vom zweiten Lebensjahr an, der erst aufhörte, als sie im Alter von elf Jahren schwanger wurde. Erst später erfuhr sie, dass ihr Vater gar nicht ihr leiblicher Vater war, sondern ihr Großvater väterlicherseits sie gezeugt hatte, der mit seiner Schwiegertochter, der Mutter der Patientin also, ein lange andauerndes sexuelles Verhältnis hatte. Der Großvater hat also die Generationenschranken missachtet, die Mutter hat kollaboriert und sich nicht abgegrenzt, der Vater hat seinen Vater gewähren lassen und in Identifikation mit ihm die eigene Tochter missbraucht und schließlich ebenso geschwängert wie sein Vater seine Frau. Und auch die Patientin agiert missbräuchlich in die nächste Generation hinein, wenn sie die bessere Mutter eines fremden Kindes sein will, wie sie ihrem Vater auch in gewisser Weise fremd war. Wahrscheinlich erlebte sie in der Ex-Frau des Freundes die eigene Mutter wieder, die sie nicht geschützt hatte, und wollte das Kind vor ihr retten, eigentlich sich selbst retten.

In manchen Fällen ändert sich das Erscheinungsbild der über die Generationen tradierten Gewalt: Die Sozialpsychologin Goodwin (Goodwin et al. 1982) befragte zufällig ausgewählte Mütter einer Gemeinde nach Inzesterfahrungen in der Kindheit und fand in dieser Gruppe drei Prozent, die berichteten, in der Kindheit sexuell missbraucht worden zu sein. Dann befragte sie die Mütter, die sich an eine Beratungsstelle gewandt hatten, weil sie ihre eigenen Kinder impulsartig körperlich, aber nicht sexuell, misshandelt hatten; in dieser Gruppe berichteten 24 Prozent von eigenen inzestuösen Missbrauchserfahrungen.

Der Mangel an Empathie einer selbst missbrauchten Mutter für die missbrauchte Tochter kann sich in drei Formen äußern: Entweder ist das, was sie sehen könnte und über das sie sozusagen haarscharf hinweggeblickt, ohne es zu sehen, nicht in ihr Bewusstsein gedrungen. In einer zweiten Form sieht sie es zwar, aber sie entwickelt eine merkwürdige Solidarität der unterdrückten Frauen, in die sie ihre Tochter stillschweigend mit einbezieht. Diese Solidarität ist nicht etwa ein Bündnis von Mutter und Tochter *gegen* einen männlichen Gegner, der gemeinsam besser bekämpft werden könnte, sondern eine bestätigende Zustimmung, dass die Verhältnisse nun einmal so seien und man als Frau gegen die Männer und ihre Sexualität doch nichts tun könne. In dieser Identifikation mit dem Aggressor ist die Mutter im Grunde konform mit der seit Generationen weitergegebenen Meinung, das männliche sei das überlegene Geschlecht, und Frauen als Angehörige des minderwertigen hätten sich ihnen und ihren (auch sexuellen) Bedürfnissen unterzuordnen. Darin liegt etwas merkwürdig Bestätigendes, als wolle die Mutter die Tochter zwar trösten, aber gleichzeitig sagen, dass es nun einmal so sei, und man daran nichts ändern könne. Solche Mütter sagen, wenn die Tochter zaghaft voller Angst und Scham vom Missbrauch berichten will: »Was hast du, das macht er doch bei jeder « oder: »Jetzt weißt du, wie sie sind; Männer sind nun mal so.« Eine dritte Form ist die Äußerung unverhohlener Eifersucht, als wäre die Tochter (schließlich ein Kind!) die schuldig Verführende, der Vater das Opfer und damit die Tochter die aktive Rivalin der Mutter (Hirsch, 1987, S. 141f.). Und so wird eine Mutter, die wissen müsste, was im Keller zwischen Vater und Tochter geschieht, schon einmal zur Tochter sagen: »Geh' mal in den Keller, Vati helfen …«

Ein weiterer Faktor, der eine transgenerationale Weitergabe begünstigt, liegt darin, dass sich die Mutter aufgrund ihres eigenen Introjekts und der Identifikation mit ihm unbewusst einen Partner gesucht hat, der dem damaligen Täter entspricht, also einen potenziellen Missbraucher, sodass es wieder zum Missbrauch in der nächsten Generation kommt.

Manchmal wird das Inzestgeschehen über die Generationen abgemildert, wie es sich ja auch in körperliche Misshandlung gewandelt haben kann, wie wir gesehen haben. Ein manifester Missbrauch wird so vielleicht in der nächsten Generation zum latenten Inzest, das heißt, die einst selbst missbrauchte Mutter kann nicht verhindern, dass in der Familie durch ständige obszöne verbale und voyeuristische Aktionen durch den Vater eine sexualisierte Verfolgung der Tochter entsteht, während sie einen manifesten Missbrauch dann doch aufgrund der eigenen Erfahrung verhindern würde. Aber auch der umgekehrte Weg ist denkbar, dass eine Mutter ihr Kind vor dem inzestuösen Missbrauch deshalb nicht schützen kann, weil sie selbst in einer sexualisierten Familienatmosphäre aufgewachsen ist und so die Zeichen der Handlungen ihres Partners und ihrer Folgen beim Kind nicht interpretieren kann.

Einen großen Bereich der intrafamiliären Traumatisierung habe ich bisher nicht berücksichtigt: den der frühen emotionalen Deprivation, der im präverbalen Lebensalter die größten Schäden anrichtet. Für die transgenerationale Weitergabe sexueller Traumatisierung ist diese emotionale Unterversorgung, meist auch begründet durch das Nicht-willkommen-Sein eines Kindes, in zweifacher Weise relevant: Entweder erleidet ein späterer Täter ein derartiges emotionales Defizit und wird dadurch zum Inzesttäter an seinen Kindern, dass er den emotionalen Mangel auf sexualisierte Weise, durch die Erzwingung sexueller Zuwendung, verbunden mit Machtausübung gegen Schwächere und Abhängige zu kompensieren sucht. Oder aber das Opfer ist ein nicht willkommenes, emotional unterversorgtes Kind, welches nun in einem tragischen Missverständnis meint, der Täter, etwa der weiche, narzisstische Vater, würde ihm die fehlende Mütterlichkeit geben, während er es brutal für die eigene sexuelle Befriedigung ausbeutet.

Es ist interessant, dass die ersten familiendynamischen Untersuchungen (abgesehen von ganz frühen psychoanalytischen Familienstudien wie von Flügel, 1921) an Inzestfamilien nicht aus Interesse an den Familien vorgenommen wurden, sondern aus einem anthropologischen Interesse für das Phänomen Inzest (z. B. Kaufman, Peck & Tagiuri, 1954; Lustig et al., 1966; Machotka et al., 1967). Kaufman und Mitarbeiter hatten bereits in den 1950er Jahren ein Drei-Generationen-Modell der Inzestfamilie aufgestellt: emotional kalte, abweisende Großeltern, ihr Sohn, der das emotionale Defizit später durch den sexuellen Missbrauch seiner Tochter zu kompensieren sucht, und die missbrauchte Tochter selbst. Man könnte eine weitere Generation anfügen, wenn man annimmt, dass diese Tochter später ihre eigenen Kinder vor weiterem Missbrauch nicht schützen kann (Goodwin et al. 1982). Für die Weitergabe von sexuellen Missbrauchserfahrungen auf subtilen Kanälen an die nächste Generation lässt sich vor allem die Sexualisierung der Familienatmosphäre heranziehen sowie das, was ich latenter Inzest (Hirsch, 1993) genannt habe (vgl. das Kapitel *Die Dynamik des Inzest-Vaters,* S. 109–112). Einigen Familienforschern der 1950er Jahre (Weiss et al,. 1955; Litin et al., 1956; Heims & Kaufman, 1963) ist eine solche sexualisierte Familienstruktur aufgefallen, auch ohne dass es zu realen Übergriffen gekommen war – die aber gleichwohl eine zerstörerische Wirkung auf die Kinder hatten. Die sichtbaren Symptome sind Verwendung von obszönen Redewendungen, ständiges voyeuristisches Verfolgen, anzügliche Bemerkungen über den sich entwickelnden Körper des Mädchens, Verächtlichmachen des Bedürfnisses, Grenzen von Intimität und Privatheit aufrechtzuerhalten, Entwertung des weiblichen Körpers etc. Derartige Erfahrungen in der Kindheit prädestinieren dazu, später mit überdurchschnittlicher Wahrscheinlichkeit Opfer von sexueller Gewalt zu werden (Weiss et al. 1955). Um auch einmal über den Bereich des Vater-Tochter-Inzests hinauszugehen: Solche Sexualisierungen kommen durchaus häufig zwischen Mutter und Sohn, sogar Mutter und Tochter vor – das ist ja eigentlich das Kernthema dieses Buches.

Identifikation mit dem Aggressor als Mechanismus der transgenerationalen Weitergabe

Bei der Betrachtung der Dynamik des Inzest-Vaters haben wir schon die transgenerationale Verkettung von ausbeuterischen, sexualisierten Beziehungsqualitäten geschildert. Emotionale Mangelerfahrung und sexualisierte Mutter-Sohn-Beziehung werden im späteren Täter eine Art Programm installiert haben, dem er in der Identifikation mit dem Aggressor folgt, wenn er seinem Kind sexuelle Gewalt antut (damals war auch er ein Kind und Opfer einer Form der Gewalt). Ich habe schon erwähnt, dass die »Infektion«, mit der Beziehungserfahrungen über die Generationen tradiert werden, die *Identifikation* ist – im Falle der traumatisierenden Erfahrungen – die Identifikation mit dem Aggressor. Deshalb gebe ich hier einen kurzen Überblick über Ferenczis (1933) geniale Entdeckung der *Internalisierung der Gewalt*, und zwar durch Implantation durch den Täter, Introjektion durch das Opfer als Abwehrmaßnahme und dann, als weiterer Abwehrschritt, die Identifikation mit dem Aggressor, und zwar in zwei grundlegenden Formen: der primären »weiblich«-masochistischen und der sekundären »männlich«-sadistischen Identifikation (Hirsch, 1996a). Ferenczis erster Gedanke: Das Opfer ist paralysiert, kann sich nicht wehren, im Falle familiärer Gewalt ist es verwirrt; das ist die *Sprachverwirrung zwischen den Erwachsenen und dem Kind*, die Verwirrung über den Begriff der Liebe. Das Kind erwartet kindgerechte Zärtlichkeit des Erwachsenen, wird aber brutal von dessen Erwachsenensexualität überfallen. Darüber hinaus gibt es keinen Zeugen; was da geschieht, wird ihm nicht bestätigt, das Kind ist verwirrt über die Wirklichkeit, und in den typischen Inzestfamilien fällt der jeweils andere Elternteil als triangulierender Dritter aus, beim Vater-Tochter-Inzest also die Mutter, die, wie gesagt, haarscharf darüber hinwegsieht, wissend nicht-wissend. Ferenczis Kerngedanke ist, dass sich das Kind durch die Identifikation mit dem Aggressor, das heißt durch die Unterwerfung unter das Gewaltsystem, auch durch die Anerkennung seiner Berechtigung und die Übernahme der Schuld des Täters, die lebensnotwendig benötigte und genügend gute Beziehung zum Täter erhält. Die *Vorstellung* vom Täter ist nun nicht so schlecht, er bleibt ein immer noch guter Vater, aber er muss es tun, kann es auch mit diesem Kind tun, denn dieses ist seit jeher schlecht, nichts wert, hat nichts anderes verdient! Die masochistische Identifikation erzeugt Selbst- und Objektrepräsentanzen, die dem Opfer die Schuld geben, von der der Täter entlastet wird. Durch die Introjektion der Gewalt entsteht ein traumatisches Introjekt, das nicht wie freundliche Über-Ich-Inhalte assimiliert werden kann, von dem man sich aber auch nicht trennen kann (das würde die Aufdeckung der Beziehungswirklichkeit zwischen Täter und Opfer bedeuten, die Aufdeckung der Wirklichkeit der Gewalttat und damit sozusagen eine Tötung des »Vaters«). Dieses Introjekt wirkt deshalb wie ein verfolgendes feindliches Über-Ich, wie ein maligner Fremdkörper im Selbst und verursacht die Symptomatik und immer Schuldgefühle und Selbstwerterniedrigung. Schon Freud (1914g) sprach vom Fremdkörper als Residuum eines Traumas, später (1939a), nachdem er den späten Ferenczi, ohne ihn zu nennen, zum Teil anerkannt hatte, spricht er vom »Staat im Staat«, einem Gebilde, das posttraumatisch entstanden ist und über welches das Ich keine Macht hat.

Noch einmal zu den zwei Formen der Identifikation mit dem Aggressor: Die primäre, unterwerfende Form ist die typische Reaktion des weiblichen Inzestopfers, das dem Täter die Schuld nimmt und sich entwertet, das eine zähe Opferidentität erworben hat, durch die es lebenslang prädestiniert ist, im Wiederholungszwang Opfer zu bleiben. Der männliche Jugendliche (und auch der Missbrauchstäter) dagegen hat sozusagen keine Lust, Opfer zu bleiben; der Skinhead imitiert lieber den Täter durch sekundäre Identifikation, ihm haben die Prügel seiner Meinung nach nicht geschadet, er findet wieder andere Opfer und Schwächere und legt sich in der imitativen Identifikation dieselbe Macht zu, unter der er einmal gelitten hat. Und natürlich beruhen die Bewältigungsversuche, die die Domäne der Männer sind, die einmal Opfer waren und die uns in diesem Buch besonders beschäftigen, allesamt auf einer Täter-Opfer-Umkehr: Nicht mehr Opfer, stattdessen *Don Juan* oder Inzest-Vater sein zu wollen; die sexuelle Perversion enthält die unbedingte Notwendigkeit, die Macht über das Objekt zu behalten.

Im Zusammenhang mit unserem Thema der transgenerationalen Transmission gibt es neben der unterwerfenden und der imitierenden Identifikation noch einen anderen Weg der Perpetuierung: Die unbewusste Weitergabe der introjizierten Gewalt auf die eine oder andere Weise an das eigene Kind, an die nächste Generation, sodass den Kindern ein transgenerationales Introjekt, wie ich es nennen möchte, eingepflanzt wird. Auch wenn das Opfer bewusst alles tun möchte, um die Kinder zu schützen, ist es doch nicht Herr über weite Teile seines Selbst, denn das Selbst ist gespalten – auch das ist eine Entdeckung Ferenczis – und betrifft natürlich die Patienten, die wir heute Borderline-Persönlichkeitsstörungen nennen, gespalten in einen funktionierenden Ich-Anteil und einen dem Trauma entsprechenden, der mehr im Untergrund wirkt und das ganze Ausmaß der ursprünglichen Aggressivität und die unbewusste, unterwerfende Identifikation enthält. Diese auf das Kind, besonders das Mädchen, projiziert, würde bedeuten: »Du sollst es auch nicht besser haben, was bildest du dir ein!« Die Projektion der Aggression auf die Kinder wird wohl auch durch so etwas wie Neid begünstigt – Neid auf die kreative Lebendigkeit des durchschnittlichen Kindes im Vergleich zum traumatisierten, zerstörten Selbst des Elternteils, das einmal Opfer gewesen war. So kann man begreifen, dass Überlebende des KZ-Terrors impulsartig ihre durchschnittlich lebendigen Kinder anschreien mit den Worten: »Du kleiner Hitler!« (Bergmann, 1995, S. 342); und ein solcher Ausbruch ist nur die sichtbare Spitze des Eisbergs von immer wiederholten, unbewussten Botschaften der Eltern an das Kind. Hat eine Mutter oder ein Vater einmal extremen Hunger leiden müssen, wird es später sein Wohlstandskind mit einem gewissen Terror zwingen, den Teller leer zu essen: »Du weißt ja nicht, was Hunger ist!« Es ist klar geworden, dass die transgenerationale Weitergabe immer auf der einen oder anderen Form der Identifikation (mit dem Aggressor) beruht.

Freud: Generationenfolge hysterische Mutter – perverser (Missbrauchs-)Vater – hysterische Tochter

Bisher haben wir über die Weitergabe von traumatischen, insbesondere Missbrauchserfahrungen an die nächste Generation gesprochen. Dabei war das Ergebnis gleichsinnig: Es wurde perpetuiert, was als ursprüngliches Trauma implantiert worden war, und das bei beiden Formen der Identifikation. Die masochistische Form lässt das Opfer immer wieder zum Opfer werden; die sekundäre, sadistische, schafft sich neue ähnliche Opfer. Freud hat aber nicht nur diese Art der »Infektion« entdeckt, die wir heute dank Ferenczi auf das Wirken des traumatischen Introjekts zurückführen können, ihm ist auch in den *Anfängen der Psychoanalyse*, im Briefwechsel mit Fließ (Freud, 1985, S. 223), eine Generationenfolge aufgefallen, in der die Psychodynamik und die Symptomatik sich je nach Geschlecht innerhalb der Generationenfolge *ändern*. Freud führt die Hysterie auf vorzeitige, missbräuchliche Sexualerlebnisse zurück, die »Perversion« des Inzest-Vaters bedingt die Hysterie der Tochter: »Es stellt sich also ein Generationswechsel heraus […]: Die Hysterie [ist] eigentlich also nicht abgelehnte Sexualität, sondern besser *abgelehnte Perversion.*« Dieser Satz ist erklärungsbedürftig; Freud meint mit Perversion die Perversion *des Inzestvaters*, und die eigene Tochter zu vergewaltigen, kann man mit Recht als Perversion bezeichnen. Die Hysterica wehrt also nicht einfach Sexualität ab, sondern die sexuelle Gewalt des Vaters. Freud formuliert diesen Satz im Zusammenhang mit seiner Hypothese, dass verschiedene Formen psychischer Krankheit (Hysterie, Zwangskrankheit und Paranoia) allesamt auf realen sexuellen Missbrauch zurückzuführen seien, jedoch zu verschiedenen Zeitpunkten. Interessanterweise würde Freud zufolge der Missbrauch, der zu einer Psychose beiträgt, zu einem sehr frühen Zeitpunkt stattgefunden haben: »Bedingung der Psychose anstatt der Neurose […] scheint zu sein, dass sexueller Missbrauch vor dem ersten intellektuellen Termin, also vor Fertigstellung des psychischen Apparates in seiner ersten Form stattfindet (vor eineinviertel bis eineinhalb Jahren).« Eine geniale Idee übrigens, die ich aus meiner klinischen Erfahrung nur bestätigen kann: An sich finde ich es erstaunlich, dass die double-bind-artige, verrücktmachende Inzestdynamik (»Ich weiß, dass ich dir weh tue, aber ich tue es aus Liebe zu dir …«; vgl. Hirsch, 2015b) nicht viel öfter zur Psychose führt; wenn sie es aber tut, fand der Missbrauch in sehr früher Kindheit statt.

Einen Zeitpunkt für die sogenannte Perversion nennt Freud nicht, jedenfalls würde die Perversion des Vaters ebenfalls auf einen subtilen sexuellen Missbrauch durch seine Mutter zurückzuführen sein. Da Freud sich einen Generationenwechsel vorstellt, folgt auf einen wie auch immer gearteten Missbrauch durch die hysterische Mutter, die ihrerseits von einem perversen Vater missbraucht worden war, wieder ein Missbrauch der Tochter in der folgenden Generation. Freud hat viele geniale Ideen kurz gestreift, die er dann nicht weiterentwickelt hat, die übrigens nach meinem Eindruck oft über eine individuelle Psychologie hinausgehen und mit einer sich abzeichnenden Objektbeziehungstheorie zusammenhängen – ich denke an das unbewusste entlehnte Schuldgefühl (1923b), an die Objektdimensionen pathologischer Trauer in *Trauer und Melancholie*

(1916-17g), auch hat er die Psychoanalyse des Körpers nicht über das Jahr 1923 hinaus weiterentwickelt.

Mit Estela Welldon (1988) kehren wir zurück zur Weitergabe *gleichsinniger* Traumatisierung. Freud konzipierte mit dem Generationenwechsel einen Symptomwechsel: Hysterie der Mutter – Perversion des Sohnes – Hysterie seiner Tochter später. Das wichtige Buch von Welldon handelt von den *Perversionen der Frau*, so der deutsche Titel (Originaltitel: *Mother, Madonna, Whore*). Die These der Autorin in unserem Zusammenhang ist nun nicht, dass die Hysterie der Mutter die Perversion des Sohnes, sondern dass die *Perversion der Mutter* die Perversion des Sohnes (auch der Tochter) erzeugt.

> »Während das [perverse] Verhalten des Mannes auf ein äußeres Partialobjekt abzielt, ist das perverse Verhalten einer Frau gewöhnlich gegen sie selbst gerichtet, entweder gegen ihren Körper oder gegen ein Objekt, das sie als von sich selbst erschaffen betrachtet: ihr Kind. Sowohl der Körper als auch das Kind werden wie Partialobjekte behandelt« (Welldon, 1988, S. 22).

Welldon meint, dass »die perverse Person« (also Mann oder auch Frau) das Gefühl hat, keine vollständige Person mit einer eigenen Identität zu sein, vielmehr ein Partialobjekt ihrer Mutter, und sie gestaltet Beziehungen genau wie die Beziehung der Mutter zu ihr, als sie klein war. Entweder war sie unerwünscht und wurde nicht beachtet – ich würde ergänzen, besonders als Mädchen wegen ihres Geschlechts –, »oder aber [wurde gezwungen,] ein sehr wichtiger, doch kaum identifizierbarer Teil des Lebens der Eltern (gewöhnlich der Mutter) zu sein« (ebd.). Wieder würde ich ergänzen, dass besonders der Junge zu einem »wichtigen Teil« der Mutter wird, oder eher noch sein Geschlecht im doppelten Sinne: das männliche Geschlecht des Sohnes und sein Geschlechtsorgan, das die Mutter vereinnahmt und besetzt, als wäre es ein Teil von ihr selbst. Und Welldon zufolge entsteht neben der (Identitäts-)Verunsicherung ein immenser Hass auf die Pflegeperson (Mutter), von der das Kind aber total abhängig ist. Später – als Mutter – wird die Tochter ihr Kind ebenso entpersönlicht für eigene Zwecke verwenden, auch als Rache für die eigene Mutter-Erfahrung. Ist es ein Sohn, wird er wiederum ähnlich perverse Objektbeziehungen herstellen – zum Beispiel als Inzest-Vater sich letztlich an der Mutter rächen, indem er einem *weiblichen* Kind, seiner Tochter, sexualisierte Gewalt antut (s.o.; vgl. Hirsch, 1987, S. 124). Anders als bei Freud (Hysterie – Perversion – Hysterie) stellt sich die Generationenfolge so dar: Perversion der Mutter – Perversion der Tochter bzw. des Sohnes – wiederum Perversion.

Lösung des scheinbaren Widerspruchs

Beide scheinbar widersprüchlichen Konzepte sind leicht vereinbar, wenn man die verschiedenen Formen der Identifikation mit dem Aggressor heranzieht. Die Hysterika »wählt« die unterwerfende Identifikation, sie bleibt passiv, fügt sich in die Opferrolle und delegiert die Rebellion, den Protest gegen den Missbrauch, aber auch die (kryptische) Mitteilung an die Umwelt an ihren hysterisch reagierenden Körper. Außerdem wird sie die Beziehung zu ihrem Sohn unbewusst auf subtile Weise sexualisieren, wie es sich Freud bereits vorgestellt haben wird. Die andere, imitierende Form der Identifikation mit dem Aggressor führt zur Wiederholung des Gleichen, das Opfer wird zum Täter, »macht« ein neues Opfer pervers, wie es ihm selbst geschehen ist.

Freud hatte die Idee der psychischen Infektion am Beispiel des Geschwisterinzests entwickelt, an dessen Anfang der Missbrauch durch einen Erwachsenen stand. Heredität und Konstitution muss man nicht bemühen, wenn man sich vorstellt, dass diese »Infektionswege« auch von Generation zu Generation denkbar und beobachtbar sind. Die Metapher der Infektion ist auch deshalb überzeugend, weil Infektionen auch ein *latentes* Krankheitspotenzial im Infizierten bewirken können – man denke an die jahrelange HIV-Infektion, die erst verzögert zum Ausbruch der Aids-Erkrankung führt. Der Träger des Krankheitspotenzials im Falle der psychischen Infektion ist das traumatische Introjekt, das seine destruktive Wirkung in vier verschiedene Richtungen entfalten kann: Erstens durch die primäre Identifikation (Opferidentifikation) autodestruktiv, als verlängerter Arm des Täters sozusagen. Zweitens durch die sekundäre, imitative, Ich-syntone Identifikation (Täteridentifikation) in Form von Aggression gegen wiederum Schwächere. Drittens als Impulsdurchbruch, unkontrolliert und, weil Ich-dyston, schamerzeugend, und schließlich viertens als transgenerationale Transmission in die nächsten Generationen. Bis ins dritte und vierte Glied seien die Folgen von schweren Traumata wirksam, spricht der eifrige bzw. eifernde Gott (2. Mose 20,5), aber – Gott sei Dank – von Generation zu Generation abgeschwächt. Und, was uns hoffen lässt: Es gibt den Automatismus nicht, die selbst erlittenen Traumata eins zu eins an die eigenen Kinder weitergeben zu müssen. Es gibt Eltern, die als Kinder schwer misshandelt wurden, aber die Aggressivität gegeneinander richten können, sich aggressiv auseinandersetzen, und nicht gezwungen sind, die Hand wiederum gegen die eigenen Kinder zu erheben. Und es gibt die Mutter, die, als Kind sexuell missbraucht, wie eine Löwenmutter wacht, wenn ein Mann ihren Kindern in entsprechender Absicht zu nahe kommt.

Prostitution

Die Dynamik der Prostitution ist ein Paradebeispiel für die Bildung einer Dreieckskonstruktion: Die Prostituierte, der Freier und der Zuhälter stellen die miteinander verbundenen Eckpunkte eines Dreiecks dar. Die jeweiligen Akteure in diesen Dreiecksverhältnissen werden den jeweils anderen Beteiligten gewisse Funktionen zuteilen bzw. mit ihnen gewisse Vorstellungen und – unbewusste – Phantasien verbinden, so wie sie auch sich selbst jeweils in spezifischer Weise sehen werden. Dabei kommen Dimensionen von – natürlich – entpersönlichter Sexualität, Macht, Abhängigkeit, vor allem auch von illusionärer Realitätsverkennung ins Spiel. Ebenso werden die verschiedenen Selbst- und Objektbilder beherrscht sein von wechselnden, oszillierenden Teilobjektaspekten: nur gut – nur böse.

Das Phänomen der Prostitution (»das älteste Gewerbe der Welt«; seit Menschengedenken scheint es zum Mensch-Sein zu gehören) zieht Blicke der Faszination auf sich, ebenso wie es meist moralisch begründeten Abscheu erregt. Vielleicht liegt es an der unheimlichen Verbindung von Sexualität und Geld, Macht und Abhängigkeit, Inszenierung von wechselnden Täter-Opfer-Beziehungen, sicher auch an der Überschneidung von bürgerlicher und Halbwelt bzw. Kriminalität. Allerdings ist es unbedingt notwendig, zwischen mit Gewalt erzwungener Prostitution und freiwilliger, selbstbestimmter Ausübung eines wenn auch ungewöhnlichen Berufes zu unterscheiden. Darauf weist Zielcke (2013) hin, der moralische oder feministische Eindeutigkeit – Prostitution sei immer männliche Gewalt über die Frau – nicht gelten lässt:

> »Zu bedeutungsvoll sind die Kontraste zwischen brutalen Menschenhändler- und Zuhälterpraktiken auf der einen Seite und der Situation von teilzeit-arbeitenden

> Escort-Damen oder ›Sexarbeiterinnen‹, die dem Geschäft aus eigenem Antrieb und auf mehr oder weniger zivile Weise nachgehen, auf der anderen Seite.«

Der Autor zitiert Alice Schwarzer: Die Prostituierte würde in Wahrheit nicht Sexualität, sondern ihre Würde verkaufen und der Käufer, ihr Kunde, kaufe nicht Sexualität, sondern Macht – die Macht über einen anderen Menschen. Zielcke zufolge würde das aber den »Kern der Freiheitsfrage« berühren: »Darf die Frau selbst über ihre Würde verfügen? Ist das nicht sogar der Ausdruck ihrer Autonomie? Oder hat die Gesellschaft das Recht, ihr eine solche Verfügung zu untersagen?« (ebd.) Auch in der Veröffentlichung des Prostituierten-Projekts *Hydra* (1988, S. 12) findet sich eine ähnliche Differenzierung:

> »Ebenso wie es die Prostituierte als ›Opfer‹ gibt, so gibt es auch die Prostituierte als selbstbewusste, emanzipierte Frau, und diese ist es, die vielen Frauen Schwierigkeiten bereitet, indem sie die ihr zugedachte Rolle als Opfer abweist, ja sogar widerlegt. Doch auch sie ist Opfer. Sie trifft die geballte Verachtung aller ›anständigen‹ Frauen, weil sie offen gegen eines der stärksten gesellschaftlichen Tabus in Bezug auf Sexualität und Rollenverhalten verstößt.«

Wenn hier die Psychodynamik und die interpersonelle Dynamik der an der Prostitution Beteiligten unter psychoanalytischen Gesichtspunkten untersucht werden soll, kann es sich ja nur um Verhältnisse handeln, in denen die Individuen aus innerem Antrieb und nicht durch äußeren Zwang eine der genannten Rollen ergriffen haben. Selten genug suchen Prostituierte therapeutische Hilfe, selten auch Männer, die häufig oder gelegentlich Prostituierte aufsuchen – und Zuhälter werden schon gar nicht jemals in der Lage sein, sich einer selbstreflexiven, introspektiven Therapie zu unterziehen. Eine Ausnahme aber ist Andreas Marquardt, der mit seinem Buch *Härte* (2007) schonungslos seine Karriere als Opfer langjährigen brutalen Mutter-Sohn-Inzests, als ebenso brutaler Zuhälter, Krimineller, Kampfsportler und schließlich –, nach einer in der Haft möglichen langen Psychotherapie –, als erfolgreicher Kampfsport-Lehrer beschrieben hat.

Aus den langen Jahren meiner psychotherapeutischen Praxis sind mir vier Frauen in Erinnerung geblieben, die als Prostituierte tätig waren. Eine junge Frau bezeichnete sich als Callgirl und erweiterte meine sehr begrenzten Kenntnisse auf diesem Gebiet durch die Schilderungen ihrer Begegnungen mit vielen Geschäftsleuten, die (damals) 400 Mark auf den Nachttisch legten, nur um dann auf der Bettkante sitzend eine Stunde von ihren Sorgen und Eheproblemen zu reden und an Sex gar nicht mehr dachten. Ähnlich auch bei Fichte (1972, S. 147):

> »Meistens unterhalte ich mich erstmal eine Zeit lang mit denen, dann sind sie irgendwie nicht beeindruckt, aber sie finden mich ganz gut und ganz witzig, und dann geht man über das Ganze hinweg, das ist mir gestern dreimal passiert. Ich hatte gestern drei Gäste, mit keinem der drei Gäste habe ich irgendwie intime Beziehung gehabt. [...] Mein letzter Gast war ein sehr, sehr netter Mann, also mit dem ich mich nur unterhalten habe, der war knapp eine Stunde da und hat 100 Mark bezahlt.«

Auch Welldon (1988, S. 135) hatte eine Patientin, die sehr stolz war, die Männer mit ihren Geschichten zu faszinieren:

> »Durch ihre Intelligenz, ihre außerordentliche sprachliche Gewandtheit und durch ihre kommunikativen Fähigkeiten [...] war sie darüber hinaus imstande, ihrer Arbeit eine zusätzliche Dimension zu verleihen. Sie entwickelte eine derartige Fertigkeit als Geschichtenerzählerin, dass sie manchmal das Geld ihrer Freier einstecken konnte, ohne dass diese je auf den Gedanken gekommen wären, ihren Körper zu berühren, so sehr waren sie von ihren erotischen Erzählungen gefesselt.«

Eine andere Patientin aus meiner Praxis, die von ihrem Vater extrem gewalttätig und sexuell übergriffig behandelt worden war, arbeitete in der Spätadoleszenz eine Zeit lang in einem Studio als Domina, gab diese Tätigkeit aber aus Aversion und Langeweile wieder auf. Über die beiden anderen Frauen will ich ausführlich berichten, weil ihre länger dauernde Therapie Einblicke in ihre jeweilige Beziehungsdynamik gestattete. Die Geschichte einer Patientin, Frau Beatrice Lindholm, habe ich an den Anfang des Kapitels gestellt; über eine weitere Patientin, Frau Barbara Valentine, werde ich unten berichten. Nur zwei männliche Patienten, die Prostituierte aufsuchten, Freier also, waren längere Zeit Patienten in meiner Praxis, auch auf ihre unterschiedliche Dynamik werde ich zurückkommen.

Beatrice Lindholm

Die Depression, die die 27-jährige Patientin zur Therapie führte, war verbunden mit dem Gefühl, ihr Körper sei hässlicher als der anderer Frauen. Frau Lindholm hatte sich bereits einer Nasenoperation unterzogen; jetzt sei die Nase zwar hübscher, Depression und Angst aber nicht geringer. Besonders die Haare anderer Frauen seien viel schöner als die ihren. Seit anderthalb Jahren sei sie mit einem Mann befreundet, einem Kollegen von ihr. Im ersten halben Jahr seien sie sehr glücklich gewesen, dann habe sie große Angst entwickelt, er könne sie verlassen. Einmal sei er fremdgegangen mit einer Kollegin, der sie sich entsetzlich unterlegen fühle. Der Freund habe sich zwar für sie entschieden, doch die Eifersucht und die Angst, er könne eine andere Frau ihr vorziehen, seien nicht geringer geworden. Sie sagte zunächst, sie arbeite »in einer Sauna«, fragte mich später jedoch, ob ich denn auch Angehörige »aller Berufe« behandle. Zögerlich erzählt sie, dass sie seit fast fünf Jahren als Prostituierte arbeite, und dass die Beziehungen zu ihren Kolleginnen völlig von Neid und Rivalität bestimmt seien. Im nächsten Jahr wolle sie aufhören und mit dem gesparten Geld ein neues Leben anfangen.

Hier lassen sich einige charakteristische Symptome finden, die wir auch in anderen Beispielen finden werden: Die Projektion des negativen, minderwertigen Selbstanteils auf Körperteile, die ödipal erscheinende Dynamik mit der Selbstwerterniedrigung im Vergleich zu anderen Frauen, die feste Überzeugung »im nächsten Jahr« auf jeden Fall aufzuhören.

Frau Lindholm ist als ältestes Kind einer Lehrerin (»aus besseren Kreisen«) und eines Dachdeckers (»ein Mann vom Lande«, der Vater entstammte einer bäuerlichen Großfamilie) in einer skandinavischen Kleinstadt aufgewachsen. 13 Monate nach ihrer Geburt wurde der Bruder geboren, dem die Mutter fortan all ihre Liebe gab und um den sich in der Familie alles drehte. Wiederum 13 Monate später wurde die Schwester geboren, die ganz unerwünscht war; die Mutter schnürte sich den Bauch mit elastischen Binden ein, um die erneute Schwangerschaft zu verleugnen. Nach allen Geburten habe die Mutter gleich wieder gearbeitet; die Patientin sollte eigentlich gestillt werden, sie schrie aber unaufhörlich drei Tage lang, bis der Vater des Vaters, der Bauer, der selbst sechs Kinder hatte, sagte, die Milch reiche nicht, und da bekam der Säugling die Flasche. Früh wurde das Kind in die Säuglingskrippe gegeben, dann in den Kindergarten.

Während die Mutter als hart und streng, ständig alles regelnd und unzufrieden nörgelnd erlebt wurde, war die Beziehung zum Vater besser. Frau Lindholm war viel mit ihm zusammen, besonders als er seine Stelle aufgab und – auf Anordnung der Mutter, wie sie meinte – anfing, allein ein Haus für die Familie zu bauen. Der Vater machte den Haushalt, er hatte das Mittagessen fertig, wenn die Mutter nach Hause kam. Wenn Frau Lindholm krank war, kümmerte sich der Vater, reichte ihr »Milch mit Honig«; jede Woche fuhr sie mit ihm auf den Bauernhof seiner Eltern, den sie als paradiesisch in Erinnerung hat. Von den beiden Schwestern war sie die wilde, unangepasste. Sie wollte ein Junge sein und benahm sich auch so, die Schwester hingegen war die brave, mädchenhafte. Die Mutter benutze ihre Verschiedenheit, um sie gegeneinander auszuspielen – jede Schwester dachte, die andere wäre in den Augen der Mutter die bessere, womit die Mutter erreichte, dass nie ein enger Kontakt zwischen den Schwestern entstand.

Hier werden starke Bilder entworfen von Eltern gegensätzlicher nur positiver und negativer Eigenschaften. Die Rivalität der Patientin mit anderen Frauen dürfte zum Teil auch aus der vor der Mutter forcierten Rivalität mit der Schwester begründet sein.

Als Frau Lindholm elf Jahre alt war, begannen ihre Brüste zu wachsen, und als ob ihm das Angst machte, zog sich der Vater abrupt von ihr zurück. Die für sie so schockierende Wirkung dieses Fallen-gelassen-Werdens versuchte Frau Lindholm abzuschwächen und sich ein gutes Vater-Bild zu erhalten, indem sie sich sagte, er habe sich auf Verlangen der Mutter so zurückgezogen. Mit 13 Jahren kam es zu einem ersten Koitus mit einem wenig älteren Jungen, der eine nun folgende, lange Reihe von Sexualpartnern anführte. Sie habe einfach Kontakt gebraucht, immer etwas gesucht. Die Männer waren dann auch wesentlich älter; Frau Lindholm hatte, wenn sie verheiratet waren, eine Art Triumphgefühl, einer Frau den Mann genommen zu haben (ihre Rivalität mit den Kolleginnen hatte also auch eine projektive Komponente, die ängstigende Aggressivität der Rivalinnen war eigentlich ihre eigene). Stets verließ sie nach einiger Zeit den Mann, den sie dann als schwach empfand, mit dem Gefühl der Rache – wohl dafür, dass er ihr nicht genug geben und für sie da sein konnte.

Als sie sich einmal von einem Mann getrennt hatte, warf die Mutter sie aus der elterlichen Wohnung, in der sie noch lebte, weil die Mutter nicht dulden wollte, dass sie sich nach kurzer Zeit von jemandem trennte, mit dem sie sexuellen Kontakt gehabt hatte. Eine Schwangerschaft mit 19 Jahren verheimlichte sie vor der Mutter; sie konnte sich nicht vorstellen, Mutter zu sein, und ließ das Kind abtreiben. Wenn sie mit jemandem – immer für kurze Zeit – zusammenlebte, »spielte ich Hausfrau«, doch sie sei dann mit der Sexualität nicht mehr zurechtgekommen.

Man fragt sich, wie inzestuös die Vater-Tochter-Beziehung war, da der Vater sie mit Beginn der Pubertät fallen ließ. Warum war das Kontaktbedürfnis der Jugendlichen so früh mit Sexualität verbunden, warum mussten es dann ältere Männer sein? Das Triumphgefühl, an das Frau Lindholm sich erinnert, wäre ein Triumph über die Mutter, aber unbewusst auch über den Vater, der sich Erotik oder vielleicht auch sexuell übergriffige Handlungen gestattete, solange sie ein Kind war, sie dann aber fallen ließ. Die promiskuöse Karriere wie auch die frühe Schwangerschaft und die spätere Prostitution sind sämtlich Indizien für einen sexuellen Missbrauch in der Kindheit (Hirsch, 1987).

Nach dem Abitur begann sie das Studium der Sonderschulpädagogik, das sie nach zwei Jahren jedoch aufgab, weil sie erleben musste, dass die Kollegen, ohne Engagement für die behinderten Kinder, für die sie doch da sein sollten, nur an sich dachten. Ohne besonderen Anlass oder gar Druck von irgendjemandem entschloss sie sich mit nun 23 Jahren, das Land zu verlassen und in Deutschland Prostituierte zu werden.

Spaltung des Selbstbildes

Meine Patientin war einerseits völlig einverstanden mit ihrer Tätigkeit, die ihr ihrer Meinung nach große Selbstständigkeit und Unabhängigkeit ließ, die ihr viel Geld brachte und ihr das Gefühl gab, ein unkonventionelles Leben zu führen. Andererseits wollte sie aufhören, wenn sie fünf Jahre hinter sich hätte, denn das sei kein Leben, es würde sie kaputt machen, besonders körperlich. Der Körper dient darüber hinaus auch als Objekt der Projektion des schlechten Selbstanteiles; bei Frau Lindholm waren es die Nase, die Haare und schließlich die Brüste, von deren Minderwertigkeit sie fest überzeugt war. Frau Lindholm erzählte von einer Kollegin, die in jeder Woche Kleidung für den Betrag eines durchschnittlichen bundesdeutschen Monatseinkommens kaufte. Ich denke, die Sucht der Prostituierten, Kleidung zu konsumieren, ist der Versuch der Reparation ihres schlechten Selbstbildes, auch Körperbildes.

Die Eltern-Imagines

Die Spaltung der Objektbilder der Prostituierten – der Zuhälter bzw. Freund bildet sich positiv, der Freier negativ ab – kann man oft auf die Dynamik der Eltern-Imagines zurückzuführen. Die Eltern-Imagines meiner Patientin führen zu der Hypothese, dass zumindest bei einem Teil der Prostituierten neben einem überwiegend feindlichen Bild der Mutter, die Weiblichkeit, Sexualität und besonders den weiblichen Körper ablehnt, zwei Bilder des väterlichen Objekts existieren: eines, das einem guten Mutterersatz, und einem, das einem schwächlichen, von der Mutter beherrschten, Kontakt verweigernden Vater entspricht.

Frau Lindholm beschreibt die Mutter als hart, hektisch und wenig mütterlich. Erst ersetzt der Großvater väterlicherseits die Mutter, später ist der Vater die »bessere Mutter«, der Körperkontakt zulässt, mit dem Kind spielt und herrliche Ausflüge unternimmt. Die Mutter gibt alle ihre Liebe dem wenig jüngeren Bruder, den sie absolut vorzieht, wohl besonders, weil er ein Junge ist. Ganz deutlich hat die Mutter große Schwierigkeiten, ihre eigene Weiblichkeit anzunehmen. Frau Lindholm erklärt sich das damit, dass die Mutter ein Jahr nach der Geburt eines verstorbenen Bruders geboren wurde, dessen gering veränderten Namen sie bekam; sie war also ein typisches Ersatzkind, das das verstorbene Geschwister ersetzen sollte und diese Aufgabe nicht zuletzt besonders wegen des anderen Geschlechts nie erfüllen konnte (Hirsch, 1997, S. 172ff.). Das Rudiment an sexueller Aufklärung, das die Mutter für die Tochter aufbrachte, hinterließ einen schrecklichen Eindruck von Weiblichkeit: Die Mutter riss unvermittelt ihren Rock hoch, zeigte der elfjährigen Tochter eine blutgetränkte Monatsbinde und sagte: »Das bekommst du jetzt auch jeden Monat!« Frau Lindholm erinnerte sich in der Therapie enttäuscht an das Gefühl, dass die Mutter »ganze Teile von mir nicht kannte«; diese Teile konnte sie dann mit ihrem weiblichen Körper und ihren sexuellen Bedürfnissen identifizieren.

Ein solches Gefühl der Ablehnung von Teilen ihres weiblichen Selbst hat auch die Patientin Lichtensteins (1961, S. 213): »She deeply felt, that mother did not really love her, yes, she seemed to be ashamed of her.« Die Ablehnung der Weiblichkeit durch die Mutter wiederholte sich mit dem Kontaktabbruch durch den Vater, als der Körper begann, sich weiblich zu entwickeln. Mit der Phantasie, dahinter stecke die Mutter, rettete Frau Lindholm jedoch ein positives Vaterbild.

Der Vater konnte in der Vorschul- und frühen Schulzeit kompensatorisch für sie da sein; sie erinnerte sich an einen entsprechenden Traum: »Ich ritt auf einem Tiger oder Löwen und war eine Königin, was aber keiner wusste.«

Ein ödipaler Traum, und den ödipalen Triumph agierte sie in der Adoleszenz, wenn sie in der sexuellen Beziehung zu älteren Männern über deren Frauen siegte. Wenn die »positive« Beziehung zum Vater wenigstens latent sexualisiert gewesen ist, erfolgte logischerweise eine Spaltung des Vatersbildes in eine positive »Mutter«

und einen »Wichser«, der sie aus Angst vor Sexualität fallen lässt. Deshalb ist Sex mit älteren Männern in der Adoleszenz sowohl ein Triumph über die Mutter als auch ein Triumph über den Vater und eine Rache an ihm – wie auch später die Prostitution.

Auf den sexuellen Charakter der Vater-Tochter-Beziehung könnte eine Erinnerung der Patientin ein Licht werfen, wenn man sie als Deck-Erinnerung versteht. Sie war mit ungefähr sieben Jahren in ein Ferienheim verschickt worden, alle Kinder tobten fröhlich mit einem männlichen Erzieher, kitzelten ihn und fassten in seine Taschen. Als sie das auch versuchte, stieß er sie plötzlich von sich, das Spiel hörte auf, sie fühlte sich schuldig und anders als die anderen Kinder. Sie erklärte sich diese Zurückweisung mit der sexuellen Färbung ihrer Kontaktaufnahme.

Das psychodynamische Schema meiner Patientin, das sich vielleicht als typisch für einen Teil der Prostituierten erweisen könnte, kann also folgendermaßen formuliert werden: Die Mutter bildet sich ab als eine Frau, die ihre eigene Weiblichkeit nicht akzeptieren kann, die Tochter ablehnt und die Entwicklung auch deren weiblicher Identität behindert. Der resultierende Mangel soll durch das Bild vom guten Vater ersetzt werden, der aber bald so enttäuschend ist und ebenso ihre Weiblichkeit zurückweist, dass sein Bild in ein gutes und ein schlechtes aufgespalten werden muss, damit ein völliges Alleingelassen-Sein vermieden wird. Wie gesagt, wird später bei der Prostitution der Zuhälter zum »guten« Vaterobjekt, der Freier übernimmt den Part des verachteten »schlechten« Vaters. Diese Spaltung könnte in spezifischer Weise zur Entstehung der Prostitution beigetragen haben. Frau Lindholm hatte bereits mit 16 Jahren in ihrer promiskuösen Phase die Phantasie, eigentlich müsste sie zwei Männer gleichzeitig haben, dementsprechend hatte sie sexuelle Schwierigkeiten, wenn sie einmal mit einem Mann zusammenlebte und die »Hausfrau« spielte.

Therapieverlauf

Die psychoanalytische Einzeltherapie wurde von der Patientin nach acht Monaten beendet. In dieser relativ kurzen Zeit konnte eine Abfolge von Übertragungsmanifestationen von verschiedener Qualität nicht entstehen. Andeutungsweise jedoch wurden die sonst so auseinanderklaffenden Vater-Bilder auch in meiner Person wiederbelebt, wenn auch gleichsam spielerisch und mit einer gewissen ironischen Distanz, zu der Frau Lindholm in der Lage war. Einerseits war ich besonders anfangs der ärztliche Retter, der sie aus der Depression herausholen sollte, also der mütterliche Vater, und als solchem legte sie mir so selbstverständlich das Honorar auf den Tisch, wie ich es sonst kaum erlebt habe. Andererseits begrüßte sie mich in der Regel lächelnd mit einem »Hallo«, wie sie auch ihre Freier begrüßen mochte (damals war ein solches »Hallo« noch nicht allgemein üblich, eher der Ausdruck kumpelhafter Gleichberechtigung). Ihr wiederholter, abschätzender Blick auf meine Genitalgegend, der dann nach der Begrüßung erfolgte, war mir allerdings wenig angenehm. Natürlich war ich auch in dem Psychologen enthalten, der einmal ihr Kunde gewesen war und dem sie sich weit überlegen gefühlt hatte, wovon sie einmal berichtete.

Alle diese Übertragungshinweise aber wurden nicht interpretiert; wie von selbst entstand ein Fokus der Behandlung, der in der Bearbeitung ihres Selbstgefühls, ihrer Beziehung zu ihrem Freund und ihrer entsprechend großen Eifersucht bestand. Ein Teil der Beziehung zu ihrem Freund war die Hoffnung, er möge so stark und in der Lage sein, sie durch Gründung eines gemeinsamen Geschäfts aus der Prostitution herauszuholen. Ebenso aber, wie sie sich selbst vorgenommen hatte »auszusteigen« und es nicht schaffte, konnte ihr auch der Freund nicht dabei helfen. Sollte insgeheim mir diese Aufgabe zugefallen sein, hatte ich sie ja auch nicht bewältigen können. Einmal, gegen Ende der Therapie, lernte sie einen Kunden kennen, einen erfolgreichen Geschäftsmann, der ihr angeboten hatte, die Filiale seines Medienkonzerns im Ausland zu leiten, ihr dafür alles beizubringen, sie sozusagen an die Hand zu nehmen. Es gab in Frau Lindholm also noch eine Sehnsucht nach einem wirklich starken, guten Vater, der der reale Vater, der Freund und auch ich nicht hatten sein können. Trotzdem reichte die gemeinsame Zeit aus, die depressive Symptomatik verschwinden zu lassen, und den Gedanken an eine neuerliche Operation – sie wollte sich die Brust operieren lassen, weil sie abgenommen hatte und die Brüste sich etwas gesenkt hatten – konnte sie schnell wieder fallenlassen: Der Freund fand es nicht nötig, und sie war dann auch nicht mehr so unzufrieden mit sich.

Zur Dynamik des Dreiecks: Prostituierte, Zuhälter, Freier

Vorausschicken möchte ich, dass es *die* Psychodynamik der Prostitution natürlich nicht geben kann, dass aber ein »Kernkomplex« definiert werden kann: Einmal die Entpersönlichung der sexuellen Beziehung zwischen Prostituierter und Freier, die die Prostitution als eine Form der weiblichen Perversion verstehen lässt (besonders Welldon, 1988), und zum Anderen die Spaltung der Objektbeziehungen in nur gute/nur böse Teilobjekte, in der Regel zwischen Zuhälter als oft idealisiertem, schützendem und versorgendem Mutter-Objekt (wenn er auch, und in der masochistischen Dynamik *gerade*, brutale Mittel verwendet) und dem Freier, dem die Prostituierte sich überlegen fühlt, den sie verachtet, den sie ihrerseits ausbeutet. Sophinette Becker (2003, S. XI) schreibt im Vorwort zu Welldons Buch *Perversionen der Frau:*

> »Welldon, die über große Erfahrung in der Behandlung von Patientinnen verfügt, die als Jugendliche oder Erwachsene als Prostituierte gearbeitet haben, fand bei den meisten von ihnen einen Vater-Inzest in der Vorgeschichte und folgende Spaltung: Einerseits eine distanzierte Beziehung zu den Freiern, in der alle Emotionen aus dem Spiel gelassen wurden, und andererseits eine abhängige sadomasochistische Beziehung zu ihrem Zuhälter, in der sie sich selbst erniedrigten, unterwarfen und auch körperlich schwer misshandeln ließen.«

Eine Patientin von Welldon (1988, S. 180f.) ließ sich »leicht in Beziehungen zu brutalen Männern verwickeln«, aber auf der anderen Seite

> »war sie beispielsweise während ihrer Arbeit [als Prostituierte] nie gewalttätig angegriffen worden [...]. Ihre Spezialität waren sadomasochistische Praktiken: Ihre Kunden baten sie, masochistische Spiele mit ihnen zu spielen, bei denen sie ihren körperlichen Züchtigungen und Erniedrigungen ausgesetzt waren«.

Die Patientin war als Kind von ihrem Vater jahrelang sexuell missbraucht worden.

Aber man muss verschiedene Grade der Abhängigkeit von einem beschützenden, oft genug aber auch ausbeuterischen und gewalttätigem Zuhälter beachten. Auf der einen Seite des Spektrums der brutale Zuhälter, der durch Gewalt Abhängigkeit erzeugt und im Übrigen der Prostituierten von den beträchtlichen Einnahmen nur ein Minimum überlässt. Diese Verhältnisse (»Straßenstrich«) spielen sich oft in einem mafiaähnlichen, halb kriminellen Milieu ab, in dem die Frauen tatsächlich weitgehend Opfer sind. Dann aber gibt es Prostituierte, die einen Freund (oder auch Ehemann) haben, der sie schützt und unterstützt und mit dem sie auch Sex haben; hier hält sich die Abhängigkeit in Grenzen. Und dann auf der anderen Seite des Spektrums natürlich die selbstständig und unabhängig arbeitende Prostituierte, die ihre Arbeit selbst organisiert, wie Frau Valentine (deren Geschichte ich anhand von Auszügen ihrer Gruppenpsychotherapie unten mitteilen werde), und die sich selbst schützen kann. In der vom *Hydra*-Projekt herausgegebenen Veröffentlichung findet sich dazu:

»Prostituierte haben weitaus öfter einen Zuhälter, weil sie sich selbst dafür entschieden haben, als dass sie dazu gezwungen werden. [...] Das Verhältnis Prostituierte-Zuhälter beruht in den meisten Fällen auf einer persönlichen Beziehung, die wie bei allen Intimbeziehungen psychologische Konflikte in sich birgt. Aber Prostituierte wehren sich gegen verallgemeinerte Angriffe auf Zuhälter, weil sie ihre *persönlichen* Freunde, Liebhaber oder Feinde sind« (Hydra, 1988, S. 99).

Oder auch (ebd., S. 94):

»Aber auch der Begriff des Zuhälters muss mehr differenziert werden. Darunter fallen sowohl die Männer, zu denen die Prostituierte ein Liebesverhältnis unterhält, also ihre Freunde und Lebenspartner, als auch die Manager des Vergnügungsgewerbes Prostitution, die teilweise mafiaähnlich organisiert sind. Das Spektrum der Zuhälter ist jedenfalls schon einmal sehr viel differenzierter als weitläufig angenommen.«

Auch die Beziehungen zu den Freiern sind durchaus differenziert zu sehen. Abgesehen davon, dass es natürlich verschiedene Persönlichkeiten unter den Freiern gibt, sind die Prostituierten ihnen gegenüber auch verschieden eingestellt. Fichte (1972, S. 152) hat mehrere Interviews mit Prostituierten veröffentlicht [F = Fichte; S = Sandra]:

»F: Sind die Freier sehr gepflegt oder sind sie dreckig?
S: Das kommt darauf an, es kommt darauf an, was für eine Schicht das ist.
F: Und welche Schicht ist immer am dreckigsten?
S: Die normalen Bürger.
F: Zuhälter sind sauber?
S: Sehr sauber, ja.«

Zuhälter sind sauberer, weil sie aus einem basalen Minderwertigkeitsgefühl heraus besonderen Wert darauf legen, ihren Körper zu pflegen und attraktiv erscheinen zu lassen. Im *Hydra*-Projekt (1988, S. 27f.) findet sich eine solche Differenzierung der Einstellung zum Freier:

»Es gibt Typen, wo ich zusehe, dass ich schnell fertig werde, und es gibt Typen, wo ich es einfach auskosten will. Es gibt auch welche, die wollen nur reden, und das finde ich auch toll. [...] Wenn du vorher merkst, dass du mit jemandem die gleiche Ebene hast, dass du dich gut mit ihm verstehst, dass er gut im Bett oder einfach ein sehr schöner Mann ist. Das gibt es ja auch, das ist nicht ungewöhnlich. Manche haben aber auch nur eine Tour drauf, die dir liegt. Da gibt es auch Typen, deren Tour liegt dir gar nicht. Da kannst du das Kotzen kriegen.«

Entpersönlichung – keine über den Vertrag hinausgehende Beziehung

Mit Welldon (1988) muss man Prostitution als eine Form der Perversion verstehen. Eine Bedingung der Perversion ist die Entpersönlichung des Sexual-Objekts, das zum Ding-Objekt (Khan, 1968) gemacht und dadurch beherrschbar wird, wodurch archaische Ängste (»Symbioseangst«, Stoller, 1975) in Schach gehalten werden können. Welldon schreibt: »Nach meinen klinischen Erkenntnissen scheint der wichtigste Aspekt der Prostitution der zu sein, dass die Prostituierte und ihr Kunde anonym bleiben, Fremde ohne gegenseitige emotionale Verpflichtung« (ebd., S. 142). Wenn eine Beziehung entsteht, nämlich Intimität in der Freundschaft zu einem Mann, dann ist für die Prostituierte ein sexueller Kontakt wie zu einem Freier unmöglich. Sandra sagt:

> »Ich habe auch schon mal einen jungen Gast gehabt, den ich sehr sehr nett fand und mit dem ich mich schon des Öfteren so in der Stadt, also nicht getroffen, sondern mit dem ich mich so durch Zufall, hallo, wie geht's, und mal einen Kaffee zusammen getrunken habe und dann aber mit diesem [sic!] Mann würde ich dann ein zweites Mal nie wieder als Freier mitnehmen, wenn ich ihn einmal privat getroffen habe, sei es nun durch Zufall, und trinke mit ihm einen Kaffee, wäre es mir irgendwie unangenehm, diesen Typ wieder mit hochzunehmen und dann Geld zu verlangen, das geht dann nicht mehr, weil die Menschen, mit denen ich mich privat unterhalte, für mich interessante Leute sind, und mit interessanten Leuten kann ich nicht für Geld schlafen« (Fichte, 1972, S. 155).

In mehreren Filmen, die nicht unbedingt von Prostitution handeln, wird eine Dynamik dargestellt, die wegen der Intention der Beteiligten, »reinen« Sex ohne persönliche Beziehung zu praktizieren, der Prostitution und der Dynamik der Perversion nahe kommt, zum Beispiel Filme wie *Intimacy* von Patrice Chéreau und *Dangerous Liaisons* (*Gefährliche Liebschaften*) von Stephen Frears (vgl. auch das Kapitel *Shame*, S. 167–175). Wenn die Verabredung, der Vertrag, dadurch gebrochen wird, dass der eine der Beteiligten eine weitergehende Beziehung will, etwa weil er sich verliebt hat, entsteht eine extreme Aggression wegen der Angst vor Bemächtigung und Abhängigkeit, und die Beziehung zerbricht. Auch in

Buñuels Film *Belle de Jour* kommt es zur Katastrophe, als ein Freier wegen seiner entstehenden, fordernden Liebe zur »Tagesprostituierten« eine, und zwar ausschließliche, Liebesbeziehung will.

Selbstbild-Spaltung

Spaltungsphänomene, die das Selbst der Prostituierten betreffen, haben psychoanalytisch oder psychodynamisch denkende Autoren schon früh beobachtet. Dazu gehört ihre oberflächlich falsche Selbstsicherheit, die Agoston (1945) als Pseudopersönlichkeit versteht, als Abwehr des »Ich-bin-nicht-Ich«, hinter der ein (abgespaltenes) ängstliches, schuldiges wahres Selbst verborgen ist. Helene Deutsch (1944) rückt das Phänomen des »doppelten Lebens« der Prostituierten in die Nähe der multiplen Persönlichkeit; das Doppelleben wird uns in der Falldarstellung der Barbara Valentine wieder begegnen. Derartige massive Abwehrvorgänge (durch Spaltung) erklärt Agoston (ebd., S. 65) durch eine grundlegende Verlassens- und Vernichtungsangst aufgrund von Bedrohungen existenzieller und sozialer Natur. Die idealisierten Darstellungen der Lebensgeschichte der Prostituierten identifiziert der Autor als ödipal konstellierte Wunschvorstellungen, in denen ein gütiger Vater ein wenigstens phantasiertes Gleichgewicht zu einer versagenden, kalten Mutter bildet, während in der Realität beide Eltern massiv zurückweisend waren. Ähnliche, zum Teil unrealistische Elternbilder hatte ja auch Frau Beatrice Lindholm entwickelt.

Der Spaltung der Objekte in Teilobjekte entspricht die Spaltung des eigenen Selbstbildes. Ein Hochgefühl, die überlegene Spielerin zu sein, deren (artifiziell zurechtgemachter) Körper begehrt wird (Welldon, 1988, S. 135), interessante, erotische Geschichten zu erzählen oder mehr oder weniger interessante zu hören (wie meine Callgirl-Patientin und auch die von Fichte interviewte Sandra), sodass der Freier den Sex vergisst und trotzdem zahlt, gehört zum positiven Selbstbild. Ein Beispiel für das Hochgefühl gibt uns Sandra (Fichte, 1972, S. 150):

> »Daran ziehe ich mich regelrecht hoch, dass ist göttlich, Männer mit ihrem Komplex nicht fertig werden zu wissen, was sie sagen sollen, und dann irgendwie auf die blöde Art irgendeinen Spruch niederzulassen, der also überhaupt nichts ist.«

Auch wenn es hier um einen Mann geht, an dem Sandra interessiert ist, den sie aber erst einmal zappeln lässt, gehört die darin enthaltene Aggression dem Freier gegenüber, natürlich verbunden mit Sexualität und Macht, zur Definition der sexuellen Perversion (Stoller, 1976; Welldon, 1988).

Macht

Das Objekt beherrschen zu können bedeutet Macht zu haben – Macht, die man als ursprüngliches Opfer familiärer (sexualisierter) Gewalt nicht hatte und die man auch ständig verlieren könnte. Man kann sagen, dass es eine Form der Wendung vom Passiven ins Aktive ist, auch eine Täter-Opfer-Umkehr durch Agieren in aktuelle Beziehungen hinein, um die ursprüngliche Ohnmacht zu kompensieren.

> »Dieses dominante Verhalten [...] dient der Abwehr von Ohnmachtserlebnissen und Überwältigungsängsten und ist insofern als tragische Rolle zu werten, da diese Patientinnen zwar die Befriedigung ihrer Macht- und Racheimpulse erlangen, aber dabei letztlich nie bekommen, was sie sich wirklich wünschen« (Mayr, 2000, S. 78).

Genugtuung und Machtgefühle fand die Autorin bei einer Patientin, die als Prostituierte arbeitete (ebd., S. 79):

> »Bei dieser Tätigkeit genieße sie die ›Bedürftigkeit der Männer‹ sowie auch die ›Geregeltheit‹ der Situation (›Jede kleine Sonderleistung kostet extra!‹) und ihre daraus resultierende Überlegenheit; auch die ständige Anwesenheit des Aufpassers mit seinem Bullterrier im Foyer des Apartmenthauses sei für sie eine angenehme Vorstellung. [...] Hier diente die Prostitution der Machtausübung über den Mann. Neben Racheimpulsen konnte hier auch ein narzisstisches Ideal von Autonomie und Bedürfnislosigkeit errichtet und aufrechterhalten werden.«

Die Beruhigung durch die Anwesenheit des »Aufpassers« entspricht natürlich der Spaltung: Wie der Zuhälter ist er ein positives Bild eines Vaters, der beschützt (und nicht, wie so oft der Vater der Kindheit, sexuell missbrauchend und gewalttätig ist). Das Doppelte, sowohl des Selbstbildes als auch das des Mannes (aufgespalten in positive und negative Teilobjekte), fand ich auch bei Wurmser (1997, S. 528):

> »›Als Prostituierte fühle ich für einen Moment die Macht; durch Manipulation so viel Geld wie möglich zu bekommen und so wenig wie möglich als Gegenleis-

> tung zu tun – das ist Macht.‹ Andererseits ist es ganz entscheidend, dass es dabei zu einer *Verdoppelung des Selbst* [Hervorhebung original] kommt. Sonja bekennt: ›Entweder liege ich darnieder, oder ich bin oben. Entweder spiele ich das Prostituiertenspiel und fühle nichts, außer der Macht, oder es ist das andere Ich: keine Macht, totale Scham und Verletztheit, alles Gefühl. Ich bin entzweigebrochen: Ich bin ein völliger Versager, und ich habe die Illusion der totalen Macht.‹ […] Die doppelte Wirklichkeit wie die multiple Persönlichkeit ist gerade bei schwerer Traumatisierung eine wichtige Form der Phantasie: ›Ich bin es ja gar nicht, der dieses Entsetzliche, Grauenhafte erlebt. Es ist mein ›alter Ego‹, mein Körper, meine ›Schale‹. In Wirklichkeit befinde ich mich ganz woanders und bin auch jemand ganz anderer.‹ Als Resultat der Dissoziierung und Verleugnung ist die Ich-Spaltung offenbar: ›Dies bin ich nicht; es ist eine fremde Macht, die Herrschaft über mich gewinnt‹« (Wurmser, 1997, S. 523).

Am Doppelten von Macht und Ohnmacht sehen wir die Mechanismen, die schon früh erkannt worden sind: Die doppelte Wirklichkeit fast wie eine multiple Persönlichkeit, die Dissoziation des Nicht-ich-Seins. Und die »fremde Macht« ist natürlich ursprünglich die früh erlittene Gewalt, die durch Introjektion internalisiert wurde und sich in zwei Richtungen entäußert: Aufgrund der Täteridentifikation (Imitation des Täters, dadurch Täter-Opfer-Umkehr gemäß A. Freud, 1936) legt man sich eine prekäre Macht zu, indem man den Freier zum Opfer macht, über den man herrscht. Die andere Art der Identifikation (die Ferenczi in 1933 zuerst beschrieben hat; Hirsch, 1996a) kann man Opferidentifikation nennen: Das Opfer bleibt weiter Opfer, fühlt sich minderwertig (»mit mir kann man's machen«), und die so identifizierte Prostituierte bleibt abhängig von einem mehr oder weniger brutalen, jedenfalls beherrschenden Zuhälter. Das Besondere bei der Prostitution scheint mir, dass beide Formen der Identifikation mit dem Aggressor, die unterwerfende und die imitierende *gleichzeitig* verschiedenen Objekten gegenüber agiert werden.

Verachtung, die überlegene Spielerin sein und Macht gehören zusammen – Macht, die man dem Mann geraubt hat (Cassel-Bähr, 2013, S. 348). Die Prostituierte lässt dem Freier seine Illusion, die allerdings *post coitum* zusammenbricht:

> »Na klar, die rosarote Brille ist weg, die Männer können sich nichts mehr vormachen. Sie wissen, alles nur Mache auf dem Strich, eine Hure zieht nun mal gegen Geld für jeden Kunden eine Show ab – und trotzdem sind einige immer wieder aufs Neue enttäuscht, dass die Frau nur zum Schein auf sie abfährt. […] Als hätten sie sich bei etwas Verbotenem mit schlechtem Ausgang erwischt, stürzen einige ver-

> stört ins Helle, […] sie fühlen sich als Opfer eines riesen Beschisses« (Marquart, 2007, S. 151).

Und Marquardt weiter, der als langjähriger Zuhälter weiß, wovon er spricht: »Die Huren verachteten die Freier ebenfalls. Vor allem die ängstlichen Weicheier wurden erniedrigt und vorgeführt und über perverse Kunden (besser: Männer mit den ausgefallenen Wünschen) machten sie sich lustig« (ebd., S. 155). Manchmal wundern sich die Prostituierten über attraktive Männer, die doch leicht viele Frauen haben könnten und sich ihnen trotzdem unterwerfen:

> »Manchmal kommen auch Männer, die sehen so toll aus, dass du dich fragst, was machen die hier eigentlich, die könnten doch an jedem Finger zwei Frauen haben. Da kann man denn schon Bock auf den haben und kann enttäuscht sein, wenn er eine andere nimmt. Das gibt es auch. Aber das ist selten« (Hydra-Projekt, 1988, S. 35).

Für Welldon (1988, S. 153) ist der Freier für die Prostituierte das entwertete Bild des Vaters, und wenn man annimmt, dass in der Vergangenheit der Prostituierten ein Missbrauchsvater das Kind zum Opfer gemacht hatte, triumphierte sie nun über den »Vater«.

Regine Gottlieb

Manchmal findet sich (in Therapien) eine promiskuöse Beziehungsdynamik, die genau der der Prostituierten entspricht, ohne dass es aber zu einer »gewerblichen« Prostitution kommt. Frau Gottlieb, eine 25 Jahre alte Studentin, war unzufrieden mit ihren Beziehungen zu Männern, sie hatte kein Gefühl dafür, was sie nach dem Studium beruflich machen sollte, und sie wollte in ihrer Therapie herausfinden, ob der Vater sie als Kind tatsächlich missbraucht hätte, sie hätte da einen starken Verdacht und immer ein Bild vor Augen: Angst in der Badewanne, ein großer Mann über sie gebeugt, und sie, das Kind, blickt starr in eine milchige Badezimmerlampe.

13. März 1990

Sie behandelt Männer kalt und voller Verachtung, wenn sie verliebt sind und romantisch werden. Das hänge davon ab, ob sie mit diesem Mann geschlafen hat oder nicht. Vorher verachtet sie ihn nicht, danach aber sofort, wenn sie nicht gerade selbst sehr verliebt ist. Kleinigkeiten fallen ihr dann auf, der eine ist ungeschickt, der andere zu blöd, den Mülleimer 'runterzubringen. Besonders verachtet sie jemanden, der mit ihr schläft und sich da ungeschickt anstellt. Oder jemand langsam denkt. »Das hört sich alles an wie mein Vater, der ist langsam und ungeschickt.« Es bedeutet einen feinen Unterschied für sie, ob sie die Männer verachtet oder aggressiv gegen sie ist. Sie verachtet sowohl den Vater als auch den Freund. Wenn ihr Freund etwas Nettes erzählt, denkt sie: »Ach, das kenn' ich doch, erzähl' mal was Neues, du nervst mich.« Ich sage: Wie Prostitution. Darauf Frau Gottlieb: »Ich habe mal nahe der Fährstraße gewohnt, ziemliche Lust gehabt, mich dazuzustellen, es ist ja doch kein großer Unterschied zu meinen Männerbeziehungen. Ich begreife nicht, warum ich immer mit ihnen schlafen muss.«

Es stellt sich ein typischer Ablauf heraus: Es geht ihr nicht gut, sie kann nicht allein sein, braucht einen Mann und Sex; warum eigentlich? Offenbar sucht sie ein idealisiertes Objekt, dann folgt der Umschlag zur Lächerlichkeit, sie ist die Überlegene, fühlt sich gut, gerade im Vergleich mit dem nun lächerlichen männlichen Objekt. Manchmal reicht es, wenn jemand mit ihr schlafen will, der denkt, sie wolle unbedingt mit ihm schlafen. Ein solcher Mann denkt, er ist so toll, sie begehre ihn. Wenn sie aber wirklich begehrt, verbirgt sie es aus Angst vor Abhängigkeit, denn der Mann wäre dann der überlegene Spieler.

»Irgendwie hat mein Vater damit zu tun.« – Wieso ? – »Keine Ahnung, ich sehe ihn vor mir, sein Lächeln, aber das Bild ist schon weg.«

Der Unterschied zur Prostitution liegt darin, dass dort eine ständige Spaltung zwischen idealisiertem männlichem Objekt (ein Freund, ein Zuhälter) und einem verachteten Objekt (dem Freier) besteht, während bei Frau Gottlieb der Umschlag von guter zu negativer Objektqualität innerhalb einer Objektbeziehung stattfindet, hin und her oszilliert. Das würde eher der Bulimie entsprechen (die Nahrung vor dem Verschlingen eine gute Mutter-Repräsentanz, danach aber eine Verderben bringende böse), während die ständige Spaltung der Anorexie (»gutes« Objekt im eigenen Körper, negatives in den Körpern der gierigen) Anderen) folgen würde.

6. April 1990

Es ist jedes Mal dasselbe, sie verliebt sich in einen neuen Mann, sie haben drei Monate lang das Gefühl, voneinander getrennte Personen zu sein, und alles geht gut. Dann fängt es an, dass man sich persönliche Sachen erzählt, eine »unheimliche« Vertrautheit entsteht. Schon muss sie auf Abstand gehen. Frau Gottlieb findet es »komisch, dass ich mit so vielen Männern schlafen will, dabei weiß ich doch, dass ich körperlich nichts davon habe«. – Vielleicht habe sie etwas anderes davon, frage ich. – »Ja, ein Triumphgefühl, wenn Männer Gefühle investieren, während ich abschalte. Küssen ist dann völlig unmöglich, wie bei einer Nutte.« Aber das darf sie nicht sagen, die Männer wehren sich, wenn sie das sagt. Frau Gottlieb denkt an ihre Mutter, die hat damals gesagt: »Es gibt da was, das wollen die Männer, das ist nicht schön ...« Die Männer würden oft fragen, wie viele es vorher gab; wenn es viele sind, ist es für die Männer schrecklich. – Warum? – Einer hat gesagt, er müsste ihr dann schrecklich unerfahren vorkommen im Vergleich zu anderen. Wenn sie jemand nicht kennt, spielt sie die Nutte, vielmehr fühlt sie sich so, lässt alles mit sich machen und macht auch alles; das kann sie aber nicht, wenn sie jemanden gut kennt. Wenn sie mit jemandem schläft, der »gerade ihr Freund ist«, soll es für sie schön sein. Wehe, er stellt sich ungeschickt an. Wenn sie mit jemand Unbekanntem zusammen ist, darf es für sie gar nicht schön werden, sie vermeidet es. Beides zusammen geht nicht.

Das Triumphgefühl über die Männer, für die sie nichts empfindet, erklärt sich aus ihrer Unabhängigkeit und dem Triumph über die Abhängigkeit der Partner. Das entspricht dem manischen Triumphgefühl der Anorektikerin, die sich unabhängig, autark fühlt und über die gierigen, von der Nahrung abhängigen Mitmenschen triumphiert. Ist sie aber selbst verliebt, macht sie sich abhängig, vom Partner etwas zu bekommen. Das eine schließt das andere aus. Diese Spaltung ist exakt analog zu der zwischen Zuhälter (oder Partner) der Prostituierten und ihren Freiern.

31. Mai 1990

»Einer Freundin geht es so wie mir, sie muss auch immer ihre Männer verachten und hat mit tausend Männern geschlafen.«

10. August 1990

Sie träumt von zwei Büchern, einem großen und einem kleinen: Der Vater kommt, er lacht widerlich: »Siehst du, wir haben es doch geschafft!«, sagt er. Der Vater darf eines der Bücher nicht sehen, es handelt von Inzest. – Es gibt einige Hinweise auf eine defizitäre Lebensgeschichte des Vaters: Der Vater hatte eine Schwester, die vor seiner Geburt gestorben war, sie war krank und ist falsch behandelt worden. Auch er ist falsch behandelt worden und habe ein steifes Kniegelenk davongetragen. Der Vater hat seinen Vater im Alter von acht Jahren verloren. Ein anderer Traum: Einem Mann geht es schlecht, sie fühlt sich verpflichtet, etwas zu tun, »sich ihm zu schenken«, mit ihm zu schlafen.

Wie im Falle von Frau Valentine, wie wir sehen werden: Der Vater ist behindert, es geht ihm schlecht, er ist vielleicht depressiv und verbittert – die (kleine) Tochter fühlt sich verpflichtet, ihm zu helfen, ihm das zu geben, was die Mutter ihm nicht – genügend – gibt; eine ödipale Verführungssituation, die sicher aktiv vonseiten des jeweiligen Vaters sexualisiert worden ist, latent oder manifest.

3. September 1990

Frau Gottlieb hat eine merkwürdige Beziehung zu ihrem Professor: *Sie* beurteilt die Sachen, die er schreibt. Sie schwankt zwischen Angst und Hochgefühl, weidet sich an seiner Wut, wenn sie ihn kritisiert. Er sagt dann: »Das ist Ihnen wohl nicht feministisch genug.« Andererseits fühlt sie sich klein, hat Angst vor einer beruflichen Identität, Angst vor der Prüfung bei eben diesem Professor. Trotzdem liegt ihre Macht darin, den Mann zu vernichten (klein zu machen) oder aufzurichten. Wie eine Prostituierte hat sie es in der Hand, den Penis des Mannes zu beherrschen. Ähnlich ist auch die Macht des adoleszenten Inzestopfers über den gequält winselnden Vater: »Jetzt habe ich mit einem Mann gemacht, was ich nie, nie mit dir machen werde, und er ist genauso alt wie du: Ich habe mit ihm geschlafen!« (Hirsch, 1987) Alle Hilfskräfte des Professors sind blonde Studentinnen, seine Frau dagegen ist ein ganz anderer Typ. Frau Gottlieb weiß nicht, was sie beruflich macht; einmal sei sie an der Uni gewesen, er war ganz verunsichert, sicher weil seine Mitarbeiterinnen dabei waren. Der Professor trennt Universität und Familie völlig. Einmal aber waren die Hilfskräfte bei ihm zu Hause eingeladen, da hat er seine Frau ganz verächtlich behandelt, als hätte sie nichts geleistet – ihre Doktorarbeit hat sie hingeschmissen, nachdem sie geheiratet hatte; an dem Abend hat sie nur etwas von den Kindern erzählt.

In dieser Fallvignette finden sich alle Elemente der ambivalenten Beziehungsdynamik der Prostituierten wieder: Das Macht-Ohnmacht-Spiel, die Spaltung zwischen den Partnern, die die Patientin liebt und von denen sie sich abhängig fühlt, und denen, die sie verachtet und über kurz oder lang fallenlässt. Und es werden Parallelen zur Beziehung zum Vater deutlich, bei den Partnern ebenso wie bei ihrem Professor, ein Schwanken zwischen Überlegenheit und ängstlicher Abhängigkeit.

Geld und Abhängigkeit

Zum Gefühl der Macht gehört auch, über Geld, viel Geld zu verfügen.

> »Warum ich das überhaupt ausgehalten habe? Wegen des Geldes! Das war meine wirkliche Lust an der Sache. Ich habe es genossen, wenn mein Arbeitstag vorüber war, kein Freier mehr Zutritt hatte, dann die Scheine zu zählen, mir auszudenken, was ich damit anfangen könnte« (Hydra-Projekt, 1988, S. 39).

Stoller berichtet von einem männlichen Prostituierten (»Strichjungen«), der eine zu erlahmen drohende Erektion wiederherstellte, indem er das vorausbezahlte Geld anblickte oder sich vom Freier während des Aktes weiteres Geld geben ließ. Stoller meint dazu (1975, S. 162):

> »Diese, durch den Anblick des Geldes bewirkte Erregung entspringt feindseligen Motiven. [...] Wenn wir die Gedanken dieses Mannes ergründen [...], entdecken wir, dass er die scheinbare Passivität als einen Akt der Feindseligkeit und insbesondere der Rache einsetzt. Vom ersten Augenblick des möglichen Kontakts bis zum Ende der sexuellen Handlung stellt jeder Schritt einen erfolgreichen Versuch dar, den Anderen zu zwingen, Bedürfnis, Erregung, Schwäche und folglich Abhängigkeit vom Strichjungen zu zeigen. [...] Die Schwäche des Kunden äußert sich am eindrucksvollsten in dem Geld, das den Besitzer gewechselt hat.«

Sandra sagt im Interview mit Fichte (1972, S. 158):

> »F: Geilt dich das nun irgendwie auf, zu denken, oh, da kriegst du nachher ordentlich viel Geld für?
>
> S: Nein, mich geilt das keineswegs auf, ich denke nur, hoffentlich verdiene ich heute sehr viel Geld, da kann ich mir mehr erlauben, in dem Moment, wo ich mehr Geld verdiene, desto mehr Dinge kann ich mir kaufen, desto mehr Geld habe ich, und in dem Moment, wenn ich Geld habe, da bin ich zufrieden und ausgeglichen; habe ich kein Geld, bin ich nervös, hektisch und habe das Gefühl, meine Güte, wofür gehst du anschaffen, wenn du kein Geld hast.«

Ich denke, hier klingt schon die Suchtdimension an, die mit dem Geld verbunden ist, und dazu passt auch, dass Sandra ihr Geld nicht zusammenhalten kann, das Suchtmittel also ständig erneuert werden muss und letztlich doch keine wirkliche Macht verleiht:

»F: Wie viel verdienst du durchschnittlich im Monat?
S: Du, im Monat, das habe ich noch nie ausgerechnet, weil ich also mein Geld erstensmal nicht zusammenhalten kann, zweitensmal jeden Pfennig wieder ausgebe und, so wahnsinnig sich das anhört, aber ich mach' mir da keine Gedanken, weil ich mich da wahnsinnig ärgern würde, wenn ich am Monat mal Bilanz ziehen würde, was ich verdient habe und was ich wieder ausgegeben habe« (ebd., S. 159).

Wenn auch hier Sandra meint, Geld würde sie nicht geil machen, ändert sie kurz darauf ihre Meinung:

»F: Bist du auf Geld geil?
S: Ja, logisch bin ich das, sonst wäre ich ja nicht hier« (ebd., S. 188).

Und der Suchtcharakter, den man vermutet, bestätigt Sandra dann auch:

»F: Hast du eine liebste Beschäftigung?
S: Meine liebste Beschäftigung? Das ist eine Frage, du, einkaufen zu gehen« (ebd., S. 169).

Die Abhängigkeit wird auch durch folgendes Zitat belegt:

»Ich denke, da läuft auch auf einer unbewussten Ebene was ab, wenn Frauen anschaffen. Wenn sie sich zum Beispiel immer wieder verschulden und nie da 'rauskommen, dann kann das auch ein unbewusstes Ding sein, sich selbst das unmöglich zu machen, da 'rauszukommen, denn wenn man das wirklich wollte, dann würde man doch da 'rauskommen« (Hydra-Projekt, 1988, S. 29).

Das heißt, bezogen auf das Geld: Man würde es zurücklegen, sich eine wirkliche Macht aufbauen, um auszusteigen, was wohl alle Prostituierten wollen, so sehr sie auch ihre Tätigkeit anfangs oder eine Zeit lang idealisieren, um sich dann nur sehr schwer oder gar nicht aus der Abhängigkeit befreien zu können. Welldon (1988, S. 191) erfährt von einer Patientin:

»Am Geld war nur das Verdienen wichtig; sowie ich es aber in meinen Händen hatte, warf ich es weg, sogar auf dem Bahnsteig. Mir selbst konnte ich nie etwas Schönes kaufen. Das Geld war nichts als ein Symbol für den Wert, den ich für andere Menschen hatte. Deswegen sagte ich mir: ›Mist, ich werde hier doch nur beschissen, ich will das nicht mehr.‹«

Das Geld scheint mir mehrere Bedeutungen zu haben. Einmal steht es für Macht, wahrlich die Macht, die die Prostituierte dem Freier, die Frau dem Mann, nimmt und sich selbst zufügt. Insofern kann man auch das Geld als selbstbewirkte orale Zufuhr verstehen, schließlich gibt die Prostituierte all das Geld wieder aus, sie geht einkaufen, kauft endlos Kleidung und Schuhe; schließlich gibt es den Begriff der Kauf-Lust. Im Fallbeispiel der Barbara Valentine werden wir sehen, dass auch sie trotz beträchtlicher Einnahmen nie über Geld verfügte, immer Schulden hatte.

Ein weiteres Moment rückt die Prostitution wiederum in die Nähe der Perversion, denn das Geld verschafft Distanz, es gehört einfach zum Vertrag: Sex gegen Geld. Nicht etwa Sex durch Vergewaltigung, Sex aus Gefälligkeit, Sex aus Liebe, nein, entpersönlichter Sex *ohne Beziehung* außerhalb des Vertrags, und ein Zeichen dafür ist das Geld. Übrigens hat das Geld, das Honorar, in jeder Psychotherapie dieselbe Funktion, es ist ein Zeichen der Abstinenz, ein Zeichen der Begrenzung der Beziehung zwischen Therapeut und Patient auf die therapeutische Situation gemäß dem geschlossenen Vertrag (Hirsch, 2012, S. 25).

Das Geld bedeutet auch eine Schnittstelle zwischen positivem und negativem Selbstbild. Einerseits verschafft es ein Machtgefühl – das gehört zum positiven (wenn auch prekären) Selbstanteil –, andererseits ist es nie genug und wird natürlich wahre Bedürfnisse wie das Wirklich-gemeint-Sein und geliebt zu werden nicht befriedigen können. Und wenn es gar Suchtcharakter annimmt, gehört es bereits zum negativen Selbstanteil. Zum negativen Selbstbild gehört natürlich die Unmöglichkeit, in diesem Beruf zur Ruhe zu kommen; die Anstrengung, das Doppelleben aufrecht zu erhalten, letztlich doch die Erniedrigung, die die Prostituierten realisieren müssen, wenn sie einmal die Illusion von Macht über den Freier verlieren. Sogar Sandra, die doch scheinbar selbstbewusst den Eindruck des Selbst-Gewollten macht, der überlegenen Spielerin, hadert dann doch mit dem Beruf, mit sich selbst und auch ihrem Körper:

> »F: Und worin besteht die Erniedrigung?
> S: Das Gefühl, dass ich mich als Frau für so wenig Geld hergeben muss, dass ich im Grunde genommen wesentlich mehr wert bin, und trotzdem für ein paar Mark mich hinlegen muss, und mich von jedem ansabbeln lassen muss, weil ich bei jedem, der es hört, dass ich anschaffen gehe, gleich um mehrere Stufen sinke, und das ist für mich eine wahnsinnige Erniedrigung, das macht mich kaputt, deswegen bin auch zu der Überzeugung gekommen, dass ich das ganz bestimmt nicht mehr lange mache.«

Auch die Projektion des Negativen auf den Körper oder Körperteile im Sinne der Dysmorphophobie kommt vor:

> »F: Hast du Komplexe?
> S: Ja.
> F: Was für welche?
> S: Du, nur durch das Anschaffen, weil ich 'ne Tille bin.
> F: Das ist das Einzige?
> S: Ja, und mein dicker Hintern, ja, das ist ein Komplex von mir, das ahnst du nicht, ich ziehe keine lange Hose an ohne irgendwie eine schicke Weste drüber oder jetzt so diese Kleider drüber, ich würde nie eine Hose tragen, wo nun der Hintern abgemalt ist, trage ich nicht, Hubert. Ich finde das abscheulich, eine Frau braucht es doch nicht unbedingt zu zeigen, was nicht vorteilhaft ist« (ebd., S. 197).

Die wichtigste Manifestation des negativen Selbstbildes liegt in der abhängigen Beziehung zum Zuhälter, gerade weil der positiv abgebildet wird (er ist eben der Mächtige). Es ist logisch: Das negative Selbstbild korrespondiert mit dem idealisierten, als positiv erlebten Bild vom starken Mann, der schützt, der da ist und liebt (auch wenn er ausbeutend und brutal ist). Dementsprechend ist das positive Bild von sich selbst komplementär zu dem negativen Bild des anderen Mannes, des Freiers, der als schwach verachtet wird. Sandra hat zwar keinen Zuhälter, sagt aber doch:

> »Weißt du, ich muss jemand um mich 'rumhaben, muss das Gefühl haben, mich irgendwie um jemand quälen zu können. Und deswegen haben die meisten Frauen, die anschaffen gehen, einen Zuhälter, weil sie nicht alleine sein können, das ist der Grund« (Fichte, 1972, S. 187f.).

Von der Seite des Zuhälters sieht es etwas anders aus, kommt jedoch auf dasselbe hinaus:

> »Doch eine Regel galt für alle: Ob Anfängerin oder Fortgeschrittene, ob gut oder schlecht, eine Hure durfte ich niemals allein lassen. Kontrolle brauchten alle, und wollten auch alle – auch die Ausgekochten unter ihnen. Ich kannte keine Hure, die Kontrolle lästig fand. Im Gegenteil, je öfter ich auftauchte, um so größer war die Freude. Das war die nächste Falle, in die sie gingen. Sie verwechselten Kontrolle mit Kümmern« (Marquardt, 2007, S. 79).

Hier werden Verhältnisse des Straßenstrichs wiedergegeben, die eine andere, brutalere Welt darstellen als aus den bisher referierten Berichten und auch aus meinen Fallbeispielen klar werden konnte. Die Prostituierten im Bordell und gar die selbstständig arbeitenden leben doch gewaltfreier und sind wohl auch nicht auf diese Art von Schutz durch einen Zuhälter angewiesen. In dem schonungslosen Bericht Andreas Marquardts gibt es viele Momente, in denen die von ihm abhängigen und für ihn arbeitenden Frauen trotz oder vielmehr *wegen* der zum Teil brutalen Misshandlungen bei ihm bleiben oder zu ihm zurückkehren und sich umso abhängiger fühlen. Freudig kümmern sie sich um ihn, geben ihm alles (natürlich das Geld) und wähnen sich als die einzige von ihm Geliebte.

Das »Geheimnis« des Sadomasochismus lässt sich für mich einfach lösen: Liebe ist einmal mit Gewalt verbunden gewesen (schon Berliner, 1947), die Liebe eines Kindes zusammen mit seiner absoluten Abhängigkeit von denen, die es quälten und missbrauchten. *Wie* die internalisierte Gewalt sich nun oft über den ganzen Lebenslauf hinweg ent-äußert, sich anderer Objekte bedient, hängt wiederum mit den verschiedenen Formen der Identifikation mit dem Aggressor (Hirsch, 1996a) zusammen: Die »männliche«, imitierende Identifikation bedeutet: »Nie wieder Opfer sein, immer Täter sein, auf jeden Fall ›oben‹ sein, nichts mit sich machen lassen, immer selber machen!« Die »weibliche«, unterwerfende Identifikation bedeutet: »Ich bin nichts wert, mit mir kann man's machen, mit mir hat man es schon immer gemacht, ich bin sowieso schuldig, ich kann froh sein, dass ich überhaupt noch für jemanden wichtig bin, auch wenn es weh tut.«

Es liegt auf der Hand, dass physische Misshandlung und Vernachlässigung eine große Rolle gespielt haben müssen in den Familien der später sich Prostituierenden, und da es um Sexualität geht, liegt es nahe, regelhaft sexuellen Missbrauch in der Vergangenheit zu vermuten. Schon früh hat in einer ersten familiendynamischen Untersuchung Flügel (1921) 103 in Chicago aufgegriffene Prostituierte befragt, von denen 51 Prozent Inzestopfer waren. Eine neuere Zahl: 95 Prozent der Prostituierten, die das Gesprächsangebot einer Beratungsstelle in einem Berliner Bezirk annahmen, waren in der Kindheit sexuell missbraucht worden (Marwitz et al. 1990; Hirsch, 1987, S. 228). Sandra berichtet ohne Scheu von ihrem Missbrauch im Alter von ungefähr neun Jahren durch einen Mann aus der Nachbarschaft, wenn sie ihn auch als relativ harmlos erinnert. In meinen beiden Fallbeispielen ist die Konstellation deutlich so, dass die Mutter als zurückweisend und kalt, sogar feindlich und ablehnend erlebt wird, während es zärtliche Erinnerungen an einen sicher zum Teil idealisierten Vater gibt. Nach dem, was die

Patientinnen über die Beziehung zu ihm berichten, muss man annehmen, dass zumindest ein latenter Inzest (Hirsch, 1993) vorgelegen hat, jedenfalls eine wenigstens subtile Sexualisierung der Beziehung, wenn auch manifeste Übergriffe nicht erinnert werden. Das entspricht auf den ersten Blick einer ödipalen Dynamik, die Analytiker für den Fall der Prostitution aber schon seit geraumer Zeit als nur scheinbare berichtet haben (s. o.). Durch die unterwerfende Identifikation wird unbewusst der Missbrauch, wenn er denn erinnert wird, bagatellisiert und der Vater oder die Vater-Figur idealisiert, und so stellt auch die Prostitution eine Karikatur dieser inzestuösen Familiendynamik dar: Der gewaltsame Zuhälter ist einerseits der idealisierte Vater, Machtgefühle und Triumph *über* den Vater werden andererseits dem Freier gegenüber ausagiert, letztlich aber wird die kompensatorische oder gar heilende Funktion, die dem Agieren vielleicht in einer illusionären Hoffnung zugeschoben wird, nie erreicht. Das Böse, Zerstörerische fällt auf die Prostituierte zurück, die über kurz oder lang einsehen muss, dass sie »davon loskommen« will, wie von einem Suchtmittel.

Der Zuhälter

Wie schon erwähnt, enthält die Psychodynamik des Zuhälters die absolute Notwendigkeit, die Macht über die Frau zu behalten – mit allen Mitteln, in noch viel größerem Maße als die Prostituierte ein Machtgefühl über ihre Freier nötig hat. In dem Bericht von Marquardt (2007) durchzieht dieser unbedingte Machtwille das ganze Buch; die Angst dahinter ist stets spürbar, einmal der Unterlegene und Opfer der Frau zu sein. Da der Zuhälter in diesem Fall Opfer eines langjährigen und jedenfalls psychisch brutalen, manifesten Mutter-Sohn-Inzests gewesen ist, muss natürlich angenommen werden, dass der Machtverlust bedeutet, wieder in die Ohnmachtsposition des kleinen Jungen zurückzufallen. »Ja, ich habe auch gebrüllt und geschlagen, obwohl ich wusste, oft effektiver wäre es, weich und einfühlsam zu sprechen. Das Prinzip Zuckerbrot und Peitsche verlangte sehr viel Gespür für das Machbare« (ebd., S. 76). Oder: »Zuhälter haben Huren zu führen und aufzuklären. [...] Zur Hure wird eine Frau nicht durch die Freier, zur Hure macht sie ihr Zuhälter. Eigentlich war ich ein Erzieher« (ebd., S. 77f.). Er war der Erzieher, damals war die Mutter die zweifelhafte »Erzieherin«. Man wundert sich, wie Marquardt immer wieder derart masochistische Frauen finden und zur Prostitution bewegen konnte; man muss vermuten, dass sie sich *erkannten*, Zuhälter und künftige Prostituierte, *beide Inzest-Opfer*, wenn sich ihre Blicke kreuzten. Marquardt beschreibt mehrfach, wie er in einer Bar oder einem Club intuitiv unter den Mädchen die herausfand, die ihm zu Willen sein und sich auf den Strich schicken lassen würden. Oder auch:

> »Frauen hatten sich gefälligst untertänig zu verhalten, Frauen mussten dienen – und dabei lächeln. Dafür hatten sie über ihren Schatten zu springen. Wenn nicht, gab's Tritte und Schläge. Zuerst dienten sie Andreas Marquardt, dann dienten sie den Freiern, weil ich das verlangte. Freier waren damals in meinen Augen auch minderwertig, aber immerhin Männer« (ebd., S. 80).

Betrachtet man die Dynamik des Zuhälters unter dem Gesichtspunkt der Dreiecksbeziehung, kann man feststellen, dass er in seiner Phantasie – und er tut alles, um diese in die Realität umzusetzen – der absolute Herrscher über beide ist: Mutter und Vater sozusagen. Denn über die Frauen muss er absolut herrschen, wie wir gesehen haben. Den Mann, also den Freier, macht er zu einem verachtenswerten Würstchen, dem er haushoch überlegen ist, der seine Macht (Geld) der Mutter (Hure) gibt, die sie wiederum ihm, dem *König der Welt*, abliefert.

Aber es dauerte lange, bis er nicht mehr der kleine Junge der Mutter war. Auch nachdem er längst ausgezogen war, drängte sich in seiner Vorstellung immer die Mutter dazwischen, wenn er Sex hatte, sodass er die Kontrolle verlor und impotent wurde.

> »Ich wollte nicht wahrhaben, dass Mutter mir immer noch wie ein Klotz am Bein hing und sich gnadenlos zwischen mich und meine Frauen schob. Dass sie gegenwärtig war wie ein Schatten, nicht rauszuhalten war. Als würde sie zuschauen und mich bei Sachen ertappen, die ich nicht gut genug machte« (ebd., S. 92).

Erst als er entdeckte, dass seine zunehmende Aggressivität und Brutalität von den Frauen nicht nur nicht abgewehrt, sondern geradezu ersehnt war, gewann er wieder die Oberhand, bis er schließlich in den »Beruf« des Zuhälters hineinwuchs.

Trotzdem gab es wohl noch immer eine gewisse latente Angst, unzulänglich, impotent zu sein, denn er interessierte sich für die Penisse der Freier seiner Mädchen. Vermutet man zu viel, wenn man hinter dem Interesse an den Penissen der (hier nun plötzlich) mächtigen Freier eine Sehnsucht nach einem mächtigen, triangulierenden Vater sieht, mit dem sich der kleine Junge im Zuhälter identifizieren möchte? Die Dynamik erinnert jedenfalls stark an den Patienten Joyce McDougalls (1986), Jason, der immer einen anderen, starken und fremden Mann im Hintergrund brauchte, wenn er sich einer Frau sexuell nähern wollte (vgl. das

Kapitel *Psychodynamik des Sohnes*, Abschnitt *Vater-Sehnsucht: »Der Mann hinter der Frau«*, S. 45ff.).

> »Manchmal wollte ich von meinen Huren […] genauer wissen, was für Penisse die Freier in der Hose hatten: ›Na, wie war's heute? Waren Typen dabei gewesen, die richtig große Schwänze hatten? Sag schon! Hast dein Fett hoffentlich abgekriegt.‹ […] In meiner Phantasie hatten große Schwänze Macht, sie bestraften Frauen, denn so ein Riese erniedrigte und demütigte. […] Ich hatte mich mit großen Schwänzen identifiziert und stellte mir vor, wenn so ein Monsterding in eine Frau eindringt, muss sie sich wie in einem Schraubstock vorkommen. Was wiederum barbarisch wehtun würde, und je gigantischer der Schwanz, desto höllischer wären die Schmerzen. Ziehen, reißen, wehtun – diese Vorstellung machte mich regelmäßig munter« (ebd., S. 100).

Die Phantasie einer (vom Vater des kleinen Jungen von damals) geborgten sadistischen, monströsen Potenz.

Soll man es Ironie nennen, dass Marquardt dann doch von einer Frau zu Fall, das heißt ins Gefängnis, gebracht wurde? Es war eine seiner Frauen, die ihn wohl wirklich liebte und bei der er die körperliche Gewalt übertrieben hatte, weil sie ihn massiv bedrängte. Sie war derart extrem eifersüchtig, als sie realisierte, dass sie nicht die Einzige war, die er auf den Strich schickte und die überzeugt war, er würde sie lieben, dass sie ihn anzeigte, sozusagen die Macht (einer »Mutter«) über ihn gewann, der er doch auf gar keinen Fall mehr ausgeliefert sein wollte.

Der Freier

Über die Dynamik der Freier haben mich wenige Nachrichten erreicht. Stellt man sich vor, wie viele Männer – es geht ja wohl in die Millionen – im Jahr Prostituierte aufsuchen, wird es nicht einfach sein, eine bestimmte charakteristische Psychodynamik zu destillieren. Als die bürgerlichen Verhältnisse noch nicht gerade intakt, jedoch geordnet waren insofern, als der gestandene Bürgersmann, der eine Existenz gegründet und Erfahrungen mit Frauen bereits gesammelt hatte, bereit war, standesgemäß zu heiraten, so wurde ihm von einer entsprechenden Familie ein viel jüngeres Mädchen (vgl. *Effie Briest* von Theodor Fontane) versprochen und vermählt. Wie immer die beiden zueinander standen, Sexualität diente der Fortpflanzung, und zumindest nach einiger Zeit erlosch die vielleicht anfangs vorhandene Leidenschaft; an Trennung und Scheidung war nicht zu denken, sodass der obligatorische Bordell-Besuch des Mannes als stabilisierendes Moment doch eigentlich willkommen war.

Heute sind die gesellschaftlichen Verhältnisse im Fluss, aber ich kann mir denken, dass die Prostitution für den Ehemann eine ähnliche Möglichkeit wäre, das Gefühl zu bekommen bzw. einer Phantasie Realität zu verschaffen, nämlich etwas zu bewirken, wenn er das Gefühl entwickelt, in der Ehe seiner Freiheit allzu sehr beraubt zu sein. Einem ähnlichen Muster würde das »Fremdgehen« folgen: Die Ehe bleibt (erst einmal) bestehen, das abgespaltene sexuelle Leben mit der Geliebten stabilisiert die Verhältnisse, bis dann die Spaltung nicht mehr aufrecht erhalten werden kann und eine Krise ausbricht. So kann ich mir vorstellen, dass der Ehemann Prostituierte aufsucht in Zeiten der Frustration, der sexuellen Frustration in der Ehe, aber besonders aufgrund des Gefühls des Festgelegt-Seins, zum Beispiel durch die Geburt eines ersten Kindes oder den gemeinsamen Erwerb einer Immobilie (Hirsch, 2006). Die unbewusste Phantasie dürfte sein, ein Opfer einer übermächtigen Frau zu sein, der Ehefrau, auch wenn sie gar nichts tut, und ihrer Macht etwas entgegensetzen zu müssen – eigentlich in kleinem Maßstab ähnlich der Angst des Zuhälters, einer »Mutter« (wieder) ausgeliefert zu sein!

Der Freier könnte auch einer ödipalen Rettungsphantasie erlegen sein. Stellt man sich das ödipale Dreieck seiner Kindheit vor, könnte es sein, dass sich damals der Vater aus dem Familienleben zurückgezogen hat, abwesend ist, die Beziehung zu seiner Frau erkaltet, diese ist vielleicht depressiv, sodass der Sohn durch familiendynamische Delegation sich gedrängt fühlt, die Mutter zu retten, ihr zu helfen als kleiner Mann, ihr das zu geben, was der Vater nicht (mehr) gibt (Partnerersatz, Rollenumkehr). Wenn der Ehemann nun wiederum in Krisensituationen das (unbewusste) Gefühl entwickelt, zu Hause nichts mehr bewirken zu können, wendet er sich einer Prostituierten zu, die er meint retten zu können wie damals die Mutter. Für diese Dynamik gibt es Anhaltspunkte in der von mir bisher verwendeten Literatur über Prostitution, zum Beispiel im Hydra-Projekt (1988, S. 33):

> »Die meisten Männer, die ich kennengelernt habe, wollen hören, dass man weiß Gott wie in Not ist. Deshalb stoße ich auch immer wieder auf Erstaunen, wenn ich ihnen sage, dass es nicht so ist. Dann fallen sie fast rückwärts in Ohnmacht, wenn sie nicht schon im Sessel sitzen würden. Die meisten wollen hören, dass man

irgendwie in Not ist, denn ich glaube, die meisten Männer brauchen auch eine Rechtfertigung, warum diese Frau das macht, mit der sie ins Bett steigen. Da ich mit meiner Brille ja immer etwas intellektuell aussehe, wollen sie von mir z. B. am liebsten immer hören, dass ich eine arme Studentin bin oder irgend so'n Scheiß, und dann fällt ihnen der Unterkiefer runter, wenn ich ihnen sage, dass es nicht so ist. Manche finden es toll, die meisten glauben es nicht oder wollen es nicht glauben.«

Oder auch (ebd., S. 86):

»Das heißt also, wenn du dich da stolz hinsetzt und sagst, ›nun, ich bin Nutte, und ich arbeite so und ich will so arbeiten, ich will vernünftig so arbeiten und will meine Kohle scheffeln‹, dann fällt den meisten der Unterkiefer runter, wenn du nicht auf armes Wesen machst, das aus Versehen da reingerutscht ist und jetzt ach wieder nicht rausfindet.«

Problematisch wird es allerdings, wenn die Prostituierte auf dieses Rettungsbedürfnis des Freiers eingeht und über den Vertrag – Sexualität gegen Geld – hinausgehende Forderungen stellt. Etwa, wenn sie sagt, sie habe Schulden, müsse einen Kredit abbezahlen, eine Krankenhausrechnung begleichen etc. und dabei vorspielt, dass eine Liebesbeziehung entstanden sei. Ist aber das auch nur vorgespielt – wie ja die Prostitution eigentlich ein illusionäres Spiel von Leidenschaft, Gemeint-Sein, Toll-Sein, Potent-Sein ist, ein Vorspielen auch eines Orgasmus ist –, wird aus dem vermeintlichen Retter leicht ein Opfer werden.

In anderen Fällen könnte die Dynamik sein, dass ein Mann überhaupt Schwierigkeiten hat, eine auf Gegenseitigkeit beruhende Partnerbeziehung einzugehen, letztlich aus übergroßer Nähe-Angst, die man wiederum zurückführen kann auf Familienverhältnisse, in denen die Mutter auf die eine oder andere Art dominant war, während der Vater in seiner Funktion als Vater ausfiel bzw. abwesend war. Dem Mann, der vor Sexualität mit einer Frau, mit der er eine Liebesbeziehung eingegangen ist, zu viel Angst hätte, und zwar *weil* es eine Liebesbeziehung ist, würde der Vertrag mit der Prostituierten einen Schutz liefern. Es gäbe so keine Beziehung, die zu große Nähe bedeuten könnte, kein Verschlungen-Werden, keine Ent-Individualisierung, keine Freiheitsberaubung … In diesem Zusammenhang wäre das Geld auch sehr wichtig, das ja zum Vertrag gehört (s. o.), und eine Ahnung davon wird Lew Tolstoi (1890, S. 20) gehabt haben, denn er schreibt in seiner *Kreutzersonate:*

> »Ich erinnere mich, welche Qual es mir bereitete, als ich einstmals einer Frau, die sich mir wahrscheinlich aus Liebe hingegeben hatte, kein Geld hatte geben können, und wie ich mich erst beruhigte, als ich ihr eine gewisse Summe übersandt und damit zu verstehen gegeben hatte, dass ich mich nunmehr ihr gegenüber in keiner Weise für moralisch gebunden erachte.«

Ich denke, der Freier geht zur Prostituierten mit der unbewussten Phantasie, er wäre der Potente, der bestimmt, das Geschehen im Griff hat und der das Geld, also Macht besitzt. Die Prostituierte spielt das Spiel mit, wenn sie sagt »O bist du toll, du machst das wunderbar, so macht das keiner!« etc. Tatsächlich gibt er sein Geld aber ab und gibt der Prostituierten das Gefühl von Macht, da sie es ihm genommen hat. Die Prostituierte hat nicht nur das Gefühl, sie bestimmt tatsächlich. (Dass sie wiederum Opfer des Zuhälters ist, steht auf einem anderen Blatt.) Das Doppelte von illusionärer Macht und eigentlich Ohnmächtig-Sein hat Luis Buñuel in seinem schönen Film *Belle de Jour* (Hirsch, 2008) in einer Szene beschrieben, in der ein Freier, ein »Professor«, korrekt gekleidet mit einem Köfferchen versehen, zur *Belle de Jour*, der Tages-Prostituierten also, kommt und ihr detaillierte Vorschriften macht, wie sie ihn sadistisch zu behandeln hat, während er als Dienstmädchen verkleidet auf dem Boden herumrutscht. Er hat also die Macht, das Skript vorzuschreiben, an das sie sich zu halten hat. In der Inszenierung bekommt sie aber (scheinbar) Macht über ihn, weil sie ihn sadistisch, erniedrigend behandeln muss. Das kippt aber, als sie einen Fehler macht und vom Skript abweicht. Er richtet sich erbost auf, was ihr einfiele, schließlich würde er sie dafür bezahlen, dass sie sich an die Regeln hält!

Sehr schön hat Welldon (1988, S. 152) die beidseitige Phantasie von Macht beschrieben:

> »Bei der Prostitution suchen beide Seiten die Machtstellung einzunehmen. [...] Was den einleitenden Vertragsabschluss [...] betrifft, so hat die Frau eindeutig das Sagen. Der Mann geht jedoch von den gleichen Erwartungen aus. Nach seiner Ansicht ist er es, der das Sagen hat, weil er der Zahlende ist; [...] er bezahlt für die Illusion, dass er nicht von einer alles durchdringenden Mutter vereinnahmt wird, und fühlt sich daher sicher.«

An das Ende des Kapitels möchte ich ein ausführliches Fallbeispiel setzen (auf der Grundlage der Protokolle, die in den Gruppensitzungen geschrieben wurden), in dem vieles von dem bisher Ausgeführten enthalten ist. Eine besondere Bedeutung kommt dabei der vielfältigen Dreiecksbildung zu.

Barbara Valentine

Frau Valentine litt unter schwankenden Depressionen und begann im Alter von 40 Jahren eine analytische Gruppenpsychotherapie. Aus den Sitzungen, in denen sie ihre Schwierigkeiten und Beziehungskonflikte bearbeitete, stelle ich hier Auszüge vor, die insgesamt für sich selbst sprechen und in denen die psychodynamischen Momente zu finden sind, die wir schon kennengelernt haben.

30. April 1990

Frau Valentine bringt sich ein:

> »Ich habe ganz starkes Herzklopfen. Seitdem ich weiß, dass eine Richterin und eine Kriminalbeamtin hier in der Gruppe sind, habe ich große Angst. Ich weiß ja nicht, wen ihr so kennt. Wieso soll ich da erzählen. Habe deshalb zwischendurch auch Herrn Hirsch angerufen. Es läuft ein Verfahren gegen mich: Vor einem dreiviertel Jahr hatte ich eine Haussuchung, es war schrecklich!«

Jemand fragt: »Nur wegen Kuppelei?« – Frau Valentine:

> »Wegen Förderung der Prostitution. Ich habe dabei aber gar kein schlechtes Gewissen. Die Mädchen machen das ja ganz selbständig, *die* kommen auf *mich* zu. Ich mache nur Werbung, gute Werbung. Und ich vermittele nach strengen Regeln. Ich weiß auch gar nicht, wer mich angezeigt hat. Ich fühle mich ungerecht behandelt. Ich finde, das schützt sogar die Mädchen davor, auf die Straße zu gehen und einem Zuhälter in die Hände zu geraten.«

Die Richterin fragt: »Warum machst du *das*?« Frau Valentine:

> »Ich habe sieben Jahre lang als Callgirl gearbeitet, international. Das hat mir großen Spaß gemacht, und ich bin stolz darauf. Weil ich so gut Kontakte knüpfen konnte. Ich hatte nie sexuelle Probleme, gar keine. Die einzige Schwierigkeit war, dass ich es der Familie gegenüber verheimlichen musste. Meine Eltern wissen es bis heute nicht.«

Theresa, die eine gewisse identifikatorische Verwandtschaft zu Frau Valentine empfindet und sich sehr für sie interessiert, fragt: »Warum machst du's denn jetzt selber nicht mehr?« – Frau Valentine:

> »Es ist eine Frage des Alters, ich habe nicht mehr so starke Nerven.«

Auf die Frage, warum sie es den Eltern nicht sagen kann, obwohl sie doch so stolz darauf sei, antwortet Frau Valentine:

> »Meine Mutter würde entsetzlich leiden. Mein Vater würde es sich erstmal ansehen, aber es wäre eine große Belastung für beide. Ich komme aus einer behütenden Beamtenfamilie. Noch immer fahre ich alle drei Monate für mehrere Tage hin; bestimmte Themen sind da ausgegrenzt. Ich möchte das nicht verlieren. Sie würden meine Leistung nicht anerkennen.«

Hier ist bereits eine Spaltung zu erkennen, die aufrechterhalten bleiben muss: Frau Valentine möchte schon längst Anerkennung, besonders vom Vater, bringt aber keine »Leistung«, die der Vater anerkennen kann, und die Leistung, die sie in der Rebellion und im Protest gegen die bürgerliche und in gewisser Weise inzestuöse Welt nötig hat, muss abgespalten und verheimlicht werden.

Frau Valentine:

> »Das ist zum ersten Mal etwas, das mir unheimlich Spaß macht. Der Anwalt, bei dem ich als Sekretärin arbeite, ist auch mein Anwalt in dieser Sache. Und auch mein Freund, Heinrich. Sicher weiß er über das, was ich mache, Bescheid, aber er hat damit nichts zu tun.«

Auch hier eine saubere Trennung, auf der einen Seite ihr Freund (gleichzeitig Arbeitgeber und Anwalt!), auf der anderen Seite ihre Tätigkeit. Ein Dreieck: Die Prostituierte, ihr Freund und die Freier.

Frau Valentine:

> »Ich stehe immer mit einem Bein im Gefängnis. Wenn eins von den Mädchen sauer auf mich wird, kann sie mich sofort in die Pfanne hauen. Das ist so stressig, so anstrengend. Seit anderthalb Jahren aber nicht mehr so, ich habe damals als Anwaltsgehilfin angefangen, seitdem habe ich nur noch ungefähr zehn Mädchen. Jetzt habe ich ein Vertrauensverhältnis zu jeder einzelnen aufgebaut; vorher habe ich nie Anerkennung gekriegt. Ich habe unheimlich viel Geld verdient und wieder verbraucht. Anstatt Anerkennung zu bekommen, bin ich einkaufen gegangen. Jede gute Hure kriegt Anerkennung von ihrem Freier, wenn sie es gut macht. Ich habe

mich immer als gute Schauspielerin gefühlt. *Privat* habe ich mich nie prostituiert. Da gibt's auch manchmal Schwierigkeiten mit meinem Freund, aber da bin ich ganz ich selbst: Wenn ich keine Lust habe, habe ich eben keine Lust!«

Auf die Frage, wie es denn mit ihren Beziehungen gegangen sei, berichtet Frau Valentine:

»In die erste Ehe bin ich mit 21 geraten, vom zweiten Mann bin ich seit sechs Jahren getrennt, die Beziehung hat sich überschnitten mit der zu meinem jetzigen Freund. Mit 24 hatte ich eine Infektion wegen der Spirale, da hat jemand unsteril gearbeitet, deshalb konnte ich wegen Tubenverschluss kein Kind haben. Dabei habe ich mir so unheimlich Kinder gewünscht, ich habe *alles* versucht. *[Frau Valentine weint heftig]* Das musste mal 'raus; mein Freund verträgt das nicht, wenn ich deswegen weine. *[Frau Valentine wird ziemlich wütend]* Dass ich das nicht in der Hand habe, das zu ändern! Jetzt fühle ich mich schon sehr erleichtert, ich konnte zu anderen Leuten nie darüber sprechen. Niemand hätte mich verstanden, meine Eltern wären mir auch keine Stütze. Mein Freund unterstützt mich auch nicht. Er hat zwar alles mitgemacht – die In-vitro-Fertilisation etc., aber gefühlsmäßig ist er gar nicht da. Wenn er meine Traurigkeit mal angenommen hätte!«

Sie weint wieder. Zwei Gruppenmitglieder möchten Frau Valentine in den Arm nehmen. Theresa denkt an die massenhaften Abtreibungen, die ihre Schwester schon vorgenommen hat (»Sie hat bestimmt 20 Kinder umgebracht!«). Ein Gruppenmitglied denkt, die Abtreibung sei nötig gewesen, »weil kein Mann da war«.

Frau Valentine berichtet von ihrer Tätigkeit als Edel-Prostituierte; sie spaltet deutlich zwischen ihrem Freund, von dem sie abhängig ist, und den bedeutenden, wohlhabenden Männern, die von ihr abhängig sind, und sagt: »Man kann natürlich nicht jeden Abend einen Orgasmus haben, schon gar nicht bei zwei Terminen am Abend, man muss ihn natürlich vorspielen, aber gekonnt!« Den Freiern gegenüber, so bedeutend und interessant sie sein mögen, ist sie die überlegene Spielerin.

In ihren beiden Ehen hatte sie immer Beziehungen nebenher, ihr hat das nie etwas ausgemacht, eigentlich auch den Männern nicht. In der Beziehung zum verheirateten Freund jetzt aber leidet sie unsäglich und ist sehr eifersüchtig. Der Unterschied ist nämlich: In ihren Ehen war sie die Aktive, die mehrere Männer hatte, nun ist sie die Passive, die ertragen muss, dass ihr Freund zwei Frauen hat. Sie habe alle Tricks angewendet, seine Ehe auseinanderzubringen, vergeblich. Nur in sein

Büro hat sie es als Angestellte geschafft, hat von dort die Ehefrau verdrängt, das ist gelungen. In ihrer Beziehung aber ist er der überlegene Spieler. Es geht also um Macht, wer oben ist und wer unten, um Freiheit und Abhängigkeit, und auch in den Ehen waren multiple Dreiecksverhältnisse nötig.

In einer nächsten Sitzung geht es um Beziehungen und sexuelle Probleme in ihnen. Theresa meint, sie hätten wohl alle sexuelle Probleme, sie glaube aber, nur Barbara habe keine. Sie finde es bewundernswert, wie Frau Valentine gesagt hat, sie hätte sich privat niemals prostituiert. Frau Valentine dazu:

> »Das stimmt, aber auf anderem Gebiet habe ich Probleme, ich kann mich finanziell nicht abgrenzen. Ich war immer mit Männern zusammen, die sehr autoritär waren, die gefordert haben. Ich habe mich immer um sie gekümmert, obwohl ich mich oft auch als schwach empfand. Aber Sex ist ein Mittel der Selbstdarstellung, ich beherrsche das Spiel. Man kann Macht über den Anderen haben und Freude dabei empfinden, wenn man erkennt, wie verrückt man den Anderen machen kann!«

Wieder die Spaltung: Sie war immer mit dominanten, fordernden Männern zusammen, um die sie sich kümmerte, während sie über die Freier, über die sie Macht hatte, triumphierte.

6. August 1990

Frau Valentine berichtet über den heftigen Streit wegen eines geplanten Urlaubs:

> »Die Frau meines Freundes hat heftigen Druck gemacht, er soll bleiben; ich wollte, dass wir fahren! Ich hab' ihn beschimpft bis unter die Gürtellinie, du Wicht, du Zwerg! Wir sind nicht gefahren. Ich habe mich tagelang verweigert, er kam auf mich zu, ich verliebte mich wieder in ihn, er machte mir einen Heiratsantrag, er will sich scheiden lassen. Weil aber nichts passierte, ist es wieder zum Streit gekommen, da habe ich endgültig Schluss gemacht, keine Sexualität mehr mit ihm. Ich spürte, dass ich damit Macht über ihn habe. Er warb dann ganz doll um mich. Wir sind ausgegangen, er schenkte mir Blumen, wir hatten einen romantischen Abend. Er wollte, ich nicht. Streit. Schluss. Für eine Woche. Danach war wieder Rieseninteresse aneinander.«

Es scheint, dass in den wenigen Monaten seit Therapiebeginn eine Entwicklung möglich war, die eindeutige Abhängigkeit vom Wohlwollen des Freundes und die Toleranz seiner Ehebeziehung sind deutlich vermindert.

Auf die Frage der Gruppe, ob das bei ihren anderen Männern auch so gewesen sei, sagt Frau Valentine: »Das gefühlsmäßige Auf und Ab erlebe ich jetzt zum ersten Mal, bei beiden Ehemännern war es nach einiger Zeit ein eindeutiger Trennungsprozess.«

Die Gruppe interessiert sich weiter für Barbaras Lebenslauf, offenbar besonders dafür, wer sie unabhängig von den Männern denn gewesen sei. Frau Valentine:

> »Ich glaube, ich habe damals das Sozialpädagogik-Studium abgebrochen, weil ich Angst hatte, ohne Eltern dazustehen. Ich wollte eigentlich was ganz anderes machen, etwas Kreatives. Ich habe eine starke Abneigung gegen alles soziale Engagement, obwohl ich mich ja auch so engagiere, irgendwie sozial. Meine Mutter ist ganz stark sozial eingestellt, überall ist sie eine freiwillige Helferin. Zuerst war ich Erzieherin und habe vier Jahre im Kindergarten gearbeitet, im Kinderkrankenhaus, in einem Heim. Aber ich habe das alles als sehr anstrengend empfunden.«

Theresa fragt: Wie kommt man denn von der Kindergärtnerin zu dem, was du jetzt machst? Bist du eine Männergärtnerin?! – Anknüpfend an das Thema »soziales Engagement« sagt Frau Valentine plötzlich:

> »Ich habe meinen Freund immer auf einen Sockel gestellt, immer bewundert, viel zu sehr idealisiert, wie meinen Vater. Ich kann meinen Vater nicht kritisieren, schon gar nicht wütend werden. Wenn ich was gegen ihn habe, schlägt mir das Herz im Halse, noch heute. Außerdem habe ich den heftigen Drang, mich um meinen Freund zu kümmern, ihn zu umsorgen, ich kaufe jeden Tag die teuren Lebensmittel, die er sich dann abends, wenn er vorbeikommt, wortlos aus dem Kühlschrank nimmt.«

Im Bereich »soziales Engagement« wieder eine deutliche Spaltung: Als Erzieherin fühlte sie sich zu sehr gefordert, musste sich zu sehr kümmern und hat den Beruf gewechselt: »Männergärtnerin«. Dort war sie die überlegene Spielerin; dem Freund gegenüber ist sie wieder die Abhängige, die sich kümmern, die sich opfern muss, wie dem Vater gegenüber.

5. November 1990

Frau Valentine hatte sich einige Zeit in der Gruppe zurückgehalten, Theresa fordert sie auf, zu berichten, wie es ihr geht. Frau Valentine:

> »Zurzeit geht alles schief, meine Grundstimmung ist negativ und traurig. Seit ich hier bin, verdiene ich viel weniger Geld. Dazu kommt das ewige Hickhack mit meinem Freund. Ich möchte aus der teuren Wohnung in seinem Haus ausziehen, ich kann sie mir gar nicht leisten, bin aber so blockiert, seit seine Frau aus dem Urlaub zurück ist. Mein Freund sagt, ich solle nicht ausziehen, sondern mehr anschaffen, dann hätte ich genug Geld.«

Das andere Dreieck: Frau Valentine – ihr Freund – seine Ehefrau mutet deutlich ödipal an.

Die Gruppe versucht, Barbaras Situation zu verstehen, indem sie sie an ihre Kindheit mit dem blinden Vater erinnert. In der Beziehung zu ihm habe doch sicher Körperkontakt eine große Rolle gespielt. Frau Valentine:

> »Durch die Gruppe ist mir erst klar geworden, dass mein sanfter Vater der eigentlich Dominante war, nicht, wie ich meinte, die immer nörgelnde Mutter. Er hat mich zu seiner zweiten Frau gemacht, das muss sie ja auch provoziert haben. Irgendwie ist es meine Natur, ich habe nie nur eine Beziehung gehabt, entweder hatte ich selbst andere Männer oder habe meine Partner immer ermutigt, auch andere Verhältnisse einzugehen. Früher, in meinen Ehen, habe ich mich immer als Sieger gefühlt, jetzt bei meinem Freund ist es nicht mehr so.«

Hier findet sich das (pseudo-)ödipale Beziehungsdreieck in der Lebensgeschichte wieder.

Theresa schließt sich nun an, indem sie von ihrer Schwester berichtet:

> »Meine Schwester ist vollbeschäftigt mit Magersucht, Bulimie, mit ihren vielen Abtreibungen, Drogen, Alkohol und Schönheitsoperationen. Meine Schwester will ihre Männer nicht ganz vereinnahmen, deshalb hat sie gar nichts dagegen, im Gegenteil, wenn sie sich für andere Frauen interessieren. Meine Schwester hat sich alle Männer immer total genommen, dann aber wie ein Spielzeug in die Ecke gestellt. Sie scheint das Gefühl zu brauchen: Ich kann selbst regeln, etwas dran drehen, so wie sie ihre Schwangerschaften selbst hergestellt und selbst abgebrochen hat. Am liebsten würde ich auch mal wie meine Schwester so mit Männern umgehen können, ich habe, glaube ich, ähnliche Anlagen. Dich, Barbara (Frau Valentine), finde ich wie ein Vorbild, eine Vollblut-Frau, deinen Abenteuergeist finde ich toll und würde gerne mehr wissen, wie du das mit der Agentur gemacht hast. Ich könnte nur davon träumen, in Wirklichkeit hätte ich nie den Mut dazu.«

Frau Valentine erzählt, wie sie sich im Umgang mit fremden Männern fühlt:

> »Seelisch habe ich mich wenig öffnen können. Es galt jedoch: Je höher eine Hure steht, desto mehr muss sie auch geben, deshalb habe ich versucht, es mir nicht anmerken zu lassen, dass ich alles wie ›daneben stehend‹ erlebte. Auf die Dauer ist mir aber dieses Spiel ganz schön anstrengend geworden, ich bin ziemlich unter Druck geraten. Die letzte Innerlichkeit fehlte, weil sie sich auch durch körperliche Erregung nicht herstellen lässt. Ich habe aber auch bewusst abgeblockt, dass es so weit kommt.«

Nun interveniert Erich, der große Angst vor körperlicher Nähe mit Frauen hat, sich aber viele Frauen wünscht, und der sich sonst kaum und schon gar nicht emotional in die Gruppe einbringt. Er kommt mit Beispielen aus der Geometrie, »wie erst mit Hilfe von dritten Punkten eine Ecke, d. h. eigentlich eine Seele [!] aufzubauen möglich ist«. – Als die Gruppe ärgerlich reagiert und zu bedenken gibt, dass ihm das Thema wohl große Angst macht, fährt Erich einfach fort:

> »Wie immer habe ich Schwierigkeiten mit Gefühlen, aber ich besitze ja keine Rechte, weil ich sowieso eine Macke habe. [*Plötzlich springt er auf, baut sich vor mir, dem Gruppenleiter, auf und schreit:*] So wie damals, als ich mit dem Fußball eine Scheibe zertrümmert habe und mein autoritärer Vater ausflippte und meine Mutter hilflos daneben stand und nichts tat und die dann bloß, um mich zu trösten, gesagt hat: Vater kann doch nichts dafür.«

Die Schilderung der Dynamik zwischen Prostituierter und Freier, die fehlende Emotionalität, die Machtverhältnisse, die Abhängigkeit und Bedürftigkeit der Männer, mit denen sich Erich offenbar identifiziert, führten einerseits zu einem Wutausbruch (gegen die Frau, die Mutter) andererseits zitiert er aber seinen autoritären, sozusagen kastrierenden Vater, als sollte der den armen Jungen triangulierend erlösen – auch ich habe ihn nicht geschützt.

7. Januar 1991

Frau Valentine kommt fröhlich in die Gruppe:

> »Ich habe mich jetzt klar von meinem Freund getrennt. Auch das Arbeitsverhältnis ist gekündigt! Wir bekämpfen uns jetzt nur noch mit unseren Anwälten! Er kann mir die Kaution nicht zurückzahlen und ich meine Mietschulden nicht, die ich bei

> ihm habe. Wir hatten so viele gemeinsame Interessen, auch sexuell haben wir uns sehr gut verstanden, aber immer wenn's finanziell brenzlig wurde, auch zwischen seiner Frau und ihm, musste ich geopfert werden!«

Theresa meint lakonisch: »Das ist meistens so, wer das Geld hat, hat die Macht.«

In der Prostitutionsdynamik hat der Freier das Geld, also die Macht. Die Prostituierte nimmt sie ihm aber ab, sie bekommt das Geld.

6. Februar 1991

Frau Valentine berichtet:

> »Ich bin ausgezogen, das ist mir sehr schwer gefallen, den Schlüssel aus der Hand zu geben, als ob ich den Boden unter den Füßen verliere. Zurzeit wohne ich bei einer Freundin, bis ich bei Theo [einem Freund von ihr] einziehe. Zuerst war ich sehr traurig, dann aber auch erleichtert, wenn auch heimatlos. Das Alte ist weg, das Neue noch nicht da. Ich bin erleichtert, dass seine Frau jetzt so weit weg ist. Ganz schlimm war die Eifersucht, als damals ihr Kind geboren wurde. Ich hatte da einen Traum: Lena [das Kind von ihnen] ist durch extrakorporale Befruchtung entstanden, von meinem Freund und von mir. Seine Frau darf es nur austragen. Ich kriege richtiges Herzklopfen, wenn ich den Traum erzähle. Mit meinem Freund komme ich im Moment gut klar, ich bin selbstbewusst, wie verliebt, er ist auch ganz lieb zu mir. Allerdings hat es ihn schon irritiert, dass ich mit Theo zusammenziehen will. Mir fällt gerade auf: Vielleicht ist er jetzt umgekehrt in der Situation, wie ich vorher war: *Ich* ziehe mit jemandem zusammen, *er* bleibt übrig.«

Ein Gruppenmitglied sagt: »Für dich ist das doch ein Fortschritt, ein Rauskommen, mehr kannst du doch erst mal nicht verlangen.«

Die Erklärung für die positive Stimmung ist einfach: Sie hat sich aus einer Abhängigkeit befreit, sie zieht aus eigener Macht mit jemandem zusammen, »er bleibt übrig«. Dadurch installiert sie ein neues Dreieck, kein ödipales, aber der eine Mann schützt sie vor zu großer Abhängigkeit vom anderen.

Der Traum scheint mir eine kreative Lösung aus dem Dilemma anzubieten, sich einerseits als die »richtige« Frau des Vaters zu fühlen, andererseits aber nicht fähig zu sein, ein Kind von ihm zu haben. Wenn die Mutter schwanger wird, wird in der ödipalen Abwehr die Tochter die Phantasie entwickeln, es sei eigentlich ihr Kind.

Es geht weiter mit dem Rivalitätsthema. Frau Valentine: »Die Rivalität mit anderen Frauen um einen Mann gibt mir einen richtigen Kick.« Ich gebe zu bedenken, dass sie diesen Kampf doch eigentlich verloren hat, als der Freund mit der Ehefrau ein Kind hatte und nicht mit ihr. Frau Valentine: »Ich fühle mich deshalb immer schon minderwertig, ich habe versagt, als Frau.« Ich sage: »Wie ein Kind, das den Kampf mit der Mutter um den Vater aufnimmt, aber schließlich resignieren muss; die wirkliche Macht hat die Mutter. Und die Eltern haben Sex, die Mutter kann schwanger werden, das Kind aber nicht.« Frau Valentine darauf:

> »Ich war fünf Jahre alt, als meine Schwester geboren wurde. Ihre Taufe wurde genau auf meinen Geburtstag gelegt, ich war total eifersüchtig, aber keiner hat mich beachtet. Ich soll immer gesagt haben, ich will sie nicht, schmeiß' sie in den Mülleimer. Dazu passt auch das Versagensgefühl, dass ich keine Kinder bekommen kann.«

Da sagt ein anderes Gruppenmitglied: »Meine Mutter hat auch erzählt, dass die Beziehung zwischen meinem Vater und mir so stark war, dass meine Schwester hat geboren werden müssen (*sie weint*). Ich habe meine Schwester auch nicht gemocht, gekratzt, gebissen, ich habe sie auf eine Eisfläche geworfen, und sie hat sich den Arm gebrochen.«

6. April 1991

Frau Valentine bringt sich wieder ein, nachdem sie sich lange Zeit zurückgezogen hatte. Seit die Gruppe größer geworden ist, fühlt sie sich nicht mehr wohl, sie hat Angst, gewisse Dinge nicht mehr sagen zu können, weil sie nicht verstanden wird, zum Beispiel beim Thema Prostitution. Sie spricht von einer Situation nach der letzten Gruppensitzung, in der sie einem anderen Gruppenmitglied leid tat, weil sie aufs Taxi warten musste. Sie weint.

> »Ich kann das Mitleid nicht leiden, ich hasse das wegen früher. Mein Vater tat allen leid, weil er blind war, und mir galt das Mitleid gleich mit, weil ich so eng mit ihm zusammen war. Meine Mutter stieß ins selbe Horn mit ihrem sozialen Tick; bei jeder Gelegenheit betonte sie, er ist blind, er ist blind! Ich hasse das! Mein Vater hat mir alles gegeben. Er war mir Vater und Mutter zugleich. Weil er arbeitslos war und Mutter gearbeitet hat, hat er mich gewindelt und gewickelt, ich hab ihn schon mit drei Jahren durch die Gegend geführt. Ich habe eher zu viel Zuwendung von ihm bekommen. Als ich endlich das Elternhaus verlassen hatte, hat er mich die erste Zeit jeden Tag angerufen. Wenn ich Freunde hatte, hat er die immer total kleingemacht.

> Ich hatte viele sexuelle Kontakte, aber den ersten wirklichen Geschlechtsverkehr erst mit 20. Ich wollte meinem Vater sogar erzählen, wenn's soweit ist. Er wollte aber nicht.«

Die Gruppe fragt nach; Frau Valentine darauf:

> »Ich bin so mit 20 oder 21 ausgezogen. Es hat lange gedauert, aber dann hat meine Mutter ein Ultimatum gestellt. Die eine war oben, die andere war unten, mein Vater lief vermittelnd hin und her, bis meine Mutter schrie: Entweder geht sie oder ich!«

Die Gruppe fragt nach ihrem ersten Mann, den sie dann direkt geheiratet hat. Frau Valentine:

> »Der war in Amerika gewesen, Flower-Power, Duft der großen weiten Welt. Er hatte Einfluss in der Clique. Ich habe mich immer zu solchen Männern hingezogen gefühlt, aber das hielt nie lange. Dann kam mein zweiter Mann, ein Holländer, durch ihn bin ich ja auch in das Milieu überhaupt erst hineingekommen. Vorher habe ich zwar schon davon geträumt und so, hätte mich aber nie getraut. In Berlin hat's dann angefangen. Einmal saß ich mit einem Gynäkologen da, der wollte mich noch davon abbringen. Ich passte am Anfang auch gar nicht in das Milieu, die Anpassung ging dann aber ganz schnell. Ich fand das ganz toll, wie die da lebten, was die sich alles leisten konnten.«

Ein Gruppenmitglied, Volker, sagt: »Du warst also jemand, der gleichzeitig bewundert und bemitleidet wurde.«

11. Juni 1991

Frau Valentine erzählt stolz, sie habe eine neue Arbeitsstelle, und zwar als Sekretärin im Büro von Theo, mit dem sie zusammengezogen ist. Dann:

> »Ich habe Angst, es geht zu sehr durcheinander mit Kolja [ihrem neuen Freund] und Heinrich [dem ehemaligen, verheirateten Freund]. Letzte Woche wollte ich mich von Heinrich trennen. Das hat nicht geklappt, obwohl ich in der Beziehung zu ihm auch stärker geworden bin, *ich* entscheide jetzt. [Und an mich gewandt] Das ist jetzt aber kein ödipales Dreieck! Diesmal habe ich extra drauf geachtet, dass keine Frau im Spiel ist. Sexuell verstehe ich mich mit Heinrich besser, bei Kolja habe ich Orgasmusschwierigkeiten.«

Theresa gibt zu bedenken: »Das Vertrauen zu Kolja fehlt ja auch noch.« Frau Valentine:

> »Ich weiß nicht, ich habe oft das Gefühl, Kolja will was von mir. Ich muss ihn ständig abblocken, und das verunsichert auch ihn wieder und so weiter. Soll ich das mit Heinrich doch beenden? Der ist in seiner Untreue doch ganz treu.«

Maria, die Richterin, sagt: »Du erzählst von Anfang an von deinem neuen Freund, dass er dich fangen will oder vereinnahmen oder so. Das er doch ohne dich klarkommen soll und sich nicht so abhängig machen. Dabei bist du doch eigentlich selbstständig.« – Darauf Frau Valentine: »Das ist das Wichtigste, dass er ohne mich zurechtkommt. Ich habe Angst davor, benutzt zu werden.«

Ein Gruppenmitglied gibt zu bedenken: »So richtig fallen lassen kannst du dich bei keinem von beiden. Vielleicht hast du Sehnsucht, dich mal ohne diese Hab-Acht-Stellung richtig fallen zu lassen.« – Frau Valentine: »Ich kann mich bei Heinrich jetzt fallen lassen. Aber nur weil da Konkurrenz ist.« Theresa stimmt zu: »Das war bei mir auch so, als ich schon längst verheiratet war und mit meinem Freund eine sexuelle Beziehung hatte.«

Also ein neues Dreieck, der ehemalige (verheiratete) Freund, der neue Freund und Frau Valentine. Ganz offenbar ist der eine Mann dazu da, dass der andere nicht zu abhängig wird und sie benutzt. Interessant ist, dass sie mit dem neuen Freund, Kolja, der sie mit seinen Nähewünschen bedrängt, sexuelle Schwierigkeiten hat, nicht aber mit Heinrich, als ob seine Ehe bzw. seine Frau für Distanz sorgte, sodass die körperliche Nähe erträglich ist.

3. Juli 1991

Frau Valentine:

> »Ich habe meine neue Arbeitsstelle bereits wieder verloren, es lag nicht an mir, die Firma hatte einen finanziellen Engpass und musste Mitarbeiter entlassen. Trotzdem hätte Theo meine Entlassung vielleicht verhindern können, aber er hat sich wohl Hoffnungen gemacht auf eine Liebesbeziehung mit mir. Die Geschichte mit Kolja war ihm ein besonderer Dorn im Auge, und gegen Heinrich hatte er schon leicht opponiert. Jetzt hat Heinrich totale Schwierigkeiten in seiner Firma, und er trägt auch dazu bei, dass es immer schlimmer wird. Ich habe total das Gefühl, mich um ihn kümmern zu müssen. Es ist alles so schwierig. Ich mache mir Gedanken wegen

> meiner zwei Leben und glaube, dass ich kein Büromensch sein kann, sondern mein Geschäft mit der Prostitution doch meine Welt ist. Vielleicht kehre ich ganz zurück, wenn es geht. Komisch, dass ich immer noch das Gefühl habe, dass ich damit meine Eltern bestrafe.«

Auch das ist eigentlich ein Dreieck: Die bürgerliche Welt (»Büromensch«, die bürgerliche Beamtenfamilie, aus der sie kommt), auf der anderen Seite die Welt der Prostitution und Frau Valentine als dritter Punkt in diesem Dreieck.

Bald nach dieser Sitzung kündigte Frau Valentine an, die Therapie beenden zu wollen, es ginge ihr zwar viel besser, sie fühle sich viel freier als zuvor, aber richtig entscheiden, wie sie leben wolle, könne sie sich noch nicht.

Shame[4]

Der Film *Shame* (U.K. 2011) von Steve McQueen mit den wunderbaren Schauspielern Michael Fassbender und Carey Mulligan scheint mir absolut zum Thema dieses Buches zu passen. Ein erfolgreicher junger Mann im zeitgenössischen New York versucht durch zwanghaften, unpersönlichen oder autoerotischen Sex das Bewusstsein von seiner katastrophalen Beziehungsunfähigkeit und entsetzlichen Einsamkeit gar nicht erst entstehen zu lassen. Erst einmal leidet er nicht unter dem, was man massive Sexsucht nennen muss, aber nach und nach bricht die Abwehr zusammen, besonders weil seine eher hysterisch-labile Schwester darauf besteht, dass Beziehungen notwendig sind, ja, dass sie schon trotz aller Abwehr längst existieren.

In diesem Film gibt es keine Vergangenheit, keine Mutter, keinen Vater, keine Familienverhältnisse. Welche traumatisierenden familiären Erfahrungen zum jeweils verschiedenen Leid oder Leiden der Geschwister geführt haben mögen, erfährt der Zuschauer nicht, er ist auf seine Vermutungen angewiesen. Gerade das aber macht die Identifikation mit den schließlich vergeblich gegen ihr Schicksal ankämpfenden Protagonisten so bedrohlich: In diesem Vakuum muss jeder seinen eigenen kleinen oder großen Mangel an genügend guten Beziehungen damals und heute sehen – er wird in den Film hineinprojiziert.

Warum gehen wir ins Kino? Aus demselben Grund, der uns ins Theater oder in die Oper gehen und uns Romane lesen lässt: Wir wollen menschliche Konditionen, Schicksale, Traumata, auch Heldentaten vorgeführt bekommen, mit denen wir uns identifizieren oder gegenidentifizieren (»Gott sei Dank, ich bin

4 Leicht veränderte Fassung einer Veröffentlichung: Hirsch, M. (2015a): Film-Revue: »Shame« von Steve McQueen. *Psyche – Z. Psychoanal., 69*(1), 64–70.

nicht so!«) können, ohne selbst Opfer zu werden oder handeln zu müssen. Daher geht es im Kino so oft um »sex and crime«, letztlich also um den Sexual- und Aggressionstrieb, der in uns steckt und den wir nicht oder vielleicht selten so ausleben können, wie wir es auf der Leinwand miterleben dürfen.

Warum aber wird in vielen Filmen, die von schwierigen Charakteren und deren Konflikten oder desolaten sozialen Beziehungen handeln, so wenig über die Psychogenese mitgeteilt? Vielleicht, damit der Zuschauer sich eher identifizieren und nicht so leicht denken kann: »So schlimm war es damals bei mir ja nun doch nicht, deshalb bin ich ganz anders und weit entfernt von der dargestellten Problematik.« Insofern ist Guattaris bekannter Spruch, das Kino sei »die Couch der Armen«, ein witziges Bonmot, aber trifft es deshalb nicht, weil das Geschehen auf der Leinwand draußen bleibt und nicht, wie in einer tiefergehenden Therapie, von innen kommt, die eigene Lebensgeschichte neu aufrollt und Beziehungserfahrungen (in der Übertragung) ans Licht holt, die endlich mit den passenden Affekten verbunden werden können. Das Kino kann einem also nicht die notwendige Trauerarbeit (Trennung von den hier geschilderte destruktiven primären Objekten) abnehmen.

Der beeindruckende Film *Shame* von Steve McQueen bezieht seine Spannung aus den jeweils verschiedenen Bewältigungsversuchen der beiden Protagonisten, Bruder und Schwester, die man im Falle des Mannes als sexuell perverses Agieren diagnostizieren muss, während die Frau sich in ein appellativ hysterisches Verhalten flüchtet. Beide konnten offenbar mit ihren jeweiligen Mitteln im Film nicht näher geschilderte, extrem defizitäre familiäre Verhältnisse in ihrer Entwicklung überleben. Während der erfolgreiche Geschäftsmann ein scheinbar »normales« Leben, mit Hilfe einer allerdings extremen Sexsucht, führen kann, ist seine Schwester offen lebens- und beziehungsunfähig, aber auch leidensfähiger als der männliche Held. Als sie immer mehr in sein Leben eindringt, ist sein prekäres Gleichgewicht von Erfolg um den Preis der Sucht bedroht; um sich nicht in der Schwester erkennen zu müssen, steigert er sich zu extremen Formen von sexuellem Agieren, während sie einen Selbstmordversuch unternimmt. Das Ende bleibt offen, wenn auch der Held eine Entwicklung zu größerer Beziehungsfähigkeit (er ist um die Schwester besorgt), Selbstreflexion und damit Schamfähigkeit genommen hat, auch kann er auf sein suchtartiges Sexualverhalten verzichten.

Schon am Anfang des Films verwirren die Bilder den Zuschauer: Es entsteht ein unheimliches Gefühl von Fremdheit, Derealisierung und Depersonalisation, wie durch eine Ouvertüre (»Don Giovanni«!) für das kommende Drama. Der Held, Brandon, liegt allein minutenlang regungslos im Bett, dann steht er allein in einem New Yorker U-Bahnhof, es folgt eine Sequenz, offenbar eine Erinnerung (wie im Traum, in dem »plötzlich« die Szene wechselt): Nach dem Geschlechtsverkehr mit einer Frau ertönt vom Anrufbeantworter die Stimme einer anderen Frau, die schon weiß, dass er sie nicht sprechen will, ihn aber trotzdem eindringlich beschwört: »Geh' ran!« Dann wieder in der U-Bahn: Eine junge Frau sitzt ihm gegenüber, die Blicke treffen sich, sie lächelt schüchtern, schlägt die Augen nieder.

Peter Handke (2004) hat ein Buch geschrieben: *Don Juan (erzählt von ihm selbst)*, und man geht wohl nicht fehl in der Annahme, dass der Autor auch von *sich* selbst berichtet. Don Juan »arbeitet« mit Blicken: »Nicht er war es dann, der mit der Braut den Blickwechsel begann. Zu allererst richtete sie die Augen auf ihn« (ebd., S. 63). Handkes Don Juan ist zu Gast bei einem Hochzeitsfest, er reagiert erschreckt auf den Blick der Braut.

> »Es war kein besonderes Blickewerfen, nichts als ein Augenaufschlag. So schöne Augen, und sie, ohne ein Zutun, machte ihm mit diesen so schönen Augen die schönsten der Augen. [...] Es gab kein Zurück mehr. Ein Ausweichen kam für Don Juan nicht in Frage, er hatte sich der fremden Frau darzustellen, es war seine Pflicht« (ebd., S. 64f.).

Und weiter heißt es:

> »Don Juan war kein Verführer. Er hatte noch nie eine Frau verführt. [...] Er hatte eine Macht. Nur war seine Macht eine andere. [...] Don Juans Macht kam von seinen Augen. [...] Es war umgekehrt eher so, dass er mit seinem Blick [...] das Begehren der Frau freisetzte. Es war ein Blick [...], der handelte« (ebd., S. 73ff.).

Es kommt wohl aufs Gleiche heraus, wer zuerst blickt; zwei Augenpaare treffen sich, die zueinander passen.

Zurück zum Film. Durch den Szenenwechsel von den Erinnerungen an eine Prostituierte, an seine zwanghafte Masturbation in der Dusche (begleitet von der Frauenstimme auf dem Anrufbeantworter) hin zu der aktuellen Situation in der U-Bahn wird uns das ganze Drama bereits vorgeführt: Einsamkeit – Beziehungsunfähigkeit – eine Leere, die mit zwanghaftem Sex gefüllt werden muss. Die Stimme auf dem Anrufbeantworter will dagegen eine Beziehung: »*Ich* bin es, die dich anruft.«

Dann wieder in der U-Bahn: Das Mädchen spielt mit, es ist zunehmend erregt durch den Blick. Der Zuschauer mag sich ausmalen, was sich die beiden jeweils vorstellen. Das Mädchen bekommt jedoch Angst vor der Realisierung ihrer Phantasie, verlässt die Bahn, der Jäger eilt hinterher, die Beute entkommt. Bisher ist außer vom Anrufbeantworter kein Wort gesprochen worden.

Worte zwischen den Menschen zeigen Beziehung an – die perverse Handlung vermeidet das Sprechen, das Wort.

Brandon ist erst einmal die Kontrolle selbst, zwanghaft beherrscht er seinen Alltag, seine Wohnung ist minimalistisch eingerichtet und zwanghaft ordentlich, seine Sexualität ist solange unter Kontrolle, wie sie ritualisiert bleibt, bis sie ihm später allerdings suchtartig entgleitet. Der Zwang wehrt ja ganz allgemein eine übergroße Angst ab, und eine Hauptquelle der Angst scheint für Brandon Nähe in Beziehungen zu sein, die für ihn Kontrollverlust und damit die Gefahr der Auflösung, der psychischen Desintegration bedeutet. Ganz anders die Schwester, Sissy, die vergeblich versucht, Brandon anzurufen: Sie versucht, das Liebesobjekt zu beherrschen, zu kontrollieren, den befürchteten Verlust dadurch zu vermeiden, dass sie das Objekt mit ihrem hysterischen Terror zwingen will, für sie da zu sein. Im Film versagen letztlich beide Strategien.

In der Firma, vielleicht einer Werbeagentur, fallen Wörter wie »trostlos, widerwärtig, aufdringlich, Zynismus, der sich in Respekt verwandelt«. Man hat Brandons Computer mitgenommen – »irgend so ein Virus«, sagt man ihm. Er ist irritiert, auch der Zuschauer entwickelt wieder ein Gefühl der Bedrohung durch etwas Unbekanntes. Brandon bekämpft eine wohl beginnende Angst durch Masturbation auf der Toilette – vorher wischt er die Klobrille ab, doch warum, er setzt sich doch gar nicht,[5] aber muss eben alles kontrollieren. Zu Hause ist er allein, er legt Bachs Goldberg-Variationen auf, aber Bachs Musik wird nach gerade einmal einer halben Minute von Geräuschen eines Pornos vom Laptop abgelöst, das iPhone klingelt, dann das Festnetz mit der weiblichen Stimme auf dem Anrufbeantworter: »Ich sterbe ... Es ist die schlimmste Art von Krebs.« Er schaltet den Anrufbeantworter mit Sissys »Beziehungsstimme« kurzerhand ab.

5 In der Diskussion nach meinem Vortrag zum Film im *Cinema* in Münster (01.12.2013) hatte eine Zuschauerin die Idee, die Klobrille könnte die Vagina (in die er ejakuliert) symbolisieren, die – natürlich – gereinigt werden müsse.

Es folgt eine Szene einer Männerwelt: Erfolg, der in der Bar gefeiert wird. Brandons Chef versucht plump, eine Frau im grauen Anzug zu verführen bzw. »aufzureißen«, es wirkt lächerlich. Brandon kommt dazu, sagt fast nichts, aber seine Blicke garantieren den Erfolg: Erfolg im Beruf, Erfolg bei den Frauen, bei der Frau im grauen Anzug. Er kommt nach Hause, in seiner Wohnung ertönt laut Musik: ein Song – *I want your love*, also ein Liebes-, ein Beziehungslied. Eine Frau ist in seiner Wohnung, dieselbe, die immer wieder angerufen hatte, die die Beziehung repräsentiert, seine Schwester. Das Eindringen einer Frau ist eine derartige Bedrohung, dass Brandon einen phallusartigen Baseballschläger (er denkt, Einbrecher seien in der Wohnung) zur Abwehr benötigt. Bruder und Schwester werden jetzt nebeneinandergestellt: Er mit einem Porno auf dem Computer im Bett, sie weint und schreit im Off in ein Telefon, offenbar, um einen Mann zur Rückkehr zu bewegen: »Ich liebe dich, ich würde alles für dich tun, ich liebe dich wahnsinnig – mir geht's total schlecht.«

Man kann die Schwester – von jeher geschlechtsspezifisch – als hysterisch, den Bruder zwanghaft und sexuell pervers nennen. Und die Qualität der Störungen ist jeweils eine andere, in Beziehungsdimensionen gedacht: Die Frau will mit dem hysterischen Terror eine Beziehung erzwingen, während der Mann sowohl mit dem Zwang die Beziehung abwehrt (bloß kein Kontakt zu anderen Menschen, den er nicht kontrollieren kann: deshalb die Reinigung der Klobrille, deshalb hat er etwas dagegen, wenn die Schwester den Orangensaft aus der Packung trinkt). Und per definitionem erfordert Sexualität bei der Perversion als Beziehungsabwehr ein kontrollierbares, regulierbares Ritual, das sozusagen »reinen« Sex gewährleistet.

Es gibt auch andere Filme, die auf die Schwierigkeit und große Aufgabe von uns Zeitgenossen hinweisen, nämlich Sexualität, Leidenschaft und Attraktivität mit langdauernden Beziehungen in Verbindung zu bringen und in ihnen aufrecht zu erhalten, und zwar dadurch, dass sie die Versuche zeigen, »reinen« Sex und Beziehung säuberlich auseinanderzuhalten. Mir fallen Filme ein wie *Intimacy* von Patrice Chéreau und *Dangerous Liaisons* (*Gefährliche Liebschaften*) von Stephen Frears. Wenn dann aber über das Körperliche hinausgehend so etwas wie Verliebtheit und Liebe entsteht, kommt regelmäßig Wut auf, als wäre ein Vertrag, ein Versprechen gebrochen worden, und die »Beziehung« geht auseinander.

Brandon hat Erfolg, er hat Geld, das er der Schwester anbietet. Sie lehnt ab, möchte aber, dass er zu ihrer Aufführung kommt. Sie nähern sich einander an, es scheint eine Geschwisterbeziehung aufzuleben, die es damals wohl gegeben hat. Bei beiden Geschwistern, die in New Jersey aufwuchsen, muss New York eine große, idealisierte, geradezu personifizierte Bedeutung haben: *»It's up to you, New York«* singt Sissy in Frank Sinatras Song, sie kriegt Tränen in die Augen, Brandon ist irritiert, nun weint auch er. Sein Chef Dave flirtet mit Sissy, wiederum sehr plump, diesmal aber mit Erfolg, beide gehen in Brandons Wohnung, haben Sex. Als Brandon das bemerkt, ist er völlig aus dem Konzept gebracht, verwirrt und empört zugleich, denn offensichtlich sieht er sich in Sissys Verhalten selbst; sie hält ihm einen Spiegel vor, in den er (noch) nicht blicken kann. Andererseits spielen wohl auch Gefühle von Eifersucht eine Rolle, wenn man sich eine vormals innige Geschwisterbeziehung vorstellt. Oder aber Brandon erkennt mit Schrecken, dass Sissy zu Sex in einer – rudimentären, aber immerhin – Beziehung in der Lage ist, er selbst aber in seiner übermäßigen sexuellen Aktivität einsam bleibt. Er rettet sich diesmal nicht in Sex, sondern ins Jogging, begleitet von Bachs Musik (aus dem *Wohltemperierten Klavier* diesmal), bis ihn der Broadwayverkehr, sozusagen das kalte, unpersönliche New York, darin stoppt.[6]

Es fällt auf, dass Brandon wiederholt zu spät in die Firma kommt, und man hat entdeckt, dass auf seinem Computer Massen von harter Pornografie zu finden ist – der Zuschauer fühlt sich in seiner Ahnung, dass sich etwas Destruktives zusammenbraut, bestätigt. Schließlich ist es mehr als ein Kündigungsgrund, wenn jemand während der Arbeitszeit auf Kosten der Firma Pornos auf seinen Computer lädt. Trotzdem tauscht er beim Kaffeetrinken im Büro Blicke mit einer attraktiven Kollegin oder Angestellten, Marianne, sie fragt ihn: »Du stehst auf Zucker?« – »Ja.« Wieder waren es die Blicke, eine weitere Aktivität muss dann von der Frau kommen: Würde *er* sich um Kontakt bemühen (expliziter als es die Blicke tun), wäre er abhängig von ihrer Zustimmung, gäbe ihr Macht und Kontrolle, die er jedoch behält, wenn sie die Initiative ergreift. Peter Handke würde sagen, er muss nichts tun, noch nicht einmal zuerst blicken, aber seine Blicke zwingen die Frau zum Handeln, und *er* behält die Macht, ja oder nein zu sagen.

Bevor er sich mit Marianne in einem Restaurant trifft, sieht er in den Straßen New Yorks einen Mann und eine Frau an einem großen Fenster, die es schamlos miteinander treiben. Aber dann im Restaurant der Kontrast, geradezu eine Schlüsselszene des Films, die Gott sei Dank ziemlich witzig inszeniert ist: Das schüchterne Gespräch beginnt gleich mit den ganz normalen Fragen nach dem Sein des jeweils anderen, wo sie herkämen, ob sie Familie hätten. »Gibt es je-

6 Warum Bach? Ich denke, kaum eine andere Musik kann so menschliches Leid und Trost gleichzeitig ausdrücken, und der Regisseur hat vielleicht (bewusst?) die Unruhe des Protagonisten, sein Getrieben-Sein, mit der ruhig strömenden Musik Bachs konterkarieren wollen.

mand in deinem Leben?« – »Nein.« »Wieso nicht?«, fragt das Mädchen. Er versteht den Sinn von Beziehungen nicht, heiraten sei doch heute unrealistisch. »Im Ernst?« – »Ja.« Und dann fragt sie: »Wieso sind wir hier, wenn wir einander nichts bedeuten?!« Marianne will eine richtige Beziehung, sie hatte Beziehungsschwierigkeiten: Die Ehe hat nicht funktioniert. Sie will sehen, ob es nicht vielleicht doch einmal funktionieren könnte (sollte sie denken, es könnte mit Brandon klappen, wird sie sehr bald eines Besseren belehrt werden). Er dagegen negiert, verleugnet letztlich sein eigenes Beziehungsbedürfnis. Als sie fragt: »Wieso bist du hier?«, antwortet er ziemlich hilflos: »Das Essen soll hervorragend sein …« »Wie lang war deine längste Beziehung, wie lange genau?«, fragt sie ihn – der Zuschauer denkt (ich jedenfalls): Na, höchstens dreißig Minuten … Als sie hört, vier Monate, runzelt sie skeptisch die Stirn, geht aber trotzdem mit ihm, er erzählt von früher, von einem Cousin – und man denkt, damals gab es noch Beziehungen, wie auch zur Schwester. Sie trennen sich an der U-Bahnstation. Dieses Trennen, ohne dass es wie zuvor mit der Dame im grauen Anzug gleich zur Sache geht, heißt das »Beziehung«? Wartet er, dass *sie* auf ihn zukommt, wie das Mädchen im grauen Anzug?

Er kommt nach Hause, masturbiert, Sissy überrascht ihn – er fällt, fast inzestuös, aggressiv über sie her, er fühlt sich offenbar von ihr absolut bedrängt: »Was willst du von mir!?« Sie dagegen schreit: »Geh 'runter von mir, du Psychopath!« Die Schwester konfrontiert ihn eigentlich mit seiner *Pornomanie*, sie verlässt die Wohnung, er schmeißt nun den Pornokram in den Müll, sogar seinen Laptop. Genau wie ein Alkoholiker in einem Anfall von Panik die Flaschen in den Ausguss leeren würde. Es ist zu viel für ihn: Marianne will eine Beziehung, die Schwester kommt ihm viel zu nahe; der Zuschauer denkt: Entweder macht er jetzt eine Therapie oder rutscht noch tiefer in sein Suchtverhalten.

Wie eine »normale« Liebesbeziehung entwickelt sich die zwischen Marianne und Brandon. Sie küssen sich im Büro, er entführt sie in ein Hotel, plötzlich braucht er allerdings Kokain. Wunderbar werden die verschiedenen Intentionen der beiden Akteure dargestellt: Ganz offenbar *spielt* er »Beziehung«, während sie ihn wirklich mag. Die Frau will Liebe, der Mann Sex. Einen Moment mag sie sein relativ gewaltsames Vorgehen noch mit Leidenschaft verwechseln; aber wenn sie zärtlich zu ihm ist, macht er ein verwundertes Gesicht, und schließlich ist er impotent … Nachdem sie, enttäuscht, gegangen ist, ist nun im selben Hotelzimmer heftiger Sex mit einer Prostituierten möglich.

Der Film bzw. der Regisseur verlässt also im Laufe der Handlung die eindeutige Spaltung der Charaktere Bruder/Schwester: Brandon will inzwischen sexuellen

Kontakt zu einer Frau, zu der er bereits in Beziehung steht, er geht nun über das absolut Unpersönliche (Pornografie, Prostitution) hinaus. Auch Sissy besteht nicht unbedingt auf einer langdauernden Beziehung, wenn sie mit dem ihr kaum bekannten Dave Sex hat.

Wieder zu Hause. Die Schwester setzt sich zu ihm aufs Sofa, er rückt ab, sie fragt ihn: »Nimmst du mich in den Arm?« Man denkt, die beiden mussten wohl damals die völlig desolaten emotionalen Beziehungen zu den Primärobjekten, Vater und Mutter, durch eine innige, fast inzestuöse Bruder-Schwester-Beziehung kompensieren. Sissy sagt einmal: »Wir sind keine schlechten Menschen, wir kommen nur von einem schlechten Ort.« Brandon muss nun aber die aufkommende Nähe abwehren, indem er ihr hochmoralisch vorhält, dass sie mit seinem Chef, einem Familienvater, Sex hatte. Es gäbe Leute, die ständig Mist bauten, wirft er ihr vor – das trifft ja nun auf ihn selber zu. Und da gibt er preis, was ihn so in Angst und Wut versetzt: Sie locke ihn in eine Falle, aus der er nicht herauskomme. Eine Beziehungsfalle, denn sie beharrt auf der Bruder-Schwester-Beziehung, auf der Verantwortung, die sie für einander haben. »Nein!«, entgegnet er, er habe sie nicht geboren, nicht auf die Welt gebracht! In seinen Augen lebt sie chaotisch, während er für sich selbst sorgt; Ordnung und Kontrolle sind ihm hochwichtig, beide entgleiten ihm aber zunehmend. »Du bist mein Bruder!« – »Du nimmst alles so dramatisch.« – »Nicht dramatisch, ich versuche mit dir zu reden!« – »Ich will nicht reden!« Wieder wird deutlich, dass Reden Beziehung bedeutet; Brandon wehrt Beziehungen ab. (Gibt es nicht den Ratschlag für das Vergewaltigungsopfer, mit dem Vergewaltiger zu reden, also eine Beziehung herzustellen, um die reine Verwendung als entmenschlichtes Sexualobjekt zu vermeiden oder wenigstens zu mildern?) Er wirft ihr vor, sie sei abhängig von anderen Menschen (das will er ja nun gar nicht), er dagegen habe Wohnung und Job (nicht mehr lange, denkt der Zuschauer). Sie dagegen: »Du hast *niemanden*, nur mich und deinen perversen Boss!«

Wieder eine Szene in der U-Bahn, Brandon wirkt ganz derangiert, verletzt, wieder wechseln Erinnerungsfetzen mit der aktuellen Szene in der U-Bahn: Ein Mädchen nähert sich ihm in einer Bar, wieder wie bei *Don Juan*: Die Frau kommt auf ihn zu, aber sie ist in einer Beziehung zu einem Mann, die Brandon völlig missachtet, als er die Frau beträchtlich obszön zu verführen versucht, auch noch in Gegenwart des Mannes. Das Destruktive seines Sexualverhaltens holt ihn nun vonseiten dieses Mannes ein, der ihn gründlich zusammenschlägt. Wenn man erst denkt, er habe noch die Kontrolle über die Situation, begreift man, dass er unbewusst sein Scheitern provoziert hat, als ob er endlich aussteigen wollte aus der nicht mehr funktionierenden Suchtdynamik. Das Heilmittel, Sex, wird nun in immer erhöhter Dosis benötigt: Der homosexuelle Swingerklub, zwei Prostituierte gleichzeitig ... Aber auch hier ist der traurige Held nicht Herr der Lage, wirkt eher wie ein gequältes Opfer; er benimmt sich wie ein Alkoholiker, der sich besinnungslos betrinkt, um endlich in eine Klinik zu kommen.

Brandon reagiert nicht auf Sissys Anrufe auf dem Mobiltelefon, er ist mit seinen Gedanken beschäftigt. Die U-Bahn bleibt stehen, ein Polizeieinsatz, offenbar hat sich jemand vor die Bahn geworfen, Brandon bekommt Angst und denkt wohl an die Schwester und ihre Suizidalität. Er rennt nach Hause, gehetzt, voller Angst – die Goldberg-Variationen erklingen konträr dazu voller Ruhe, dann etwas lebhafter, um die Spannung anzuzeigen, dann verstummen sie, als er nach Sissys Selbstmordversuch an ihrem Krankenhausbett sitzt und selbstverloren ihre alten Selbstverletzungsnarben betrachtet, die er inzwischen geradezu liebevoll streicheln kann, während sie murmelt: »Scheißkerl«.

Erst jetzt kann Brandon seine Verzweiflung, seine Einsamkeit, die Beziehungslosigkeit erkennen; er sinkt wie ein Häufchen Elend im Hafenviertel zusammen. Eine letzte Szene: Ein U-Bahnhof wie eingangs, in der U-Bahn sitzt ihm dann dieselbe junge Frau wie anfangs gegenüber, Kleidung, Make-up und besonders ihre veränderte Ausstrahlung signalisieren aber nun, dass sie dieses Mal durchaus zu einem Abenteuer bereit ist. Sie tauschen wieder Blicke, sein Blick ist nun allerdings merkwürdig starr. Sie steht auf wie am Anfang des Films, aber diesmal verheißungsvoll – er dagegen bleibt sitzen.

Zum Schluss ein Gedanke zum Titel: *Shame.* Das Wort hat im Englischen drei Bedeutungen: Einmal *Scham*, dann auch *Schande* oder *Schmach* und schließlich *it's a shame* im Sinne von *es ist schade*. Ich denke, man kann alle drei Bedeutungen in diesem Film erkennen: Es ist schon bedauerlich, wie das Leben des Helden von zwanghaften Ritualen und suchtartigem Sexualverhalten eingeengt ohne erkennbares Ziel dahingeht (von einer beruflichen Karriere vielleicht abgesehen). Versteht man Schande oder Schmach nicht moralisch, wünschte man dem Protagonisten, dass er die Weichen in seinem Lebenslauf anders hätte stellen können, vielleicht rechtzeitig mit professioneller Hilfe. Und was die Scham betrifft: Der Held ist lange nicht fähig, Scham zu empfinden, sein Verhalten ist Ich-synton, er findet nichts dabei. Aber im Laufe der Handlung ändert sich das, der Held entwickelt sich, nicht zuletzt zu einer Schamfähigkeit, die zu einer Veränderung beiträgt, auch zu einer Depressionsfähigkeit (die zu erreichen, kann in Psychotherapien Fortschritt bedeuten), wenn er auch erst einmal zusammenbrechen muss.

Literatur

Die Zitate aus Büchern beziehen sich stets auf die letzte angeführte Auflage bzw. auf die ins Deutsche übersetzte Ausgabe.

Abelin, E.L. (1986). Die Theorie der frühkindlichen Triangulation. Von der Psychologie zur Psychoanalyse. In J. Stork (Hrsg.), *Das Vaterbild in Kontinuität und Wandlung. Zur Rolle und Bedeutung des Vaters aus psychopathologischer Betrachtung und in psychoanalytischer Reflexion* (S. 45–72). Stuttgart-Bad Cannstatt: Frommann-Holzboog.

Agoston, T. (1945). Some psychological aspects of prostitution: The pseudo personality. *Int. J. Psychoanal., 26*, 62–67.

Amendt, G. (1994). *Wie Mütter ihre Söhne sehen*. Frankfurt a.M.: Fischer Taschenbuch.

Becker, S. (2003). Vorwort. In E. Welldon (1988), *Perversionen der Frau* (S. I–XIII). Gießen: Psychosozial-Verlag.

Becker, S. (2013). Bisexuelle Omnipotenz als »Leitkultur«? Sexuelle Verhältnisse im gesellschaftlichen Wandel. *Psychoanal. Widerspruch, 25*, 7–25.

Bergmann, M.V. (1995). Überlegungen zur Über-Ich-Pathologie Überlebender und ihrer Kinder. In M.S. Bergmann, M.E. Jucovy & J.S. Kestenberg (Hrsg.), *Kinder der Opfer, Kinder der Täter. Psychoanalyse und Holocaust* (S. 322–356). Frankfurt a.M.: Fischer.

Berliner, B. (1947). On some psychodynamics of masochism. *Psychoanal. Qu., 16*, 459–471.

Bibring, G. (1953). On the passing of the Oedipus complex in a matriarchal family setting. In R. Loewenstein (Ed.), *Drives, affects, and behavior: Essays in honor of Marie Bonaparte* (S. 278–284). New York: Internat. Universities Press.

Bokanowski, T. (2005). Variationen über den Begriff »Trauma«. *Jahrbuch Psychoanal., 50*, 11–30.

Cassel-Bähr, S. (2013). »The first cut ist the deepest.« Die Bedeutung des negativen Ödipuskomplexes für die Perversion der Frau. *Psyche – Z. Psychoanal,. 67*(4), 330–358.

Cavallin, H. (1966). Incestuous fathers: A clinical report. *Am. J. Psychiat., 122*, 1132–1138.

Chasseguet-Smirgel, J. (1975). *Das Ich-Ideal*. Frankfurt a.M.: Suhrkamp, 1981.

Chasseguet-Smirgel, J. (1986). *Kreativität und Perversion*. Frankfurt a.M.: Nexus.

Chasseguet-Smirgel, J. (1988). A woman's attempt at a perverse solution and its failure. *Int. J. Psycho-Anal., 69*, 149–161.

Chodorow, N. (1978). *Das Erbe der Mütter. Psychoanalyse und Soziologie der Geschlechter*. München: Frauenoffensive, 1985.

Cormier, B., Kennedy, M. & Sangovitz, J. (1962). Psychodynamics of father-daughter incest. *Can. Psychiat. Ass. J,. 7*, 203–217.

Dammasch, F. (2008). Vaterlose Jungen zwischen Größenphantasien und Verfolgungsangst. In F. Dammasch (Hrsg.), *Jungen in der Krise. Das schwache Geschlecht?* (S. 127–143). Frankfurt a.M.: Brandes & Apsel.

Deutsch, H. (1944). *The psychology of women. Vol. I.* New York: Grune & Stratton.

Ermann, M. (1985). Die Fixierung in der frühen Triangulierung. Zur Dynamik der Loslösungsprozesse bei Patienten zwischen Dyade und Ödipuskonstellation. *Forum Psychoanal., 1*, 93–110.

Faller, K.C. (1989). Why sexual abuse? An exploration of the intergenerational hypothesis. *Child abuse negl., 13*, 543–548.

Fenichel, O. (1945). Psychoanalytische Neurosenlehre. Olten/Freiburg i. Br.: Walter, 1974.

Ferenczi, S. (1933). Sprachverwirrung zwischen den Erwachsenen und dem Kind. In ders. (Hrsg.), *Bausteine zur Psychoanalyse III* (S. 511–525). Bern/Stuttgart/Wien: Huber, 2. Aufl. 1964.

Fichte, H. (1972). *Interviews aus dem Palais d'Amour etc.* Reinbek: Rowohlt.

Finkelhor, D. (1986). A sourcebook on child sexual abuse. Berverly Hills/ London: Saga.

Fliess, R. (1973). *Symbol, dream and psychosis with notes on technique.* New York: Int. Univers. Press.

Flügel, J.C. (1921). *The psychoanalytic study of the family.* London: Hogarth.

Forward, S., Buck, C. (1978). *Betrayal of innocence. Incest and its devastation.* Los Angeles: Tacher.

Franz, M. (2006). Götterspeise – Vom Kindesopfer zur Beschneidung und zurück. In M. Hirsch (Hrsg.), *Das Kindesopfer – eine Grundlage unserer Kultur* (S. 113–133). Gießen: Psychosozial-Verlag.

Freud, A. (1936). Das Ich und die Abwehrmechanismen. In dies. (1980), *Schriften der Anna Freud. Bd. I.* München: Kindler.

Freud, S. (1896c). Zur Ätiologie der Hysterie. In ders., *GW I*, S. 425–459.

Freud, S. (1910c). Eine Kindheitserinnerung des Leonardo da Vinci. In ders., *GW VIII*, S. 127–211.

Freud, S. (1910h). Über einen besonderen Typus der Objektwahl beim Manne. In ders., *GW VIII*, S. 66–77.

Freud, S. (1914c). Zur Einführung des Narzissmus. In ders., *GW X*, S. 137–170.

Freud, S. (1914g). Erinnern, Wiederholen und Durcharbeiten. Weitere Ratschläge zur Technik der Psychoanalyse II. In ders., *GW X*, S. 126–136.

Freud, S. (1916–17g). Trauer und Melancholie. In ders., *GW X*, S. 428–446.

Freud, S. (1923b). Das Ich und das Es. In ders., *GW XIII*, S. 237–289.

Freud, S. (1927e). Fetischismus. In ders., *GW XIV*, S. 311–317.

Freud, S. (1939a). Der Mann Moses und die monotheistische Religion. In ders., *GW XVI*, S. 103–246.

Freud, S. (1985). Briefe an Wilhelm Fließ 1887–1904. Hrsg. von J.M. Masson. Frankfurt a.M.: Fischer, 1986.

Glasser, M. (1979). Zur Rolle der Aggression in den Perversionen. *Jahrbuch Psychoanal. Bd. 60*, 19–53, 2010.

Goodwin, J. (1982). *Sexual abuse. Incest victims and their families.* Littleton, MA/Bristol: John White.

Grand, H.T. (1982). The uncommitted male and his female counterpart. *Am. J. Psychoanal,. 42*, 283–292.

Green, A. (1983). *Die tote Mutter. Psyche – Z. Psychoanal., 47*(3), 205–240, 1993.

Grunberger, B. (1957). Analytische Situation und Heilungsprozess. In ders. (1971), *Vom Narzissmus zum Objekt* (S. 48–108). Frankfurt a.M.: Suhrkamp, 1976.

Grunberger, B. (1971). *Vom Narzissmus zum Objekt.* Frankfurt a.M.: Suhrkamp, 1976.

Grunberger, B. (1986). Narziss und Ödipus. Eine Kontroverse. In J. Stork (Hrsg.), *Das Vaterbild in Kontinuität und Wandlung* (S. 73–91). Stuttgart-Bad Cannstatt: Frommann-Holzboog.

Gutheil, T.G. & Avery, N.C. (1977). Multiple overt incest as family defense against loss. *Fam. Process, 16*, 105–116.

Handke, P. (2004). *Don Juan (erzählt von ihm selbst)*. Frankfurt a.M.: Suhrkamp.

Heims, L. & Kaufman, J. (1963). Variations on a theme of incest. *Am. J. Orthopsychiat., 33*, 311–312.

Herzog, J. (1980). Sleep disturbance and father hunger in 18- to 20-month-old boys: The Erlkonig syndrome. Psychoanal. *Study Child, 35*, 219–236.

Hirsch, M. (1987). *Realer Inzest. Psychodynamik des sexuellen Missbrauchs in der Familie*. 3., überarb. Aufl. 1994. Unveränd. Neuaufl., Gießen: Psychosozial-Verlag, 1999.

Hirsch, M. (1988). Pseudo-ödipale Dreiecksbeziehungen – Frühe Triangulierung der Borderline-Persönlichkeit. *Forum Psychoanal., 4*, 139–152.

Hirsch, M. (1989a). Der eigene Körper als Objekt. In ders. (Hrsg.), *Der eigene Körper als Objekt. Zur Psychodynamik selbstdestruktiven Körperagierens* (S. 1–8). Gießen: Psychosozial-Verlag, 1998.

Hirsch, M. (1989b). Der eigene Körper als Übergangsobjekt. In ders. (Hrsg.), *Der eigene Körper als Objekt. Zur Psychodynamik selbstdestruktiven Körperagierens* (S. 9–32). Gießen: Psychosozial-Verlag, 1998.

Hirsch, M. (1989c). Mütter und Söhne – Formen von Männlichkeit im Licht der Mutter-Sohn-Beziehung. In P.M. Pflüger (Hrsg.), *Der Mann im Umbruch. Patriarchat am Ende?* (S. 145–173). Olten/Freiburg i. Br.: Walter.

Hirsch, M. (1989d). Der Objektaspekt des Autoerotismus. In ders. (Hrsg.), *Der eigene Körper als Objekt. Zur Psychodynamik selbstdestruktiven Körperagierens* (S. 229–240). Gießen: Psychosozial-Verlag, 1998.

Hirsch, M. (1993). Latenter Inzest. *Psychosozial., 16*, 25–40.

Hirsch, M. (1996a). Zwei Arten der Identifikation mit dem Aggressor – nach Ferenczi und nach Anna Freud. *Praxis Kinderpsychol. Kinderpsychiat., 45*, 198–205.

Hirsch, M. (1996b). Wege vom realen Trauma zur Autoaggression. *Forum Psychoanal., 12*, 31–44.

Hirsch, M. (1997). *Schuld und Schuldgefühl. Zur Psychoanalyse von Trauma und Introjekt*. Göttingen: Vandenhoeck & Ruprecht.

Hirsch, M. (2001). Außen und Innen: Traumatische Realität und psychische Struktur – Die Bedeutung Ferenczis für Objektbeziehungstheorie und Psychotraumatologie. In M. Klöpper & R. Lindner (Hrsg.), *Destruktivität – Wurzeln und Gesichter* (S. 59–82). Göttingen: Vandenhoeck & Ruprecht.

Hirsch, M. (2003). Täter und Opfer sexueller Gewalt in einer therapeutischen Gruppe – über umwandelnde Gegen- und Kreuzidentifikationen. *Gruppenpsychother. Gruppendyn., 39*, 169–186.

Hirsch, M. (2004). *Psychoanalytische Traumatologie – Das Trauma in der Familie – Psychoanalytische Theorie und Therapie schwerer Persönlichkeitsstörungen*. Stuttgart: Schattauer.

Hirsch, M. (2006). *Das Haus. Symbol für Geburt und Tod, Freiheit und Abhängigkeit*. Gießen: Psychosozial-Verlag.

Hirsch, M. (2008). *»Liebe auf Abwegen« – Spielarten der Liebe im Kino aus psychoanalytischer Sicht*. Gießen: Psychosozial-Verlag.

Hirsch, M. (2009). Perverse Väter – hysterische Töchter – perverse Enkel: Über die transgenerationale Perpetuierung von Traumatisierungen. In B. Dulz, C. Benecke & H. Richter-Appelt (Hrsg.), *Borderline-Störungen und Sexualität* (S. 88–95). Stuttgart: Schattauer.

Hirsch, M. (2010). *»Mein Körper gehört mir, und ich kann mit ihm machen, was ich will!« Dissoziation und Inszenierungen des Körpers*. Gießen: Psychosozial-Verlag.

Hirsch, M. (2011). Pseudo-ödipales Dreieck – Ein häufiges Muster männlicher Sozialisation. In M. Franz & A. Karger (Hrsg.), *Neue Männer – muss das sein?* (S. 172–190) Göttingen: Vandenhoeck & Ruprecht.

Hirsch, M. (2012). *»Goldmine und Minenfeld« – Liebe und sexueller Machtmissbrauch in der analytischen Psychotherapie und in anderen Abhängigkeitsverhältnissen*. Gießen: Psychosozial-Verlag.

Hirsch, M. (2015a). Film-Revue: »Shame« von Steve McQueen. *Psyche – Z. Psychoanal., 69*(1), 64–70.

Hirsch, M. (2015b). Sexueller Missbrauch in der Familie und das Verbot der Selbstbefriedigung: Welche Bedeutung hat diese Double-bind-Dynamik? *Trauma – Z. Psychotraumatol., 13*, 6–25.

Hoffmann, E.T.A. (1813). Don Juan. In Nationale Forschungs- und Gedenkstätten der Klassischen Deutschen Literatur in Weimar (Hrsg.), *Hoffmanns Werke, Bd. 1* (S. 16–38). Berlin: Aufbau-Verlag, 1976.

Hydra (Hrsg.) (1988). *Beruf Hure*. Hamburg: Galgenberg, 1989.

Jacobson, E. (1964). *Das Selbst und die Welt der Objekte*. Frankfurt a.M.: Suhrkamp, 1973.

Kaufman, J., Peck, A.L. & Tagiuri, C.K. (1954). The family constellation and overt incestuous reactions between father and daughter. *Am. J. Orthopsychiat,. 24*, 266–279.

Kernberg, O.F. (1976). *Objektbeziehungen und Praxis der Psychoanalyse*. Stuttgart: Klett-Cotta, 1981.

Kernberg, O.F. (1999). Persönlichkeitsentwicklung und Trauma. *Persönlichkeitsstörungen, 3*, 5–15.

Khan, M.M.R. (1963). Die Rolle der infantilen Sexualität und der frühen Objektbeziehungen bei der weiblichen Homosexualität. In M.M.R. Khan (Hrsg.), *Entfremdung bei Perversionen* (S. 38–74). Frankfurt a.M.: Suhrkamp, 1983.

Khan, M.M.R. (1964). Intimität, Komplizenschaft und Gemeinsamkeit in der Perversion. In ders. (Hrsg.), *Entfremdung bei Perversionen* (S. 19–37). Frankfurt a.M.: Suhrkamp, 1983.

Khan, M.M.R. (1968). Die Wiedergutmachung am Selbst als idolisiertem inneren Objekt. In ders. (Hrsg.), *Entfremdung bei Perversionen* (S. 9–18). Frankfurt a.M.: Suhrkamp, 1983.

Klein, M. (1945). Der Ödipuskomplex unter dem Aspekt früher Angstsituationen. In dies. (Hrsg.), *Frühstadien des Ödipus-Komplexes. Frühe Schriften 1928–1945* (S. 107–167). Frankfurt a.M.: Fischer, 1985.

Kohut, H. (1971). *Narzissmus. Eine Theorie der psychoanalytischen Behandlung narzisstischer Persönlichkeitsstörungen*. Frankfurt a.M.: Suhrkamp, 1973.

Laplanche, J. (1986). Von der eingeschränkten zur allgemeinen Verführungstheorie. In ders. (Hrsg.), *Die allgemeine Verführungstheorie* (S. 199–233). Tübingen: Edition diskord, 1988.

Lichtenstein, H. (1961). Identity and sexuality. *J. Am. Psychoanal. Ass., 9*, 179–269.

Litin, E.M., Griffin, M. & Johnson, A. (1956). Parental influence in abnormal sexual behavior in children. *Psychoanal. Qu., 25*, 37–55.

Lustig, N., Dressler, J.W., Spellman, S.W.; Murray, T.B. (1966). Incest. A family group survival pattern. *Arch. Gen. Psychiat., 14*, 31–40.

Machotka, P., Pittman, F.S. & Flomenhaft, K. (1967). Incest as a family affair. *Fam. Process, 6*, 98–116.

Mahler, M.S. (1971). Die Bedeutung des Loslösungs- und Individuationsprozesses für die Beurteilung von Borderline-Phänomenen. *Psyche – Z. Psychoanal., 29*(12), 1078–1095 (1975).

Mahler, M.S. (1972). On the first three subphases of the separation-individuation process. *Int. J. Psychoanal., 53*, 333–338.

Margolis, M. (1977). A preliminary report of a case of consummated mother-son-incest. *Ann. Psychoanal., 5*, 267–293.

Marmor, J. (1976). Some psychodynamic aspects of the seduction of patients in psychotherapy. *Am. J. Psychoanal., 36*, 319–323.

Marquardt, A. (2007). *Härte. Mein Weg aus dem Teufelskreis der Gewalt.* Berlin: Ullstein Taschenbuch, 2015.

Marwitz, G., Hörnle, R. & Luber, E.M. (1990). Prostitution als Bewältigungsform in der Kindheit erlittenen sexuellen Missbrauchs mit seinen Folgen. *Öff. Gesundheitswesen, 52,* 658–660.

Masterson, J.F. & Rinsley, D.B. (1975). The borderline syndrome: The role of the mother in the genesis and psychic structure of the borderline personality. *Int. J. Psychoanal., 56,* 163–177.

Mayr, U. (2000). *Ohnmacht und Bewältigung.* Stuttgart: Pfeiffer.

McDougall, J. (1978). *Plädoyer für eine gewisse Anormalität.* Frankfurt a.M.: Suhrkamp, 1985.

McDougall, J. (1986). Identifizierungen, neuartige Bedürfnisse und neuartige Formen von Sexualität. *Psyche – Z. Psychoanal., 40*(11), 1007–1029.

McDougall, J. (1989b). The dead father: on early psychic trauma and its relation to disturbance in sexual identity and in creative activity. *Int. J. Psycho-Anal., 70,* 205–219.

Olivier, C. (1980). *Jokastes Kinder. Die Psyche der Frau im Schatten der Mutter.* Düsseldorf: Claassen, 1987.

Poluda, E.S. (1976). Probleme der weiblichen homosexuellen Entwicklung. In V. Sigusch (Hrsg.), *Sexuelle Störungen und ihre Behandlung* (S. 57–76). Stuttgart: Thieme, 2. Aufl. 1997.

Racamier, P.-C. (1980). *Die Schizophrenen.* Berlin/Heidelberg: Springer, 1982.

Racamier, P.-C. (1995). *Der Inzest und das Inzestuelle.* Wien: Turia+Kant, 2012.

Rank, O. (1922). Die Don Juan-Gestalt. Ein Beitrag zu Verständnis der sozialen Funktion der Dichtkunst. *Imago, 8,* 142–196.

Reich, W. (1933). *Charakteranalyse.* Berlin: Sex-Pol.

Riviere, J. (1937). Hass, Gier und Aggression. In M. Klein & J. Riviere (Hrsg.), *Seelische Urkonflikte. Liebe, Hass und Schuldgefühl* (S. 9–72). München: Kindler, 1983.

Rohde-Dachser, C. (1989). Abschied von der Schuld der Mütter. *Praxis Psychother. Psychosom., 34,* 250–260.

Rotmann, M. (1978). Über die Bedeutung des Vaters in der »Wiederannäherungsphase«. *Psyche – Z. Psychoanal., 32*(12), 1105–1147.

Rotmann, M. (1985). Frühe Triangulierung und Vaterbeziehung. *Forum Psychoanal., 1,* 308–317.

Rotter, L. (1934). Zur Psychologie der weiblichen Sexualität. *Int. Z. Psychoanal., 20,* 367–374. Und in L. Rotter (Hrsg.), *Sex-Appeal und männliche Ohnmacht* (S. 19–31). Freiburg i. Br.: Kore, 1989.

Rotter, L. (1989). *Sex-Appeal und männliche Ohnmacht.* Freiburg i. Br.: Kore.

Shaw, G.B. (1903). *Man and superman.* Cambridge, MA: Univ. Press, 1999.

Shengold, L. (1980). Some reflections on a case of mother/adolescent son incest. *Int. J. Psychoanal., 61,* 461–476.

Soulé, M. (1990). Das Kind im Kopf – Das imaginäre Kind. In J. Stork (Hrsg.), *Neue Wege im Verständnis der allerfrühesten Entwicklung des Kindes* (S. 20–80). Stuttgart-Bad Cannstatt: Frommann-Holzboog.

Stoller, R.J. (1975). *Perversion. Die erotische Form von Hass.* Reinbek: Rowohlt, 1979.

Tolstoi, L. (1890). *Kreutzersonate.* Berlin: Deutsche Buchvertriebs- und Verlagsgesellschaft, 1946.

Weiner, I. (1962). Father-daughter incest: A clinical report. *Psychiat. Qu., 36,* 607–632.

Weiss, J., Rogers, E., Darwin, M.R. & Dutton, C.F. (1955). A study of girl sex victims. *Psychiat. Qu., 29,* 1–27.

Welldon, E.V. (1988). *Perversionen der Frau.* Gießen: Psychosozial-Verlag, 2003.

Winnicott, D.W. (1953). Transitional objects and transitional phenomena. *Int. J. Psychoanal., 34,* 89–97.

Wirth, H.-J. (2001). Fremdenhaß und Gewalt als familiäre und psychosoziale Krankheit. *Psyche – Z. Psychoanal., 55*(11), 1217–1244.

Wurmser, L. (1997). Psychoanalytische Behandlung – Trauma, Konflikt und »Teufelskreis«. In U.T. Egle, S.O. Hoffmann & P. Joraschky (Hrsg.), *Sexueller Missbrauch, Misshandlung, Vernachlässigung* (S. 517–529). Stuttgart: Schattauer, 3. Aufl. 2005.

Zielcke, A. (2013, 31. Dezember). Hier wird ein Paradox verkauft. *Süddeutsche Zeitung*, S. 13.